간호역사와 철학

History & Philosophy of Nursing

이 현 순 저

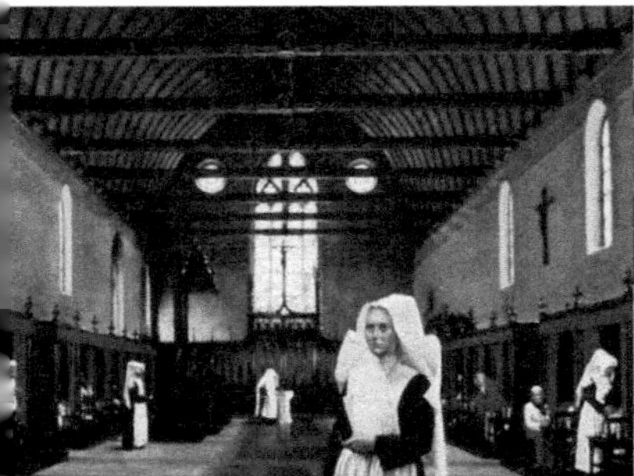

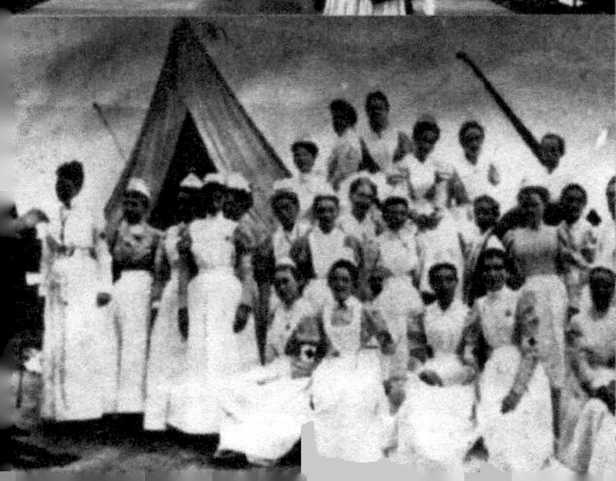

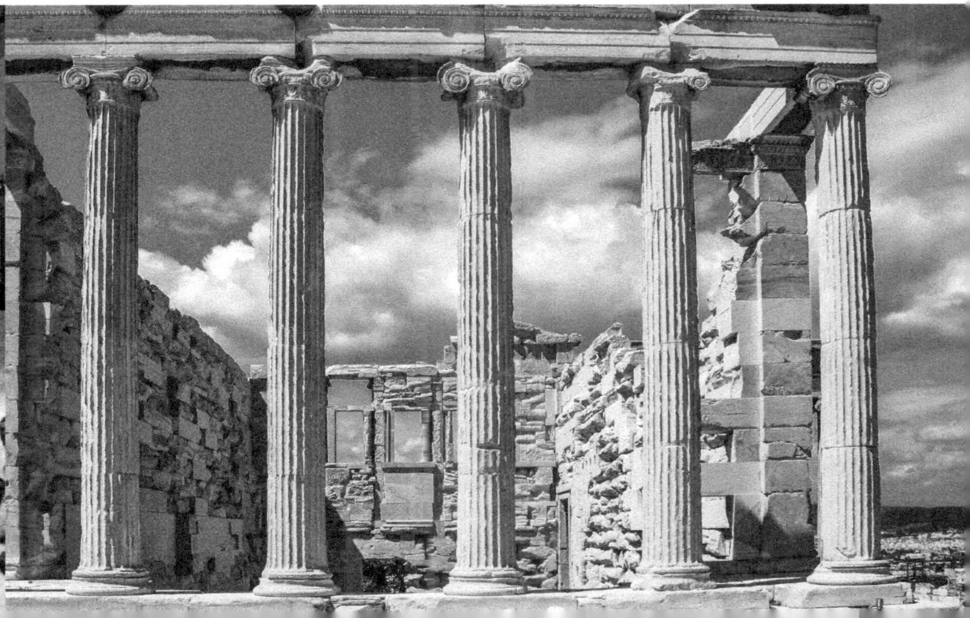

PREFACE

머리말

보건의료 환경이 급격하게 변화되고 있는 현 상황에서 간호전문인이 될 간호대학 학생의 간호사에 대한 사명감은 본인 및 간호를 받게 될 대상자에 대해서도 필수적입니다.

이 교재는 간호학 및 간호전문직에 대한 개념적인 설명을 통해 간호대학 학생이 확고한 사명감을 가진 간호사로서 정체성을 확립하는데 가이드가 되리라 생각합니다.

간호의 본질은 돌보는 행위라고 할 수 있습니다. 건강문제가 있는 대상자를 돌보는 업무는 교육과 전문적인 간호서비스를 배경으로 간호 학문의 기틀을 정립하는 일이라 할 수 있습니다. 간호의 최대 목표인 간호실무 현장에서 숭고한 질적 간호는 학문적인 간호 과학의 이론을 구축을 기반으로 가능합니다. 이러한 간호과정에서 간호의 학문적인 높은 가치와 간호실무 현장의 요구에 부합되는 발전과정을 이해하기 위해서는 간호의 역사적인 발달과 철학적인 사조, 간호이론의 정립과 간호의 중요한 개념 및 과정 등을 학습하는 것이 필요합니다.

이 교재는 간호대학 학생의 시대적 요구에 부응하기 위하여 집필하였으며 아직도 미흡한 부분이 많을 것으로 생각합니다. 독자 여러분들의 조언을 부탁드립니다.

2022년 3월

저자 이현순

CONTENTS

차 례

PART Ⅰ 간호철학

PART Ⅱ 간호의 역사

PART I

1

간호철학

제1장

간호의 개념

1. 간호의 정의

돌봄(caring)이라는 의미가 내재된 '간호'라는 어휘는 '보다'라는 뜻의 한자 '간(看)'과 '보호하다, 돕다'라는 뜻의 한자 '호(護)'에서 유래하였다. 또한 'nursing'의 어원은 영양을 공급하다는 뜻의 라틴어 'nutrire', 'nurse'는 라틴어 'nutrix'가 어원이다. 이렇게 어원을 살펴보면 돌봄이란 인류 역사와 함께 모성적 본능(젖을 먹이다, 수유하다, nursing)처럼 자연 발생적으로 시작되었음을 짐작할 수 있다. 간호란 이처럼 인간의 생명유지와 생존욕구를 반영하는 돌봄과 보살핌이 그 특성이라 할 수 있으며 각 시대마다 인류의 역사와 함께 하였다. 오늘날과 같이 전문화되고 체계화된 간호의 배경은 생의 과정에서 필연적으로 겪게 되는 생로병사의 상황에 처한 인간에 대한 연민(compassion)으로 간호의 본질적 기능은 변하지 않았을지라도 실제적인 간호의 형태는 문화 · 인류사적으로 종교, 문화, 정치, 기술과 의학의 영향을 받아왔다.

전문가 단체에서 규정하고 있는 간호에 대한 정의를 살펴보면 다음과 같다. 우리나라 간호사의 목소리를 대변하고 있는 대한간호협회(2019년)에서는 간호(nursing)를 "모든 개인, 가정, 지역사회를 대상으로 건강의 회복, 질병의 예방, 건강의 유지와 그 증진에 필요한 지식, 기력, 의지와 자원을 갖추도록 직접 도와주는 활동"으로 정의하고 있다. 국제간호사협의회(International Council of Nurses; ICN)(2002)에서는 간호를 "자율적이고 협동적인 돌봄으로 모든 연령대의 개인, 가족, 지역사회를 대상자로 하며 아프거나 건강한 모든 상태를 포함하는 것"으로 정의하고 있으며 안전한 환경에 대한 노력, 연구, 건강정책에 적극적인 참여 그리고 입원환자와 병원시스템의 관리, 교육 또한 간호의 주요한 역할임을 천명하고 있다. 또한 미국간호협회에 따르면, 간호는 "건강과 개인의 능력을 보호, 증진, 최적화하고 질병과 상해의 예방 및 진단을 통한 고통의 경감과 인간 반응의 치료 그리고 개인, 가족, 지역사회와 모든 인구집단에 대한 돌봄의 옹호"로 정의되고 있다.

미국간호협회의 정의가 나온 후에도 간호에 대한 뚜렷한 정의가 내려지지 않은 채 전근대적 형태로 존속되어 오다가 Nightingale의 저서『Notes on Nursing』이 출판된 이후부터 간호가 간호행위를 이론적으로 뒷받침할 수 있는 합당한 근거를 찾아야 할 필요성을 느끼게 되었다. 이러한 필요성은 간호학문이 근거중심의 과학적이며 효과적인 간호를 수행하기 위해서 학문적인 체계를 갖추어야 한다는 근대적 간호의 기틀을 마련하게 되었다.

1960년 이래, 간호지도자들에 의해 내려진 간호의 정의는 간호의 내용과 과정에 초점을 두고 다양한 사회적 영향이 반영되어 더욱 구체화되었다. 간호가 과학의 한 분야로 인식되면서 간호학자들은 간호에 대한 정의를 과학적인 원리와 이론에 근거하여 서술하기 시작하였고, 간호가 전통적인 질병 중심의 패러다임에서 인간을 존중하는 새로운 건강 패러다임의 사회적 맥락을 중요시함에 따라 간호에 대해 새롭게 정의하게 되었다. 즉, 간호는 주요 개념인 인간 · 환경 · 건강 · 간호에 대한 이론의 초점을 어디에 두느냐에 따라 여러 관점으로 설명될 수 있다. 따라서 욕구 및 문제중심이론, 상호작용중심이론, 체계중심이론, 에너지장중심이론 및 인간중심이론 등으로 분류하기도 하고(이소우 등, 2000), 욕구이론, 상호작용이론, 결과이론의 3가지 유형으로 분류하기도 한다. 본 장에서는 간호 지식체의 발달에 따라 욕구이론, 상호작용이론, 결과이론의 3가지 유형으로 분류하여 간호를 정의하고자 한다.

첫째 유형은 욕구이론으로 '간호사가 무슨 일을 하는가?'라는 측면에서 간호의 기능과 역할을 서술하고 있다. 즉, 간호대상자는 욕구계층에 따라 고려되고, 그러한 욕구가 충족되지 않을 때 혹은 개인이 그의 욕구를 충족시키지 못할 때 간호를 필요로 하며, 간호사는 환자로 하여금 그의 욕구를 충족하도록 돕는 데 필요한 행위를 한다. 이를 주장한 학자들은 Abdellah, Henderson, Orem 등이다. 그들이 내린 정의를 보면 다음과 같다.

Henderson(1966)은 "간호는 일차적으로 건강유지와 질병회복을 위해, 또한 임종 대상자에게는 스스로 편안한 죽음을 준비할 수 있도록 필요한 힘과 의지 혹은 지식을 제공하는 것이다."라고 정의하였다. 즉, 개인이 건강을 유지하고 질병에서 회복하기 위해 필요한 활동을 스스로 할 수 있도록 도와주는 것이 간호인 것이다.

Orem(1979)은 간호를 "건강상의 문제로 인하여 인간의 기본적인 욕구 중의 하나인 자가간호(self-care), 즉 생명 · 건강과 안녕을 유지하기 위해서 각 개인이 일상생활을 수행하는 활동을 스스로 할 수 없는 사람에게 직접적인 도움을 주는 것"이라고 하였다.

Abdellah(1950)는 간호를 "개개인 간호사의 태도와 지적능력과 기술을 잘 조화시켜서 건강상태에 있거나 건강한 사람들이 자신의 건강요구에 대처하도록 돕는 기술이며 과학이다."라고 하였다.

이들 욕구이론의 특성은 건강문제와 간호에 대해 간호사의 역할을 중시하여, 이것은 인간은 생존을 위해 필요한 여러 가지 기본욕구를 충족시키는 것에 있다.

두 번째 유형은 "간호사는 어떻게 간호를 해야 할 것인가?"하는 질문에서 시작하여 욕구이론을 보충해서 이론을 전개한 상호작용이론이며, 대상자와 간호사간의 대인관계 형성 발달에 초점을 두고 있다. 대표적인 학자는 Peplau, Orlando, King 등이 있다.

Peplau(1952)는 "간호는 하나의 의미 있고 치료적인 대인관계 과정이다."라고 설명하여 간호의 초점을 대상자와 간호사 간의 대인관계로 정의하고 있다. 이들 대상자와 간호사의 대인관계 과정은 서로의 관계를 형성하기 시작하는 오리엔테이션 단계와 대상자의 문제점과 이를 돕는 방법을 규명하는 확인단계, 대상자의 요구와 문제점에 근거하여 실제적인 간호행위가 제공되는 수행단계, 그리고 대상자와 간호사가 치료적인 관계를 끝맺는 해결단계로 구분하고 있다.

Orlando(1961)는 간호를 "치료를 받고 있는 대상자의 신체적 · 정신적 안위욕구를 충족시켜주기 위하여 제공하는 상호관계의 모든 도움"이라고 정의함으로써 간호를 특수한 상황에서 서로 주고받는 상호관계로 이해하였다.

King(1971)은 "간호란 일상생활을 하는 데 필요한 기본욕구를 충족시키고 생활주기상의 특수한 상황에서 건강과 질병에 대처해 나가기 위해 모든 개개인에 대한 지지행위, 반응, 상호작용 그리고 전이작용의 과정이다."라고 정의함으로써 간호사와 대상자가 목적 달성을 위한 간호 상황에서 여러 가지 정보를 나누는 활동 · 반응 · 상호작용의 과정을 강조한다.

이들 상호작용이론의 특성은 간호를 인간관계 속에서 돌보고 도와주는 데서 의미를 발견하도록 하는 상호작용으로 이해하고 있다는 것이다.

간호 정의에 대한 세 번째 유형은 "왜 간호를 해야 하는가?"라는 질문에서 전개된 이론으로, 간호의 결과를 개인과 환경 사이의 균형과 안정을 가져오는 것으로 보았다. 대표적 이론가로 Roy, Rogers, Johnson 등이 있다.

Roy(1976)는 간호를 "건강할 때나 또는 질환 중에서 생리적 욕구, 자아개념, 역할기능 그리고 상호의존관계 면에 걸쳐 인간의 적응을 촉진시키기 위하여 행해진다."라고 하였다. 결론적으로 간호는 환경과 지속적으로 상호작용을 하고 있는 건강한 사람과 욕구가 충족되지 못한 사람, 자신을 돌볼 수 없는 사람, 또는 환경에 적응을 못하는 사람 등 모든 인간을 대상으로 하여 그들의 욕구를 충족시키고, 적응 능력 및 자가간호 능력과 건강과 안녕을 촉진시키는 것을 돕기 위한 과정에 초점을 둔다고 볼 수 있다.

Rogers(1970)는 포괄적으로 간호를 정의하였다. 간호란 총체적(holistic) 접근에 따라 시각을 이용하여 건강을 유지하고 증진시키며, 질병을 예방하며 환자를 간호하고, 장애자 재활에 따뜻한 관심을 갖는 인본주의 과학으로 정의하고 있다.

Johnson(1955)은 행동체계의 안정상태를 획득하거나 유지시키는 것이다. 즉, 간호란 환자가 스트레스를 경험하고 있을 때 조정기전을 작동시키거나 자원을 공급함으로써 행동의 구조를 유지시키는 외적인 힘이다.

간호 정의는 개인 · 가족 · 사회체계의 건강과 최적의 안녕상태를 증진시키기 위한 목적을 지닌 간호의 역할에 초점을 둔다. 간호는 아픈 개개인을 간호하는 전통적인 치료개념에서 가족과 사회를 간호하는 질병예방과 건강유지를 포함하는 개념으로 발전해 간다. 그리고 간호는 인간을 부분적으로 분리해서 보는 것이 아니라 총체적(holistic) 인간으로 기능하도록 개인의 힘을 강화시켜 준다. 예를 들면 복통을 호소하는 개인을 간호할 때 간호사는 그 사람들의 활동수준, 신체적 상태는 물론 식이와 생활방식을 고려해야 한다. 간호사는 개개인에 대한 힘의 영역을 찾아 자존감을 향상시키고, 개인의 긍정적이고 건강한 면에 초점을 둔다. 대상자를 더 이상 치료가 필요한 질병자로, 또는 가족 · 환경과 의미 있는 타인과 격리된 존재로 보지 않는다. 가족도 간호대상자의 건강에 참여하고 그들이 관심과 걱정을 표현하도록 해준다. 간호사는 간호대상자 삶이 전체적 영역을 보살핌으로써 건강한 생활방식을 증진시키고 질병의 재발을 예방할 수 있다. 따라서 간호란 신체적 · 심리적 · 사회적 측면을 고려하며 개인이 적절한 건강수준에 도달하고 적절한 건강수준을 유지하도록 도와준다.

이상에서 살펴본 바와 같이 인류역사의 시작과 더불어 존속해 온 간호는 Nightingale에 의해 근대적 정의가 내려진 후 오늘날은 시대적 · 사회적 · 학문적 발전과 함께 다양한 견해로 정의되고 있다. 위의 간호개념 등을 바탕으로 국제간호협의회, 미국간호협회 및 대한간호협회에서 내린 정의를 살펴보자.

1) 국제간호협의회(International Council of Nurse, ICN)의 정의(1973)

간호란 건강, 불건강을 막론하고 건강한 생활과 건강회복 시 개인이 일상생활을 유지하는 데 필요한 만큼의 의지와 지식 및 힘이 부족할 때 이를 보충해 주는 것이며, 이를 통해서 대상자가 독립을 빨리 하도록 도와주는 것이다.

2) 미국간호협회(American Nurses' Association, ANA)의 정의(1975)

간호는 국민의 건강과 복지(wellbeing)에 기여하는 서비스의 제공과 같은 도움을 주는 전문직이다. 간호는 개인적인 서비스의 수혜를 위한 중요한 속성이다. 즉 사람에 의해서, 가족에 의해서, 또는 지역사회의 다른 사람을 통해서 충족될 수 없는 요구를 만족시킨다.

3) 대한간호협회(Korean Nurses' Assoicaiton, KNA)의 정의(1983)

간호는 모든 개인 · 가족 · 지역사회를 대상으로 하여 건강의 회복, 질병의 예방, 건강의 유지와 그 증진에 필요한 지식 · 기력 · 의지와 자원을 갖추도록 직접 도와주는 활동이다.

2. 간호의 목적

간호학문은 인본주의를 바탕으로 이루어져 있다. 간호의 목적은 간호의 근본이념(인간의 존엄성과 기본권을 존중하는 것)을 실천하는 것으로, 출생에서부터 죽음에 이르는 인간의 삶에서 건강을 증진하고, 질병을 예방하며, 건강을 회복하고, 고통을 경험하는 데 있다.

1) 건강증진

건강증진에 대한 간호사의 책임은 인간의 기본권인 건강에 대한 권리와 관련된다. 간호사의 기본 임무로서 건강증진이란 현재 건강문제를 가지고 있지 않은 대상자가 최적의 건강상태를 유지하고 향상할 수 있도록 생활양식의 변화를 돕는 것이다. 최적의 건강은 신체적 · 정서적 · 사회적 · 영적 · 지적 건강의 균형 상태를 말한다. 그리고 생활양식은 의식의 강화, 행동의 변화, 바람직한 건강습관을 지지하는 환경조성의 결합을 통해 강화될 수 있다. 이러한 의미에서 건강이 증진되도록 도울 때, 간호사는 대상자의 자율적인 결정을 최대한 존중하여야 대상자 개별성을 고려한 건강증진이 가능할 것이다.

2) 질병예방

질병예방이란 건강을 위협하는 요인이 있는 대상자를 보호하여 특정한 질병이나 합병증이 발생하지 않도록 돕는 것을 말한다. 간호사는 지역사회 및 직장에서 건강교육과 정기검진을 실시하여 질병을 조기에 발견할 수 있도록 노력하는 것이나, 건강에 유해한 환경적 요인을 파악하고 제거하는 노력 등을 한다. 간호사는 질병예방을 위한 간호를 수행하는 데 돌봄의 원리와 선행의 원리에 따라서 간호를 수행하여 대상자의 자기결정 권리를 침해하지 않도록 유의해야 한다.

3) 건강회복

건강회복이란 건강문제를 지닌 대상자가 최적의 기능수준을 되찾아 최상의 안녕상태를 성취할 수 있도록 도와주는 것으로, 장애의 예방과 기능향상, 사회로의 통합 등을 포함한다. 간호사는 대상자가 가능한 정상적이고, 활동적이며, 생산적인 삶을 되찾을 수 있도록 적절한 간호중재를 제공할 뿐만 아니라, 새로운 기술을 소개하고 치료방침 및 필요한 자가간호를 계속 유지할 수 있도록 도와야 한다. 간호사는 건강문제를 지닌 대상자와 가족의 의사를 존중하고 그들의 문화에 적절한 간호를 제공하도록 노력하여야 한다.

4) 고통경감

고통경감을 통하여 결과적으로 간호사는 대상자가 합리적인 판단능력을 회복하고 유지하도록 도울 수 있기 때문에 인격의 존엄성을 유지시켜 줄 수 있다. 고통이란 신체적 · 정신적 · 영적인 고통을 모두 포함하므로, 간호사는 단순한 투약을 통한 고통경감만이 아니라 다양한 접근방법을 개발하고 제공하여 고통완화를 도모하여야 한다. 간호사는 특히 대상자와의 신뢰감 있는 대인관계를 형성하여, 고통을 사정하는 데 있어 대상자 개인의 느낌과 판단을 존중하며, 대상자의 개별적 상황을 중시하는 대상자 중심의 간호중재를 해야 한다.

간호의 목적도 간호학자들이 처한 시대의 흐름과 맥락에 따라 차이가 있다. 간호 지식체의 발달에 따른 욕구이론, 상호작용이론, 결과이론의 학자를 중심으로 간호의 목적에 대해 살펴보고자 한다(표 1-1). 이상에서 본 간호의 목적을 일반적으로 정의하면, 개인, 가족, 지역사회의 건강유지 및 증진, 질병예방, 건강회복(재활), 고통의 경감 및 건강능력의 극대화를 이루는 것이다.

표 1-1 간호의 목적

욕구이론
• Abdellah: 개인이 건강요구를 충족하고 건강문제에 적응하도록 돕는 것 • Henderson: 환자가 일상의 활동을 건강하게 독립적으로 수행하도록 하는 것 • Orem: 자기 간호능력과 욕구 간의 괴리를 해소하는 것
상호작용이론
• King: 개인이 그들의 역할기능을 제대로 할 수 있도록, 건강을 유지하도록 도와주는 것 • Weidenbach: 도움이 필요한 개인의 욕구를 충족시키는 것 • Orlando: 고통, 신체 및 정신적 불편을 완화하고 안녕감을 증진시키는 것 • Peplau: 인성과 다른 지속적인 인간과정을 창조적 · 건설적 · 생산적인 개인과 지역사회 생활방향으로 전진시키는 것
결과이론
• Johnson: 행동체계가 균형을 이루고, 하부체계가 효과적이며 능률적으로 기능하도록 하는 것 • Rogers: 인간과 환경 간의 조화나 협화음적 상호작용을 증진시키는 것 • Roy: 생리적 욕구, 자아개념, 역할기능 및 상호의존 등 개인의 적응력을 증진시키는 것

3. 간호의 본질

21세기를 시작하고 있는 지금, 많은 인문학자들은 4차 산업혁명과 특이점 이론에 따른 인간 존재에 대하여 다양한 의문을 제기하고 있다. 그럼에도 불구하고 앞에서 살펴보았듯이 간호라는 행위는 돌봄을 필요로 하는 인간에 대한 연민에서부터 비롯된 것이기 때문에 인류가 존재하는 한 계속해서 '간호의 본질이 무엇인가?'에 대한 물음이 이어질 것이다.

간호의 본질이 돌보는 행위이고 간호사는 돌보는 행위를 통해 인간을 도와왔으므로 구체적인 실천으로 돌봄을 명확히 정리함으로써 간호실무에 직접적인 영향을 미치고 간호실무는 다시 간호 이론에 피드백을 함으로써 간호의 이론과 실무 간의 선순환 관계가 만들어진다. 그런 의미에서 현대적인 의료시스템 속에서 바람직한 간호란 간호라는 개념에 대한 광범위한 이해가 전제되어야 한다. 객관적 혹은 이론적인 간호 개념에 따라 간호 수행이 이루어지고 수행된 간호실무는 다시 간호 개념에 반영이 된다. 여기에서는 '돌봄이란 무엇인가?'라는 간호의 본질을 간호이론가들을 통해 살펴보겠다.

몰스(1999)는 돌봄의 본질을 다섯 가지로 개념화하였다. '인간의 특성'으로서의 돌봄(caring as a human state), '도덕적 명령 혹은 이상'으로서의 돌봄(caring as a moral imperative or ideal), '정서'로서의 돌봄(caring as an af-fect), '대인관계'로서의 돌봄(caring as an interpersonal relationship), 그리고 '치유적 간호 중재'로서의 돌봄(caring as a nursing intervention)이 그것이다. 그에 따르면 돌봄이란 인간의 자연적인 본성이며, 인간이면 당연히 해야 할 의무인데 이것은 인간의 공감능력이 근간이라는 것이며 이러한 돌봄이 대인관계를 통해 삶의 의미를 구현하도록 돕는 인간의 근원적인 존재 방식이라는 것이다.

이를 좀 더 자세히 살펴보면 인간의 본성에 대한 근본적인 철학적 관점을 뜻하는 것으로 몰스는 인간을 약자에 대한 혹은 아픈 사람에 대한 연민의 정을 갖는 존재로 보았다.

도덕적 명령 혹은 이상으로서의 돌봄이란 칸트의 의무론에서 비롯된 개념으로 간호의 본질인 돌봄에 대한 정언명령을 의미한다. 즉, 돌봄이란 인간으로서 모든 사람에게 똑같이 적용될 수 있는 객관적 타당성을 지닌 준칙으로, 돌봄이라는 행위 자체는 도덕적 행위라는 것이다. 이것은 돌봄이 인간이라면 누구나 선험적으로 의식하며 절대적으로 확신하는 도덕적 행위라는 것을 의미하기도 한다. 또 이상으로서의 돌봄이란 돌봄이 곧 도덕으로 도덕은 원래 당위이기 때문에 현실에서는 늘 하나의 이상이 될 수밖에 없으므로 그 이상이 옳다고 여겨지는 한, 우리는 현실적으로는 비록 많은 어려움이 있다고 하더라도 그것을 추구하지 않을 수 없음을 의미한다. 그래서 간호의 본질은 우리가 현실적으로 타협하거나 도덕적으로 타락하는 것을 방지할 수 있는 안전망으로써 이상이다.

정서로서의 돌봄은 신뢰감 형성(building rapport)을 통해 고통에 대한 환자의 경험을 이해하고 공감하는 것으로 돌봄의 본질은 약자에 관한 관심이고 간호행위의 동기는 정서(느낌)라는 의미이다. 즉, 간호행위를 촉발하는 관심과 사심 없는 정서 상태를 말한다. 간호의 관점은 일반적인 자연·과학적 관점과는 달리 단순히 자연현상을 기술하는 3인칭의 관점이 아니라 대상자 고통에 대한 해석과 관련하여 환자 또는 관찰자인 간호사의 1인칭 관점인 개별자의 사적 관점이 의미가 있다는 것이다. 이러한 맥락에서만이 정서로서의 돌봄이 가능해질 수 있다.

대인관계로서의 돌봄이란 돌봄을 제공하는 간호사(caregiver)와 돌봄을 받는 대상자(care recipient) 간의 공감, 연민, 친밀감, 이타적 정서나 행위 등을 포함하는 것이다.

치유적 간호중재로서의 돌봄이란 간호사가 대상자의 편에 서서(즉, 대상자의 옹호자 advocate로서) 대상자에게 도움이 되는 활동을 수행하는 것으로 경청하는 사람, 교육자, 옹호자로서의 역할을 포함하며 전문적인 기술과 능력으로 대상자를 돕는 것이 가능한 모든 활동을 의미한다. 이러한 활동 중에는 '간호의 목적이 무엇이며 간호의 전체적인 관점이 무엇인가?'와 같은 철학적인 질문이 포함되어 있다. 그래서 간호지식은 고통 경감, 건강증진이라는 실천(간호수행)으로 이어져야만 한다.

왓슨(1979)은 간호실무를 위한 가장 중요하고도 통합적인 개념이 돌봄이라고 정의하였다. 그리고 그는 간호학은 돌봄의 학문이며 간호과학은 인간과학이라고도 하였다.

4. 간호의 특성

1) 과학과 예술로서의 간호

간호는 흔히 과학(science)이며 예술(art)이라고 표현된다. Rogers(1980)는 간호를 과학인 동시에 예술인 전문직이라고 서술하였다.

또한 George(1980)는 간호란 인본주의적 예술이다 과학이라고 말한다. 간호는 인간과 환경과의 조화로운 상호작용을 추구하며, 건강 잠재력을 최대한 실현하기 위해 인간과 환경의 상호작용 양상을 재조정하는 것이라고 하였다. Peplau(1988)는 실무적 차원에서 간호를 예술이며 과학이라고 표현하고 있는데, 간호예술이란 수단(도구) · 과정 · 산물의 세 부분으로 구성되어 있으며 간호사가 자신을 수단으로 사용하는 것이 간호를 예술로 보는 핵심이라고 하였다.

(1) 과학으로서의 간호

과학이란 체계적이고 조직적인 방법에 의해 얻어진 지식체이다. 과학이란 일정한 원리에 기초하여 목적에 맞도록 방법에 따라 조직된 지식체이며, 합의된 증거들에 의해 지지된 현상에 대한 통일된 지식체이다. 과학은 경험의 세계를 다루며, 논리성, 실증성, 객관성을 지닌다. 과학의 세계는 경험의 세계에 있으며 실제적이고 사실적이다.

간호학적 지식(과학성)이란 인간의 행위 또는 사실을 나열하여 개인적인 경험에서 분리하여 객관화시킴으로써 그 관계된 현상을 기술 · 설명 · 예측하고 조정하는 기능을 한다. 즉, 인간의 생활과정에 관해 기술 · 설명 · 예측하는 원리를 특징으로 하는 지식체이며, 간호의 내용과 현상을 해명하는 것이다. 학문으로서의 간호학은 간호의 독특한 철학적 관점에서 오며, 개인 · 가족 · 지역사회 및 세계의 광범위한 인간과 그 생활현상을 다룬다. 그러므로 간호과학은 경험적 과학으로써 인간을 대상으로 하는 특징이 있으며, 인간이 건강을 유지 · 증진하고, 질병을 예방하며 질병으로부터 회복하도록 간호를 제공하는 간호업무의 지침이 되는 과학적 지식체이다.

간호과학의 목적은 인간의 본질을 규명하고 인간의 행위를 설명하며 이해하고 인류의 이익을 위한 것이며, 간호의 특성을 연구하고 간호행위를 설명 · 예측 · 통제하는 것이다. 또 간호현상을 예측함으로써 생물적 · 행동적 · 사회적 · 문화적 영역에서 건강과 질병에 대한 인간의 반응을 설명하는 것이다. 간호는 일차적으로 개인이나 집단에 직접적인 서비스를 제공하며, 이러한 서비스를 제공하기 위해서는 전문직업적 능력이 요구되고, 이에 요구되는 지식은 간호과학으로부터 얻게 된다.

간호의 과학적 지식은 상식적 차원을 넘어서 근거중심의 객관적이며 실증적인 특성을 지닌다. 간호가 과학이기 위해서는 간호현상의 본질이 무엇인지, 그리고 알고(형이상학), 또 그것을 어떻게 파악하느냐(인식론)에 대한 이해가 필수적이다.

(2) 예술적 측면의 간호

예술이란 어떤 기교(skill) 혹은 기술(technique)로, 유용하고 자유로우며 정교한 예술을 포함한다. 간호의 예술적 측면은 인본주의적 특성인 예술성과 창조성을 강조한다. 간호에서 인본주의적 측면은 인간의 개별성과 창조력 · 자율성을 강조한다.

Wiedenbach(1964)는 간호가 지닌 예술성은 대상자의 상황적 요구에 대처하기 위해 표현되는 행위의 특성이다라고 하였다. Orem(1971)은 간호사가 효과적이고 만족스러운 간호를 구상하고, 구상된 간호가 독창력과 형식을 통해 표현되는 것이 간호의 예술적 측면이라고 하였다.

또한 Peplau(1988)는 실무적 차원에서 간호를 예술이며 과학이라고 표현하고 있는데, 간호예술이란 수단(도구) · 과정 · 산물의 세 부분으로 구성되어 있으며, 간호사가 자신을 수단으로 사용하는 것으로 보는 관점이다. 간호사는 변화의 도구이며 수단으로서 남에게 활기를 주는 상상력과 직관을 가지고 다양한 새로움과 변화를 추구한다. 간호사가 진정으로 예술적 경지에 도달하기 위해서는, 특정 상황에서의 간호사의 판단이 매우 중요하며, 간호사의 경험과 지식은 이러한 예술적 과정을 수행하는 데 주요 자원이 된다. 한편 Johnson, J. L(1994)도 간호의 예술적 속성에 대하여 다음과 같이 설명하고 있다.

즉, 간호는 과학이며 예술이다. 간호는 과학(nursing science)이지만 과학만으로 간호의 모든 문제들을 해결할 수는 없다. 이는 간호가 실무학문이기 때문이다. 간호는 과학적 발견을 적용하는 것 이상으로 임상에서 경험과 판단, 기술을 사용하는 방법을 고려해야 하는데, 이는 간호의 예술적 속성으로 이해하는 것이다.

표 1-2 예술적 측면의 간호에 대한 정의

Rader(1960) 예술은 형식적이고 기술적이라기보다는 표현적이다.
Langer(1957) 미적인 경험에는 창조성과 상상력의 가능성과 특별한 주관적인 표현에 대한 이해의 개념이 포함된다. 경험적 기술에 의해 습득된 지식은 추론적으로 형성되어 입증 가능한 것이라 할 수 있으나, 미적인 경험과 같이 주관적인 인식, 경험에 대한 직접적인 감정에 의해 형성된 지식은 매우 산만한 것이라 정의하였다. 그러나 미적인 표현이 추상적이기는 하나 전형적이기보다는 특수하고 독특하고 광범위하다.
Wiedenbach(1964) 간호예술은 환자가 자신의 상황에 대처하기 위해 필요한 것을 제공해 줌으로써 보여진다. 그러나 미적인 특성을 가지기 위해 취하는 행동은 환자행위가 중요하다고 직접 인식되는 것으로 능동적으로 변화해야 한다고 했다. 즉, 필요한 것은 행위에 의해 직접 표현되는 것이다. 이 표현된 요구를 인식하는 것은 간호사에 의해 취해진 행동에 책임이 있는 것이다.
Orem(1971) 간호예술은 효과적이고 만족스러운 간호를 구상하여 제공하는 간호사의 창조성과 양식을 통해 각각의 간호사에 위해 제공된 것이 표현되므로 창조적이라고 하였다.

간호의 예술적 속성은 Nightingale(1859)의 『Notes on Nursing』과 Benner(1994)의 『From Novice to Expert』 등의 문헌에서 전통적으르 제시되어 왔다. 그러나 간호문헌에서는 아직도 간호의 예술적 특성에 대한 견해가 다양하기 때문에 간호의 예술적 특성을 이해하기 위한 연구가 필요하다.

한편 Johnson(1994)은 간호의 예술적 속성에 대하여 다음과 같이 기술하였다. 첫째, 환자가 직면한 것에 대한 의미를 파악하는 간호사의 능력이다 — 간호사는 불확실하고 불투명한 환자의 상황에 대한 의미를 알고 대처하는 것이다. 이를 위하여 간호사는 느끼고, 듣고, 만지고, 맛보고, 냄새 맡고, 상상할 수 있으며, 감정이나 제스처, 대상자나 언어에 의미를 파악하게 된다. 둘째, 환자와 의미 있는 연관관계를 형성하는 간호사의 능력이다 — 이것은 환자와 간호사 사이에 생기는 애착이나 연대감으로 장기적인 관계뿐 아니라 잠깐의 짧은 만남도 포함한다. 셋째, 간호활동을 능숙하게 할 수 있는 간호사의 능력이다 — 이는 간호활동의 숙련성을 의미하며 간호사가 수행하는 모든 절차와 테크닉, 업무 등 손으로 하거나 언어로 하는 일련의 활동을 말한다. 넷째, 간호활동의 적합한 과정을 합리적으로 결정하는 간호사의 지적 능력이다 — 합리적 능력이란 존재하는 지식 중에서 타당한 결론을 효과적으로 유도하는 지적 능력을 말한다. 다섯째, 도덕적으로 간호활동을 수행할 수 있는 간호사의 능력 — 간호예술성은 도덕적으로 실무를 수행하는 능력으로 생각한다.

2) 간호학의 학문적 특성

간호학문은 "인간의 문제를 다루는 학문이다."라고 규정짓고 있다. 간호학문은 인간의 전인간 상황을 전체적으로 다루는 인간과학이다. 인간과학의 초점은 인간 자체, 인간의 반응 및 상황에 대한 인간의 해석에 둔다. 인간과학은 견해, 개념, 방법 면에서 자연과학과 다르다. 자연과학은 관찰과 실험에 따른 자연 법칙을 발견하여 현상을 설명한다. 그러나 인간과학은 한 개인의 역사와 문화를 의미가 충만한 삶의 표현으로 보고, 그 관심의 대상을 인간다운 체험, 의미화, 가치, 삶과의 상호관계를 표현하고 이해하는 것에 초점을 둔다(Mithchell & Cody, 1992). 다시 말해, 인간의 전인간 상황을 간호의 관심사 혹은 문제로 보고, 인간의 건강과 복지증진에 있어 장애가 되는 건강문제를 그들의 전인간 상황을 통해 극복하도록 돕는 혹은 협동적 기능을 통해 돕는 과학이라는 관점을 지닌다. 인간과학은 동기나 의도와 같은 인간특성을 존중하는 경험적 탐구나 연구를 위한 과정이며, 인간과학적 방법은 인간 활동을 결정하는 수단과 선택의 역할, 경험 등 변화하는 특성을 설명하는 것으로 사용된다.

또 다른 관점은 간호학이 과연 자연과학인가, 인문과학인가, 아니면 어디에 속하는 학문인가라는 질문을 접하게 될 때가 많다. 하지만 어느 누구도 간호가 어느 학문영역에 속한다고 규정짓기 힘들다. 이것은 과학 사이의 분계가 엄밀하게 존재한다는 전제를 깔고 있기 때문이다. 간호학이 인간의 삶과 지식체계 안에서 어떤 확고한 자리를 가질 수 있는 길이 자연과학임을 포기하고 인문과학이 되는 것이라고 생각하지 않는다. 인문학과 자연과학은 서로 구분되지만 분리될 수 없으며, 자연과학이나 인문학은 다 같이 '인격적 지식'으로써 현실과 관계하고 현실의 의미를 드러내 준다.

자연과학은 생각보다 덜 객관적이고, 인문학은 생각보다 덜 주관적이다. 자연과학에도 인문학과 마찬가지로 직관과 상상력의 요소가 매우 중요하며, 인문학도 자연과학과 마찬가지로 현실 관련성을 강하게 갖는다. 과거 간호사의 역할을 의사의 치료를 보조하는 행위로 설명했을 때는 의학이 자연과학에 기반을 둔 학문이기 때문에 간호학도 자연과학적 지식이 많이 요구되었다. 그러나 간호의 대상이 인간이고 인간을 전인적 관점으로 인식할 때, 자연과학적 요소는 물론 인문사회학적 지식이 요구된다고 본다. 인간을 보는 관점이 신체적 질병에 초점을 둔다면 자연과학적 특성에 접근하나, 간호는 신체적 질병뿐 아니라 인간을 전인적 관점으로 보기 때문에 인문사회학적 관점에 의존한다고 할 수 있다.

또한 다른 하나의 관점은 간호이론이 독자적인 고유 이론이냐 차용 이론이냐, 또는 기초 이론이냐 응용 이론이냐, 또는 실무 이론이냐 처방 이론이냐에 대한 논쟁이 계속되고 있다. 간호과학이 타 학문의 이론 사용과 연관된 문제는 아직 해결이 요원하다. 1968년 간호학의 과학적 연구 측면에서 '순수과학(pure science)과 응용과학(applied science)'에 대한 이해를 돕고자 과학의 본질과 간호학에 관한 회의가 개최되었다(Crowiey, 1968; Folta, 1968; Leininger, 1968). 여기에서는 본질적인 순수학문과 응용학문의 차이가 규명되었는데, 순수학문은 일반적으로 이론적 지식추구 그 자체가 목적인 반면에, 응용학문은 실제적인 목적 및 적용을 위한 지식체로써 그 유용성에 목적을 두고 개발된 것이다. 그러나 순수학문과 응용학문 간의 명확한 구별은 불가능한데, 이는 어떤 종류의 지식체이든 일단 구축되면 다양한 방식으로 구체적인 상황에서 이용되거나 적용되기 때문이다.

한편 Donaldson과 Crowley(1978)에 따르면, '간호지식체가 순수 혹은 응용학문인지, 빌려온 혹은 고유의 독특한 학문인지가 이론발달에서 논쟁의 핵심이 되어야 한다는 문제는 잘못된 것이다'라고 보고 있다. 그들은 간호학과 같은 전문직 내에서는 실무의 방향을 제시해주는 순수, 응용 그리고 처방이론의 발달이 필요하다고 보았다. 따라서 간호현상에 대한 이해를 증진시키기 위한 기초연구, 실제상황에서 기초지식을 적용하기 위해 응용연구, 그리고 간호실무의 목표를 달성하기 위한 지식체의 이용방법을 설명해주는 처방이론의 생성을 위한 연구들이 필요하다고 주장하였다. 그들은 응용연구와 관련해서 각 학문의 관점이 독특하기 때문에, 각 지식체는 타 학문에서 빌려서 그대로 이용할 수 없다고 하였다. 타 학문에서 빌려온 개념과 이론을 이용할 경우 그것은 자신의 학문의 관점에서 재정의 및 합성되어야 한다.

간호과학의 본질에 관한 논쟁은 1960년대 이래 계속되어 왔다. 초기의 논쟁은 간호과학이 기초과학이냐 아니면 응용과학이냐 하는 점이었다. 그러나 최근의 논쟁에는 제3의

대안이 제기되었는데, 이것이 실무과학(practical science)이다.

실무과학으로서의 간호에 대한 개념화는 간호예술과 간호과학을 가깝게 연결해주는 고리가 된다. 기초과학이 단지 이해하고 분석하는 것에 관심이 있다면, 실무과학은 특정한 목적을 위해 실행하고 만들어가는 것에 관심을 갖고 있다.

여러 간호학자들은 실무과학으로서의 간호과학적 관점을 지지하는 작업을 하고 있다. 직접적으로 실무과학이라는 용어를 사용하지는 않지만, 예를 들어 Wald와 Leonard(1964)는 "간호과학은 특정한 변화를 달성할 수 있는 수단에 초점을 두어야 한다."고 주장했으며, Dickoff와 James(1968)도 "간호과학은 궁극적으로 간호실무에 초점을 맞춰야 한다."고 하였다. Schlotfeldt(1988)는 간호과학은 당연히 실무적이어야 하며, 간호에서의 과학적 물음은 그 결과가 간호실무에 직접적으로 유용하고 관련 있는 것이어야 한다고 하였다. 즉, 간호과학의 궁극적인 목표는 원칙이나 원인에 관한 지식을 사용하여 특정한 간호의 결과를 성취할 수 있는 특정한 간호수단을 개발하는 것이다.

1990년대 초부터, 간호학이 기초과학인가, 응용과학인가, 실용과학인가에 대한 철학적 논의가 문헌을 통해 다시 지속되고 있다. 1990년대에는 학문 영역에서의 '한 가지 이론적 접근'이 동의를 얻지 못했다. 대부분의 학자들은 '간호이론들의 복수성'을 강조한다. 인간을 다루는 학문에서는 그 현상을 하나의 이론으로 서술 · 설명 · 예측하는 것은 적절치 않다고 보고, '이론적 다양성'을 강조하면서 실무영역에서 다양한 이론접근법 사용을 주장하고 있다.

결론적으로 간호가 과학으로 발전하는 초기에는 다른 학문에서 빌려온 지식에 의존하였다. 어느 학문이나 사용할 수 있는 지식의 핵심이 항상 존재하지만, 다른 학문에서 이론과 모델을 빌려오는 과정에서 유의할 것은 간호의 특성이 무엇인가에 대한 질문을 제기하고, 또 빌려온 지식을 활용하여 간호를 개념화시켜야 한다는 것이다. 이는 다른 학문에서 빌려온 지식의 함정에 빠지지 않고 간호의 개념적 체계와 모형으로 합성해야 하기 때문이다. 그렇지 않으면 초점은 다른 학문의 개념체계와 모형 내에 머물러 있게 될 것이다. 간호전문직에서 사용하는 지식은 모두 간호지식이 아니고, 간호 관점에서 도출된 이론과 지식만이 간호지식이며, 이러한 지식은 간호 고유의 관점으로 개발하여 사용해야 한다. 그렇지 않으면 얻어진 지식은 간호과학 구축 · 확장 · 교육 · 실무 · 연구에 사용될 수 있는 간호지식이 아닐 것이다. 결국 간호학의 시급한 과제는 간호학의 고유한 관점을 더욱 명백하게 하는 것이다.

제2장

간호의 영역

간호학은 전문적인 지식체를 개발하고, 인간의 질적 삶을 보장하는 방향으로 적용하고, 인간욕구를 충족시키며, 간호실무의 지침이 되기 위해 인간과 환경에 관련된 현상을 설명, 이해, 예측하는 것을 목적으로 하고 있다. 많은 간호학자들이 간호대상자, 간호사 및 환경과의 관계를 연구하고 간호사들의 역할들에 관련된 모든 과정을 포함한 간호현상을 설명하는 이론을 제시해 왔다.

간호이론 구성은 실존주의 사상, 분석적 철학, 실용주의 등 철학적 사상이 밑바탕이 되어 왔으며, 정신분석, 성격발달이론, 적응이론, 상호작용이론, 인본주의 등의 패러다임에서 개념, 명제를 택해 간호 상황에 접목시켰다.

여러 영향에 의해 간호이론이 출현되었으며, 간호에서 사용되는 인간의 상호작용, 문제해결과정, 사정, 중재 등의 본질이나 특성은 비록 다양한 패러다임에서 나온 이론적 개념들이지만 간호개념으로 재정의되고 간호상황에 접목되고 있다. 패러다임은 한 학문 분야에서 받아들이는 전반적인 과학 · 철학 · 이론을 연결시키는 구성체로 사용되는 용어이다. Kuhn(1970)은 패러다임을 과학자가 흥미 있어 하는 현상에 대해 자신의 생각을 개념화한 것이라고 하였다. 패러다임은 공동사회의 구성원들이 공통적으로 공유한 지식, 철학, 이론, 교육경험, 실무배경, 연구방법, 문헌 등 한 학문 분야의 전반적인 활동을 가리킨다. 따라서 간호를 구성하고 있는 개념들이 모여 간호의 패러다임이 형성된다. 패러다임은 학문과 전문직의 절차나 방법의 지침이 되며, 학문의 방향을 제시하고, 학문의 영역과 성질 및 목적을 설명한다. 어떤 학문 분야에서 공통적으로 합의된 개념을 메타패러다임(metaparadigm)이라 하는데, 이는 그 학문의 기틀을 구성하므로 특정 분야의 현상을 거시적으로 접근하고 개념틀로서의 기능을 한다(Fawcett, 1984). '간호가 무엇인가'하는 본질에 대한 규명에는 간호와 관련된 인간, 환경, 건강의 4가지 개념이 포함된다. 4가지 개념에 대한 이해는 간호 이론의 틀을 구축하기 위한 메타패러다임이며, 간호철학에서 탐구해야 할 핵심적인 주제이다.

간호학에서는 1970년대 후반, 학자들 사이에 간호의 주 개념이 확인되기 시작하면서 간호의 메타패러다임에 대한 합의가 이루어지기 시작했다. 이후 많은 학자들에 의해 합의된 간호 메타패러다임은 인간 · 환경 · 건강 · 간호의 개념이다. Meleis(1985)는 이 개념을 간호이론의 메타패러다임을 위한 'domain concepts'이라 칭하고 있다. 이 장에서는 많은 학자들이 의견일치를 본 간호의 중심이 되는 주요개념에 대해 논의하고자 한다.

4가지 주요 개념에 따른 간호학자들의 정의는 1960년대 이전의 나이팅게일과 간호개념이 대두된 1960년대 이후 Meleise(1991)가 분류한 욕구이론, 상호작용이론, 결과이론에 바탕을 두고 있다.

1. 인간

간호과학 영역에서 가장 중심적인 개념은 간호수혜자 혹은 간호대상자이다. 이는 인간이 간호의 주요 주제이고 간호활동의 중심 개념이며, 간호사의 상대 역할자이고 간호학의 연구대상자이기 때문이다(이소우, 1986). 간호과학은 인간을 대상으로 한 인본주의 과학이므로 인간의 총체적 본질에 대한 이해를 바탕으로 이루어져야 한다. 과학으로서 학문의 생사 여부를 따지지 않더라도 인간을 대상으로 하는 간호과학에서의 인간에 대한 이해는 필수적이다. 이를 통해 간호사로서 대상자를 보다 잘 파악하고 적절한 도움을 주기 위해 인간에 대한 이해가 필요하다.

1) 인간의 이해

(1) 인간의 특성

인간에 관한 관점은 간호이론 구성에 큰 영향을 미친다. 체계이론, 욕구이론, 행동이론에 바탕을 둔 인간의 특성을 설명하면, 첫째, 체제로서의 인간 — 인간은 환경과 끊임없이 상호작용하는 개방체제이며, 환경과 직면하여 모든 자극에 대처할 수 있는 각기 다른 적응 영역을 지닌 존재이다. 둘째, 에너지 단위로서의 인간 — 에너지는 일할 수 있는 능력과 저항의 극복능력을 의미하며, 에너지는 생존체계가 질서를 유지하려는 노력과 함께 네거티브 엔트로피(negative entropy)를 극대화하는 안정상태이다. 인간은 건강상태의 유지나 질병으로부터 조절할 수 있는 각자의 고유한 에너지가 있다. 그러므로 에너지 활용과 보존 사이의 균형을 유지하는 것이 중요하다. 셋째, 욕구적 존재로서의 인간 — 인간은 각각의 독특한 특성을 지니고 있지만 공통된 기본욕구를 가지고 있다. 넷째, 행동하는 존재로서의 인간 — 인간은 환경 내에서 통합된 총체로서 내 · 외적인 환경변화에 대처하면서 과거의 만족스러운 행동양식을 선택함으로써 내 · 외적 환경 간의 안정상태를 유지하려고 한다.

로저스는 인간을 에너지 장으로 보았다. 그가 추구하는 인간은 개방적이고, 고유한 환경과 끊임없이 상호작용하는 관계에 있는 동적인 인간이며, 어떠한 도구나 특정 기능에 예속되지 않는 포괄적인 특성을 지니고 있다고 하였다. Newman은 대상자를 개방체계로 보고 스트레스원과 상호작용하는 방어, 저항선이 있어 환경으로부터 대인관계, 인간외적 관계에서의 스트레스원에 대처한다고 하였다.

Parse(1992)는 인간을 우주와 함께 건강을 창조하는 개방적인 존재로 보고, 인간의 주관성, 지향성, 인간공존, 공동구성, 상황에서의 자유 등을 도출하여 이론의 가정과 개념을 도출하였다. 인간의 주관성은 인간은 세계(우주, 환경)와 함께 관계를 형성하면서 성장하는 의식이 있는 존재로서 자신의 경험에 의미를 부여함으로써 자신의 현실을 적극적으로 만들어 간다고 본다. 지향성은 인간이 세계에 대해 의도적으로 개방되어 있음을 의미하며, 상황에서의 자유는 인간이 스스로 자신이 처한 상황을 선택한다는 의미이다. 공동구성은 인간이 자신이 처한 상황을 개별적인 의미를 부여할 때 그 상황에 있는 요인들의 영향을 받으면서 상황과 세계와 함께 자신의 현실을 공동창조한다고 본다. Parse(1992)는 자신의 이론에서 인간에 대한 가정을 제시하였다. 첫째, 인간은 우주와 함께 율동적인 패턴을 공동으로 구성하면서 공존한다. 이는 인간은 타인과 공존하면서 타인과 함께 자신의 현실을 창조해 나아간다는 것을 의미한다. 둘째, 인간은 자신이 처한 상황에 대해 자유롭게 의미를 부여하고 결정에 대해 책임을 지는 개방적인 존재이다. 셋째, 인간은 관계형성의 패턴을 지속적으로 공동구성하는 살아 있는 단일체이다. 개인은 독특하게 살아 있는 단일체로서 우주와 환원할 수 없는 상호관계를 형성하고 자신들만의 삶의 방법으로 삶을 경험하는 것이다. 넷째, 인간은 가능성을 가지고 다차원적으로 초월하여 나아간다.

이상을 종합해 보면, 인간은 환경과 상호작용하는 개방체제로, 총체성, 동적인 측면, 포괄성, 타인과의 공존성, 창조성, 가능성 등의 특성을 지닌 존재로 볼 수 있다.

(2) 인간의 간호학적 견해

일찍이 고대 희랍에서는 통합된 존재로서 인간을 우주로 보았다. 현대과학과 기술의 발달은 인간을 인간성을 가진 존재라기보다는 세포, 장기, 체제가 모여 이룩된 존재로 소개하였다. 그러나 최근에는 인간의 한 부분에 적용되는 법칙만으로는 인간을 설명하기에는 충분하지 못하다는 인식이 증가하여, 인간을 분리될 수 없는 전체로서 확인되는 통합된 존재로 설명하고 있다(Rogers, 1970). 인간에 대한 간호학적 견해는 크게 2가지 측면으로 이해할 수 있다. 즉, 실용주의적 경향과 의학 및 인접 학문의 이론에 영향을 받은 기계론적 견해와 현상학적 접근방법과 함께 실존주의 사상에 크게 영향 받는 전체론적인 견해가 그것이다. 기계론적 견해는 환원주의에 근거한 전통적인 서구 철학의 관점에서 나온 견해로 전체는 부분의 합과 동일하고 부분들 간의 상호관계가 이해될 때 전체에 대한 일반화가 이루어진다는 인간에 대한 특수구성론적 견해이다. 전체론적 견해는 인간을 세분화하지 않고 각 부분의 합으로서가 아닌 유일한 하나의 개체로써 본다는 견해이다. 즉, 개체는 고유하며, 부분의 설명으로는 결코 이해할 수 없다는 견해로 Rogers, Newman, Travelbee, Benner 등이 대표적인 간호학자이다(Chinn & Kramer, 1991). 간호 초기에는 특수구성론적인 견해가 우세했으나 과학철학의 변화와 더불어 1960년대에 들어와서는 인간을 전체론적으로 보는 견해가 일어나기 시작했다. 그러나 이 2가지 입장은 모두 장단점이 있어서 어느 한쪽을 택할 수는 없으나, 아직 임상실무 면에서는 특수구성론적인 견해를 취하고 있다(이소우, 1986).

2) 간호대상자

간호대상자는 인간이며, 인간은 생물, 정신, 사회, 영적인 존재이다. 간호는 간호사와 대상자와의 상호작용에 의한 인간관계로 이루어지며 대상자에 따라 달라진다. 오늘날 간호대상자는 개인뿐 아니라 가족, 지역사회를 포함한다.

(1) 개인

대상자 client의 어원은 라틴어의 'cliness a follower' 혹은 'retainer'이며, 이 용어는 '협동', '도움의 적극적인 추구', 그리고 '도움을 주는 사람과의 상호의존성'이라는 의미를 내포하고 있다. 간호는 건강관리체계의 하위체계로 건강관리체계와 밀접하게 관련되어 있기 때문에 과거에는 환자(patient)라는 의미로 사용되었다. 하지만 오늘날은 간호의 도움을 받고자 하는 많은 사람들이 독립적인 성향을 지닌데다 질병상태에 놓여 있는 것도 아니며, 환자라는 용어에는 의존성, 허약성 및 질병을 의미하는 개념만이 내포되어 있기 때문에 환자라는 용어가 모든 대상자를 대표하기에는 부적합한 것으로 인정되어 질병과 동시에 건강에 초점을 둔 수혜자 혹은 수요자(consumer)라는 용어로 사용되고 있다. 간호이론에서 제시한 간호대상자에 대한 견해를 살펴보면, 첫째, 간호대상자는 기본욕구를 지니고 있으며 이들 욕구를 충족받기를 원한다. 둘째, 간호대상자는 하나의 개방체계이자 적응존재로서 외부의 변화에 적응하기 위해 변화한다. 셋째, 간호대상자는 자신과 환경 또는 하위체계 간의 부족 또는 불일치로 인한 불균형의 위협 속에 있는 한 사람으로 개념화한다. 넷째, 간호대상자는 현재 자신을 돌보는 기본적인 역할을 할 수 없거나 또는 할 수 없는 위험에 처한 삶을 일컫는다. 그러므로 간호대상자는 환경과 끊임없이 상호교호하는 존재로서 기본적인 욕구를 가지고 환경에 적응하는 능력을 갖춘 그리고 자신을 스스로 돌볼 수 있는 능력을 가진 자이지만, 질환이나 잠재적인 질병의 위협으로 인해 불균형을 경험하고 있다고 본다.

(2) 가족

가족은 사회의 기본적인 단위일 뿐만 아니라 개인의 건강신념, 가치 등이 형성되는 데 가장 중요한 역할을 하므로 간호사는 대상자의 건강을 유지하고 증진시키기 위하여 노력함에 있어 가족단위 간호의 중요성을 인식하여야 한다. 가족은 가장 기본적인 인간집단이다. 최근에는 가족구조의 많은 변화가 있었지만 우리 사회 내에서 가족은 여전히 생리적 · 사회적 기본단위이다.

가족단위는 작은 사회체제를 형성하며, 일정한 역할관계와 의사소통 유형을 가진 상호의존적인 개인들의 집단이다. 가족은 개인 구성원과 사회 사이에서 완충역할을 담당한다. 가족구성원들은 정서적으로 그리고 법적으로 결속되어 있고, 그들은 다른 가족원들에게 관심을 갖는다. 그리고 하나의 구조를 가지고 어떤 기능을 수행한다. 문화적 가치와 규율은 모든 가족에게 한 부분으로 존재하며 이러한 가치와 신념은 가족 내에서 한 세대에서 다음 세대로 전달한다. 가족에 대한 여러 가지 간호학적 입장들이 있는데, 가족을 보건의료의 분석단위와 대상으로 보는 입장, 가족단위를 구성하는 개인들로 보는 입장, 가족구성원들을 환경으로 보는 입장 등이다. 이러한 입장들은 일반적으로 가족과 그 구성원들의 건강에 관심을 가진다.

가족체계는 문화, 가치, 관습, 건강 · 질병행위를 전달하며 개인의 생활양식에 지속적인 영향을 미친다. 따라서 효과적인 간호를 제공하기 위해서는 가족의 문화와 종교적인 관습, 사회경제적 상태, 가족 내에서 비공식적인 역할 등에 대한 인식이 중요하다. 오늘날 간호사는 개별대상자뿐 아니라 그들을 돌보고 지지하는 가족들을 간호의 대상에 포함시키는 가족간호의 중요성을 점점 더 인식하고 있으며, 가족이라는 생활공동체가 잘 유지되고, 기능을 발휘함으로써 그들의 잠재력을 최대한으로 발휘할 수 있도록 하는 위치에 있다. 최근 가족간호가 중요시되는 것은 질병의 변화와 건강증진 개념이 강조되는 데서 비롯된다.

(3) 지역사회

지역사회란 "지리학적 위치, 직업, 인종, 주택상태 등 최소한 한 가지 이상의 공동 특징을 공유한 집단 또는 사람들의 모임"으로 정의할 수 있으며, 지역사회란 문화적 동질성 및 공통관심의 측면과 제한된 지리적 경계를 가진 지리적 개념을 포함하는 개념으로서 사람(people), 장소(place), 기능(function)으로 구분된다.

지역사회에서의 간호는 지정학적인 지역사회를 대상으로 하여 그 지역사회의 기본단위인 가족을 사업단위로 할 뿐만 아니라, 학교와 산업체와 같은 집단 또는 모성보건, 영유아보건, 청소년보건, 노인보건, 결핵, 가족계획 등이 기능집단을 대상으로도 한다.

지역사회의 건강상태는 그 지역사회를 구성하고 있는 개인, 가족, 집단의 건강으로 혼합되어 있다. 그러나 단지 지역사회 구성원들의 건강상태의 총합을 뜻하는 것은 아니며, 독특한 실체로서 지역사회에 있는 모든 것의 총합 그 이상인 것이다. 1959년 사회학자인 밀(C. W. Mills)은 지역사회 구성원들의 건강과 하나의 실체로서의 지역사회의 건강의 차이를 "지역사회 구성원들의 건강은 개인적 문제이며, 지역사회 자체의 건강은 사회적인 이슈"라고 표현하였다(Portnoy & Dumas, 1994). 지역사회 구성원 각 개인들이 경험하는 건강문제는 어디까지나 개인적인 문제로 이루어져 있다. 이러한 문제들이 큰 지역사회에 역으로 영향을 미칠 때 이들은 모든 사람에게 관심을 주는 사회적 이슈가 될 것이다.

그렇다면 전체로서의 지역사회의 건강문제는 무엇인가? 전체 지역사회의 건강은 어떻게 개념화할 수 있을까? 이 결정은 과거 수 세기 동안 지역사회의 정의 혹은 공중보건의 정의에서 찾아볼 수 있다. 1920년대에는 지역사회보건을 "질병이 없고 오래 사는 것"으로 정의하였다(Winslow, 1923). 근래에는 "주어진 시 · 공간에서 이용 가능한 지식과 자원을 가지고 고수준의 신체적 · 정신적 · 사회적 · 영적 안녕상태에 이르는 것"(Hanlon & Pickett, 1984), 혹은 "인간이 생물학적 · 정신적 · 연대적인 잠재성을 실현하도록, 그리고 비교적 질병에서 벗어나 편안히 살도록 허용된 환경에 잘 적응하는 것"(Banta, 1979)이라고 정의하였다. 결과적으로 건강은 살아남아 있는 '생존'의 의미보다는 '삶의 질'이라는 어휘로 더 많이 쓰이고 있다(Harper & Lambert, 1994). 초기에는 질병예방과 생명연장에 초점을 두었고, 후기에는 최고도의 안녕상태에 도달하는 것에 초점을 두었음을 알 수 있다.

결론적으로 안녕(wellness)에 강조를 하면서 지역사회에서의 간호는 지역사회에 살고 있는 개개인의 주민과 하나의 실제로서의 지역사회가 최적의 생물학적 · 정신적 · 사회적 · 영적 안녕상태로 이끄는 것이라 할 수 있다. 따라서 건강한 지역사회는 그 자체 내에서 생물학적 · 정신적 · 사회적 · 영적 안녕의 증거들이 나타난다. 예를 들면, 건강한 지역사회는 경제적으로 안정되어 있고 공해가 없으며, 지역사회 구성원들의 요구를 적정수준에서 제어할 수 있다. 여기에 부가해서 지역사회의 개개인들도 최대의 신체적 · 정신적 · 사회적 잠재성을 달성할 수 있다(Breslow, 1990).

3) 간호이론가들의 인간관

간호학자들이 언급한 인간의 정의를 Meleise(1991)가 분류한 욕구, 상호작용, 결과이론을 바탕으로 살펴보면 표 2-1과 같다.

표 2-1 이론가별 인간에 대한 정의

이론구분	이론가	인간에 대한 정의
욕구이론	핸더슨 (Virginia Henderson)	인간을 호흡, 식사, 수분섭취, 배설, 운동과 체위유지, 수면과 휴식, 옷입기와 벗기, 체온유지, 청결유지, 위험 피하기, 의사소통, 직업, 놀이와 학습 등의 생물학적 · 정신적 · 사회적 · 영적 측면의 14가지 기본욕구를 지닌 총체적이고 완전하며 독립적인 존재로 보고, 환자는 건강과 독립성 혹은 평화로운 죽음을 맞기 위한 도움이 필요한 개인으로 정의하였다.
	압델라 (Faye Gleen Abdellah)	인간의 본질에 관한 자신의 신념이나 가정을 명확하게 제시하지는 않았으나 간호의 수혜자를 인간으로 보았으며 인간은 다양한 자조능력과 학습능력을 소유하고 있기 때문에 각각의 문제를 해결함으로써 건강상태로 돌아간다고 설명하고 있다.
	오렘 (Dorothea E. Orem)	인간은 보편적 · 발달적 자기간호 요구를 가진, 계속적으로 자기간호(공기, 물, 음식, 배설, 활동과 휴식, 그독과 사회적 상호작용, 생명과 안녕에 위험 예방 및 인간 기능 증진을 다를 수 있는)를 할 수 있는 총체이며, 생물적 · 상징적 · 사회적으로 기능할 수 있는 총체로 정의하였다.

상호작용 이론	페플라우 (Hildegard E. Peplau)	인간을 욕구에 생성된 긴장을 자신만의 방법으로 감소시키기 위해 노력하는 유기체로 정의하였다. 인간은 불안정한 평형상태에서 살 수 있는 유기체로서 대인관계를 통해 발전한다. 인간은 생물 · 화학적 · 신체적 · 대인관계적 특성과 욕구를 가지고 있는 자기체계로서 성숙한 사람은 자신의 욕구에 대처할 수 있고 다양한 경험을 통합할 수 있다고 설명하고 있다.
	올란도 (Ida Jean Orlando)	인간은 행동하는 유기체로서 상황에 따라 자신의 욕구를 충족할 수 있으나 그렇지 못하면 고통을 경험하기 때문에 이 때 간호행위가 필요하다고 설명하고 있다.
	트레블비 (Joyce Travelbee)	인간은 대체할 수 없는 독특한 존재이며, 사고하는 생물적 · 사회적 유기체로서 유전, 환경, 문화, 경험에 의해 영향을 받고 있으며 향상되어감의 지속적인 과정 중에 있는 존재로 정의하였다.
	킹 (Imogene King)	인간은 사회적, 감성적, 이성적, 인지적, 조절적, 목적적, 행위 지향적, 시간 지향적 존재로 정의하였으며 개인은 여러 가지 특성을 가진 존재로 개인은 자신에 대해 알 권리가 있고 자신의 삶과 자신의 건강, 지역사회 서비스에 영향을 줄 수 있는 의사결정에 대한 참여권을 가지며, 의료를 받아들이거나 거절할 권리를 가진다고 설명하고 있다.
	패터슨과 제라드 (Paterson and Zderad)	인간의 시간과 공간의 세계에서 사람, 사물의 관계를 통해 늘 실존하는 구체화된 존재이며 자신과 내적인 세계를 아는 능력에 의해 자아반성으로 인하여 다른 존재들과 구별된다고 설명하고 있다.
	위덴바 (Erenestine Wiedenbach)	인간은 자아를 지속하고 유지하기 위해서 내적인 차원을 개발할 만한 고유한 잠재력을 부여받아 자기 지향적이며 독립성을 향해서 노력하는 존재로 자기통합과 가치감정을 유지하기 위해서 자기자각과 자기수용에 의존한다고 설명하고 있다.
결과이론	존슨 (Dorothy E. Johnson)	인간은 균형을 유지하기 위해 조정과 적응을 필요로 하는 상호의존적인 부분들로 이루어진 체계로 패턴화되고 반복적이며 합목적적인 행동방식을 가지며 이러한 행동체계는 인간에게 필수적인 것으로서, 강한 힘이나 저항력 감소로 인해 행동체계의 균형이 깨지면 인간의 통합성은 위협을 받는다.
	뉴만 (Betty Neuman)	인간을 총체적 개념으로 받아들이며 대상자는 환경과의 전반적인 경계면(접촉면)에서 개방체계로 인식되는 끊임없이 변화하며 환경과 상호작용하는 존재로 정상방어선 혹은 평상시 안녕 · 안정으로 언급된 환경에 대한 반응의 정상범위를 가진다.
	로저스 (Marth E. Rogers)	인간은 환경과 통합된 하나의 단일한 고유한 존재로 그의 정체성 내에서 환경과 끊임없이 상호작용하며, 부분으로 나누어서 이해할 수 없는 그 이상의 총체적 특성을 지닌다.
	로이 (Callista Roy)	인간은 생물, 심리, 사회적인 존재로 환경과 지속적인 상호작용을 하며 생리적 요구, 자아개념(신체적 자아, 도덕윤리적 자아, 자아일치, 자아상과 기대 및 자아존중감), 역할기능과 상호의존적 관계를 기초로 한 4가지 적응양식을 가지고 있다.

결과이론	레닌저 (Madelein Leininger)	인간에 대한 정의는 따로 하지 않고 있으며, 대상자로 기술되고 있다. 인간은 사회적 · 문화적 구조에 의해 항동, 신념, 가치 등을 형성하고, 이들에 영향을 받고 있는 총체적인 욕구를 가진 존재이다.
	파시 (Rosmarie Rizzo Parse)	인간은 개방적 존재이며 각 부분의 합과는 다른 그 이상의 존재로 환경과 동시적으로 반응하며 상호주관적인 과정을 통해 다차원적인 초월이 가능하다고 설명하고 있다.
	왓슨 (Jean Watson)	인간은 부분들의 합 이상으로 존재하고, 마음, 신체, 영혼이 하나로 존재하며 경험하는 주체이고 세계에 대하여 상호 연결되어 있다.

2. 환경

환경이란 생활체를 둘러싸고 있는 일체의 사물 혹은 유기체에 직 · 간접으로 영향을 주는 모든 것으로 정의된다. 환경에는 인간의 삶과 생존에 영향을 주는 공기 · 햇빛 · 온도도 환경의 한 차원이며, 자극 · 스트레스 · 인간을 둘러싸고 있는 체제나 조직도 환경이라 볼 수 있고, 가족 · 사회 · 기관도 환경이 되며, 가시적 환경과 미시적 환경, 살아있고 개방된 환경과 폐쇄된 환경도 있다.

간호에서 환경은 나이팅게일이 치유를 증진시키기 위한 환자의 환경의 중요성을 강조한 이후 중요한 개념으로 대두되었다. 특히 인간과 환경은 상호작용을 하며, 환경은 에너지장, 사회적 체계, 가족, 사회, 문화, 간호사 및 대상자를 둘러싸고 있는 모든 것을 포함한다. 그러므로 간호중재의 목적은 인간을 둘러싸고 있는 환경을 증진하고 유지하고 조절하며 변화시키는 것이다.

1) 간호에서의 환경

인간과 환경과의 관계를 체계개념으로 설명한 King(1981)이나 Leninger(1985) 등의 이론에서는 체계 밖에 존재하는 것과 다른 체제 및 하위체제 모두를 외적 환경이라고 보고, 체제 내에 존재하는 것을 내적 환경이라 보았다. 외적 환경은 개인에게 영향을 주는 외적 자극 혹은 외적 조건들, 즉 물리적 환경, 심리적 · 사회적 · 문화적 환경 등 모든 환경을 포함하는 것이다.

내적 환경은 세포의 생존과 기능 유지, 즉 생물체를 가장 안정 상태로 유지시키는 생물학적 작용이다. 이 과정은 매우 복잡하고 독특하며 뇌, 신경, 심장, 폐, 신장 및 비장이 협동적으로 작용한다. 건강에서 내적 환경의 평형 상태는 일정한 한도 내에서 개인이 적당히 변화에 적응할 수 있는 한도 내에서 유지된다. 이 평형 상태는 여러 가지 요인에 의해 좌우되며 세포 내의 필요한 물질들이 양적으로 적당히 있어야 한다. 이런 물질에는 수분, 산소, 열량, 자원과 조직형성 물질, 전해질을 포함한 영양소 및 합성되지 않은 혹은 체내에 존재하는 조절기 등이 포함된다. 섭취, 저장, 과잉 공급과 배설 작용이 적당히 조절되어 각각의 물질의 수준이 일정한 한도 내에서 유지되어야 한다. 이렇게 평형 상태 유지를 위해 여러 가지 구조와 조절기능이 관여된다.

학자마다 환경에 대한 언급이 다양하지만, 간호의 중요 기능 중 하나가 환경의 관리이다. 나이팅게일은 건강증진이나 질병 치유를 위해 환경에 대한 적절한 준비가 필요하고 간호활동으로 수행되어야 한다고 보았다. 이는 간호의 독자적 기능 중의 하나가 환경관리임을 주장한다. 간호의 기능은 대상자의 내적 환경의 특질에 관한 정보를 수집하고, 외적 환경을 변형시켜서 환자에게 요구되는 적응이 그의 능력의 한도 내에서 이루어지도록 도와준다. 그러므로 간호를 통해 대상자가 환경에 적응하고 반응하려는 노력을 지지해 주고 대상자 자신의 내적 환경의 일관성을 유지하는 데 필요한 물질을 제공해 준다. 간호사는 환경 내 모든 요인을 건설적으로 관리함으로써 개인의 안녕과 안전을 보호할 수 있다.

2) 간호이론가들의 환경에 대한 견해

간호학에서는 환경을 2가지 측면으로 이해한다. Nightingale, King, Leininger, Roy 등과 같이 환경은 인간과 상호작용하며 개체와 영향을 주고받는 것으로 보는 측면과, Rogers와 Watson 등과 같이 환경과 인간을 일원화시켜 전체로 보는 측면으로 나눌 수 있다. 간호이론이 대두되기 전 나이팅게일은 간호에서 환경의 중요성을 강조하였는데, 환경에 대한 개념은 '환자와 건강한 사람의 건강에 영향을 미치는 외적 요소'로 인간의 삶과 발달에 영향을 미치는 외부적 상황과 힘으로 구성된다. 환경에는 인간이 섭취하는 음식으로부터 간호사가 주고받는 언어적 및 비언어적 상호작용의 모든 것을 포함한다. 간호사가 관심을 가져야 할 첫 번째는 물리적 환경으로 환기, 보온, 악취, 소음, 햇빛의 5가지를 설명하였고, 두 번째는 정신적 환경으로 간호사가 원만하고 기술적인 의사소통 기술을 가지고 환자에게 세상의 일어나는 일, 돌아가는 일에 대해 좋은 정보를 제공하여 환자를 희망적인 분위기에 젖게 하는 것이다. 세 번째는 사회적 환경 또한 간호사가 고려해야 할 분야로서 지역사회가 환자의 사회적 환경이라고 했다. 간호학자들의 환경에 대한 정의는 Meleise(1991)가 분류한 욕구, 상호작용, 결과이론을 바탕으로 살펴보면 표 2-2와 같다.

표 2-2 이론가별 환경에 대한 정의

이론구분	이론가	환경에 대한 정의
욕구이론	핸더슨 (Virginia Henderson)	환경은 생물체의 삶과 발전에 영향을 주는 모든 외적 조건과 영향의 총합이라고 정의하였다.
	압델라 (Faye Gleen Abdellah)	치료적 환경을 만들거나 유지하게 하는 것을 간호문제로 파악하였으며 간호사를 환경의 부분으로 간주하였다.
	오렘 (Dorothea E. Orem)	환경은 통합 및 상호작용 체계를 형성하는 인간과 관련되며 환경적 상황과 발전적 상황으로 구분하였다. 환경적 상황은 인간의 외적 주변을 말하는 것으로, 물리적, 정신 사회적 상황이며 발전적 상황은 현재 또는 미래의 활동요구를 충족시킬 수 있도록 하는 개인적 발전을 촉진하는 환경 등을 말한다.
상호작용 이론	페플라우 (Hildegard E. Peplau)	환경은 직접 언급되어 있지는 않지만 함축적인 정의는 포함되어 있다. 환경은 유기체 외부에 존재하는 힘으로서 문화와의 관계 속에 있으며, 여기에서 인간은 도덕, 관습 및 신념을 학습한다. 환경은 대인관계 과정을 포함하고 있으며, 이러한 환경은 인간발달에 필수적이다.
	올란도 (Ida Jean Orlando)	환경을 명확하게 설명하고 있지 않으나 환자-간호사의 접촉이 이루어질 때 간호상황이 발생하고 환경은 간호상황에서 즉각적이고 개별적인 특성에 영향을 미치기 때문에 중요하다고 설명하고 있다.
	트레블비 (Joyce Travelbee)	구체적인 정의를 하지 않았으나 인간이 사회, 문화, 경험 등에 의해 영향을 받는다는 설명이 있다.
	킹 (Imogene King)	환경에 대해 상세하게 정의하고 있지 않으나 환경은 내·외적 건강관리 환경을 포함하고, 인간의 내적 환경은 계속 변하는 외적 환경에 따라 조절되기 위하여 에너지를 변화시킨다고 했다.
	패터슨과 제라드 (Paterson and Zderad)	환경은 간호사와 환자 모두에 의해 경험된 시간과 공간으로 환경은 현시점, 간호상황, 동시성, 공등사회 및 상호보완적 합성 등의 요소를 포함한다.
	위덴바 (Erenestine Wiedenbach)	환경을 특별히 정의하지는 않았으나 환경이란 인간에 의해서 정의되며, 도움에의 욕구를 일으키는 장애를 초래하는 것으로 추론할 수 있다.

결과이론	존슨 (Dorothy E. Johnson)	환경은 인간 행동체계의 부분이 아니면서 체계에 영향을 주고, 환자의 건강목표를 달성하기 위하여 간호사에 의해 조작 가능한 모든 요인으로 구성된다.
	뉴만 (Betty Neuman)	환경은 인간 · 대상자를 둘러싸고 있거나 상호작용하는 모든 내적 · 외적 요인으로 체계와 상호작용하고 잠재적으로 체계의 안정성에 영향을 미치는 스트레스원이며 크게 내적, 외적, 창조된 환경의 3가지로 구분하였다.
	로저스 (Marth E. Rogers)	환경은 인간과 따로 분리시켜 정의될 수 없는 개념으로 환경은 인간장(human field)을 둘러싸고 있는 또 하나의 장으로서 패턴 환경과 조직에 의해 규정이 된다. 환경장은 인간을 둘러싸고 있는 모든 구성요소 각 부분의 특성이나 지식을 합한 것과는 다르며, 예측이 불가능한 특성을 가진 4차원이고 돌이킬 수 없는 에너지장으로 정의된다. 각 개인의 환경장은 그에 포함된 인간장에 따라 특수하며, 인간장과 환경장은 계속 창조적으로 변하는 특성이 있다.
	로이 (Callista Roy)	인간은 변화하는 환경과 항상 상호 관계하며, 환경은 모든 조건, 상황, 주위의 영향, 유기체의 발달에 영향을 주는 요인 등 모든 것을 말한다. 내 · 외적 환경은 적응체제에 주는 투입의 원천이 되며, 투입을 자극으로 정의하였고 적응체제에 들어가는 것으로 설명하고 있다.
	레닌저 (Madelein Leininger)	환경은 대상자의 행위와 가치에 영향을 주는 사회적, 문화적 구조로 정치, 종교, 혈연관계, 건강관리제도 등을 제시하였다. 특히 문화를 건강-질병 돌봄형태와 행동을 결정하는 요인으로 설명하고 있다.
	파시 (Rosmarie Rizzo Parse)	인간과 환경은 떼어낼 수 없는 것이다. 인간과 환경은 무엇인가를 창조하기 위하여 에너지를 상호 교환하고 인간은 자신이 창조한 상황에서 주어진 의미를 선택한다.
	왓슨 (Jean Watson)	환경이 특별히 언급되지 않았지만 생태학적 시각에서 환경을 일원적이고 변화해가는 것으로 보았으며, 인간과 체계, 객체와 주체, 몸과 마음을 분리하지 않았다.

3. 건강

건강이란 육체적 · 물리적 · 정신적 · 심리적 및 사회적 측면을 포함하는 다차원적인 현상이다. 건강은 어느 문화 집단에서나 인류의 기원과 함께 생활의 일부로 존재해 왔고, 상대적이고 주관적인 특성이 있다. 그러므로 건강과 질병의 경험은 문화의 영향을 받는다. 우리들의 건강문제에 대한 의견을 교환하는 방법, 증상을 표현하는 양식, 건강관리를 부탁하는 시기와 대상, 의료진이 제공하는 설명과 치료방법, 이 모든 것이 우리들의 사회와 문화에 의해 영향을 받는다.

다음은 다각적 측면에서 정의되고 있는 건강에 대한 견해를 살펴보기로 한다.

1) 다각적인 측면에서의 건강의 정의

(1) 세계보건기구(WHO)의 정의

세계보건기구는 "건강은 질병이나 장애가 없을 뿐만 아니라 육체적 · 정신적 · 사회적으로 완전한 안녕상태이다."라고 건강을 정의하고 있다. 이 정의는 선언적 특성이 강하며 건강의 개념을 오히려 모호하게 했다는 비판을 받지만(WHO, 1986), 건강이 육체적, 정신적, 사회적 요인들과 복합적으로 관련되어 있음을 보여 준다. 따라서 이같이 복합적인 기능분담에 그때그때 상황에 따라 적응해 나가는 것이 곧 육체적 · 정신적 · 사회적 안녕상태라고 할 것이다.

(2) 생물학적 정의

인간을 하나의 유기체로서 생물학적 요구를 충족시키는 조화로운 기능을 할 수 있는 최적의 상태로 본다. 이는 건강은 신체의 모든 세포가 최대의 역량을 가지고 기능하고 상호적 완전한 조화를 이루는 생태학적 정의에 기초한다. 질병이 발생하는 데는 병인(agent), 숙주(host), 환경(environment)의 3대 요인이 작용하여, 또한 이들이 상호균형을 이루는 상태가 건강이라고 인식한다. 3대 요인의 평형이 깨지면 질병이 발생한다. 특히 환경은 질병발생 과정을 결정하는 요소로 매우 중요하므로 숙주에게 좋은 조건의 생활환경이나 예방접종 같은 서비스를 통해 건강이 유지될 수 있다.

건강과 질병은 결정요인으로 숙주(인간)의 연령, 성별, 저항력, 영양상태, 보건의료형태, 생활습관 및 유전 등에 따라서 결정되며, 병인은 세균이나 기타 물리 · 화학물질 등 사이에 균형이 깨져 생기는 것으로, 이때 인간의 저항력이 강하고 영양상태가 좋을 때는 원인균이 침범하더라도 병이 발생하지 않으나, 저항력이 떨어져 있을 때는 병에 걸린다. 예를 들어, 피곤할 때 구강 주위에 대상포진이 발생하는데 우리 몸에는 대상포진 바이러스가 존재하고 있어 평상시에는 별 문제가 없다가 일단 몸의 저항력이 저하하면 발생한다. 환경은 물리적, 생물학적, 사회 · 문화적 및 경제적 환경으로 숙주와 병인의 관계에서 지렛대 역할을 한다. 건강과 질병은 환경에 따라서 크게 영향을 미친다.

(3) 사회 심리학적 정의

사회학적 정의는 건강과 질병을 이탈, 준거, 사회적 통제 등의 문제와 관련된다고 간주하면서 질병은 이탈의 형태로 인식하고, 건강은 규범의 준거로 인식한다. 심리학적 정의는 건강을 환경과 완전한 조화를 이루는 개인의 주관적 상태로 정의한다. 그리고 어떤 우발적 사건에도 대처할 수 있는 개인의 역량으로 정의한다.

병인은 개인 행태요인으로 대치하는 것으로 질병의 발생은 특정한 원인균이 없어도 생성될 수 있으며, 또 한 개인의 행태요인이 어떻게 작용하느냐에 따라서 건강에 영향을 미치는 제요인으로 작용한다고 제시하였다.

환경은 자연환경 이외에도 인위적(과학의 발달, 사회집단, 문화적 배경 등) 환경으로 이 두 환경 간에 상호보완적 완충역할이 있다. 그러므로 인구집단의 환경은 연령 및 성별구조, 직업분포 등의 제요인에 따라 달라진다. 하나의 사회집단은 행태양식과 단일 사회집단에는 환경요구 또한 공통점이 있다(Morris, 1975).

(4) 건강-질병 연속선상에서 본 건강 정의

건강상태는 어떤 주어진 시간 또는 상황 하에서 건강-질병의 연속선상(health-illness continuum) 중에 어떤 특수한 위치에 처해 있음을 의식하는 상태이다. 개인의 기능상태를 하나의 수직선으로 표시할 경우, 한쪽 끝이 최적의 건강상태에 위치한다면 또 다른 한쪽 끝은 사망이나 전신불능 상태와 같은 불건강 상태에 놓이게 되는데, 인간은 전 생애를 통하여 이 사이의 기능상태를 오가며 생활하게 되는 건강현상을 경험한다.

따라서 건강하고 건강하지 못한 상태는 연속선상에 있으며, 가변적이며 건강현상을 객관적으로 추구하기가 어렵다. 환경상황에서 자신의 기능 수준이 적절하게 유지되어 건강하게 보일 때 그 개인의 수준에서 읽을 수 있는 기능 정도를 일반적으로 안녕(wellness)이라고 표현하며, 이 수준을 측정하는 데 많은 요인이 작용하고 있음을 알아야 한다.

최고 안녕수준(high level wellness)이란 개인의 잠재능력이 최대로 개발된 상태이며, 자아실현이란 자신에 맞는 목표에 도달하고 유지하는 것을 의미하며, 성장이란 상황에 맞는 태도의 변화를 의미하며, 대처는 발생된 건강문제를 해결할 수 있는 능력을 의미하며, 자아인식은 자신의 건강문제 이해와 지식이 있는 것을 의미한다.

또한 건강-질병의 연속선상에서 과중한 스트레스란 일상생활에서 늘 부담을 갖고 있는 상태이고, 초기경고 신호는 육체적, 사회 · 심리적으로 정상적 범위에서 벗어나 있는 상태이다. 증상은 병에 이미 걸려 있는 상태에서 개인의 증상호소와 보건의료 전문인의 판단이 내려지는 것을 뜻하며, 불구란 능력이 없어지는 단계이고, 마지막으로 기능장애로 이어진다.

(5) Downie 등이 개발한 건강 모형

최근 건강의 개념을 더 분명하게 해보려는 노력이 많이 이루어졌지만, 건강이란 매우 복합적이어서 쉽게 측정할 수 있는 것이 아니라는 사실에 다시 한 번 의견의 일치를 보고 있다(Downie, Fyfe와 Tannahil, 1990). 그러나 건강증진에 대한 욕구가 증가함에 따라 건강의 개념에도 변화가 있었다. 과거에는 건강을 건강의 악화를 막으려는 부정적인 측면으로 보아왔고, 오늘날의 건강은 지금보다 건강을 더 증진시키려는 긍정적인 측면으로 변화되어 왔다.

또한 건강의 개념을 설명하는 데 well-being과 fitness라는 용어를 들 수 있는데, 이 두 용어를 우리말로 정확하게 번역하기는 어려우나 well-being은 육체적 · 정신적으로 기분 좋고, 쾌적한 느낌과 관련된 상태이다. 그러나 이것은 건강의 유무와는 관계없이 주관적인 느낌에 의하여 지배될 수도 있으므로 주관적인 느낌을 제외한 상태를 true well-being이라고 한다. Fitness는 정신적 · 육체적으로 어떤 생활 기능과의 적합성 여부와 관련된 개념이다.

Fitness는 상태적인 개념으로 최저수준(minimalist)에서, 기능수준(funcionalist)으로 그리고 최고수준(maximalist)에 이르는 스펙트럼을 지닌다. 이는 등산을 지속적으로 하면 등반능력이 향상되며, 정기적으로 상당기간 조깅을 하면 그 사람의 조깅능력은 물론 심폐기능이 증가하고 육체의 기능이 전보다 훨씬 향상되는 것과 같다(김일순, 1993).

2) 간호학적 측면의 건강의 정의

서구의 간호이론가의 건강에 대한 정의를 보면, Smith(1983)는 건강이란 "질병이 없는 상태로 환경에 적응하여 개인의 역할과 기능을 수행하는 것이다."라고 하였다. Johnson(1980)은 내적인 항상성, Roy(1984)는 적응, Orem(1988)은 역할과 기능을 수행하는 것, 그리고 Rogers(1970)와 Newman(1986)은 건강을 공간, 시간, 에너지, 의식의 확대로 보고 삶의 과정에서 역동적인 안녕이라고 했다. Watson(1985)은 정신, 신체,

영과의 조화로 보고 인식된 자아와 경험된 자아의 일치성으로 본다. Allen(1986), Tripp-Reimer(1984) & Leininger(1984)는 문화, 사회, 정치적 측면의 건강을 정의했다(Meleis, 1991).

이상의 건강 정의에서 보면 간호학에서 보는 건강의 의미는 개인적이고 사회적인 기능을 수행하는 능력으로 보는 견해, 환경과의 조화로운 상호작용을 위한 적응력으로 보는 견해, 개인 잠재력의 최고 실현, 자아실현, 일반적 안녕 등으로 보는 견해 등이 있으며, 특히 편안하고 쾌적한 상태와 관련된 안녕의 개념이 강조되었다.

3) 건강개념의 변천

현재 우리가 사용하는 건강이란 말은 대략 10세기 이후부터 '온전한' 또는 '건전한'의 의미인 'health'라는 영어 단어에서 유래되어 쓰기 시작하였다. 지금까지도 그 의미는 크게 달라진 것이 없이 몸 전체가 안전하고 건전함을 의미해서 주로 신체적 건강에 국한되어 있다. 건강하다는 것은 자연스럽고 자연과 조화를 이룬 것인 반면, 불건강하다는 것은 부자연스럽거나 자연과 상충되는 것으로 이해하였다.

16세기경 데카르트의 기계론적 패러다임(mechanical paradigm)이 나타난 이후 살아있는 생물체를 하나의 기계로 보고 모든 것을 수학적 법칙에 따라 이해하기 시작했다. 여기서 현대의학의 기초인 생화학적 패러다임이 나타나고, 이를 근거로 지난 수 세기 동안에는 인체의 장기나 부분에만 초점을 갖는 결과를 낳았다. 이 패러다임에서는 일부분의 기능장애가 곧 질병이며 그로 인해 기계가 망가지므로 치료는 기계를 수선한다는 차원이다. 건강은 질병이 없는 것이기에 질병으로부터의 탈피를 곧 건강으로 보았다.

그후 17세기를 거쳐 18세기에 들어오면서 물리적 환경 외에도 사회 · 경제적, 문화적 요인들을 고려하는 사회 의학적 패러다임이 나타났고, 이로부터 개개인의 면역학적 요소와 함께 다각적인 요인을 고려하는 사회 생태학적 패러다임이 생겨났다. 이를 근거로 숙주에 대한 저항개념이 들어오게 됨으로써 건강 또는 불건강이란 사회 환경적인 요인과 개개인의 소인이나 저항은 물론 내 · 외적 요구에 응하는 그 개인의 잠재력과도 관련된다고 보았다. 질병이 이런 여러 요인들과 관련되어 있기 때문에 특정요인으로 인하여 질병이 생긴다는 그때까지의 개념과는 달리 건강을 사회 생태학적 차원으로 개념화하였다.

건강에 대한 좀더 총체적인 정의를 개발하려는 노력에도 불구하고 신체질환으로 고통받는 개인과 정신질환으로 고통받는 개인 간에 구분이 있었다. 현재 가장 널리 알려지고 또 기준이 되는 개념은 세계보건기구(WHO)의 건강 정의이다.

1948년 세계보건기구 헌장에서 정의한 바에 의하면 "건강이란 질병이나 불구가 없을 뿐만 아니라, 신체적 · 정신적 및 사회적으로 완전한 안녕상태"라고 정의하였다. 이 정의에서 보는 바와 같이 건강은 신체적으로 고통과 불편이 없이 편안하고, 정신적으로 불안이나 긴장, 걱정이 없이 안정되고, 사회적으로 적합한 상태를 이상적인 건강의 수준으로 제시하고 있다. 여기서 사회적 안녕이란 각 개인의 사회생활에서 자신의 역할을 잘 수행하여 자신에게 부과된 기능을 다하여 원만한 대인관계를 유지하고 사회규제를 잘 지켜 사회생활에 잘 적응하고 있는 상태를 말한다. 이러한 WHO의 건강 정의는 성취하기 어려운 이상적 목표로 건강을 제시하였으므로 건강에 대한 조작적 정의를 유도하기 어렵고, 보건정책의 목표를 달성하는 틀로써 이용하기도 어렵다.

그 후 1957년 WHO는 건강을 유전적 그리고 환경적으로 주어진 조건 하에서 신체의 각 부위가 적절하게 기능을 발휘할 수 있는 개체의 상태 혹은 자질을 의미한다고 정의하고 있다.

1974년 WHO는 건강에 대한 정의에서 '총체성(wholeness)'과 건강의 긍정적인 질을 강조하였다. 이렇게 광범위하게 내린 정의는 건강을 사정할 때 고려해야 할 요인들의 수를 많게, 하지만 여전히 건강을 긍정적인 인간의 경험으로 추론해내는 데는 어려움이 따랐다. WHO의 건강 정의는 다음과 같은 점에서 혁신적이었는데, 그 내용은 첫째, 개인을 부분의 합으로 보기보다는 전체로서의 인간이라는 관점을 반영하였다. 둘째, 건강을 환경이라는 맥락 속에서 이해하였다. 셋째, 건강을 생산적이고 창조적인 삶과 연결시켰다.

그 후 1998년 WHO 본회의에서 건강의 정의에 영적인 개념을 추가하게 되었다. 즉, "건강이란 질병이나 불구가 없을 뿐만 아니라, 신체적 · 정신적 · 사회적 및 영적으로 완전히 안녕된 역동적인 상태이다(Health is a dynamic state of complete physical, mental, social and spiritual well-being and not merely the absence of disease or infirmity)." 건강은 다차원적일 뿐만 아니라 개인, 집단 모두에 적용할 수 있는 개념으로 인식되고 있다.

4) 간호이론가들의 건강에 대한 견해

간호학에서 보는 건강의 의미는 개인적이고 사회적인 기능을 수행하는 능력으로 보는 견해, 환경과의 조화로운 상호작용을 위한 적응력으로 보는 견해, 개인 잠재력의 최고 실현, 자아실현, 일반적 안녕 등으로 보는 견해 등이 있다. 1960년대 이후 건강에 대한 간호학자의 견해를 Meleise(1991)에 의한 분류로 살펴보면 표 2-3과 같다.

표 2-3 이론가별 건강에 대한 정의

이론구분	이론가	건강에 대한 정의
욕구이론	핸더슨 (Virginia Henderson)	건강을 명확히 정의하지는 않았으나 건강을 자립적으로 기능하는 개인의 능력에 기반을 두고 있어서 건강을 독립성과 같은 의미로 사용하였다. 즉, 도움없이 간호의 14가지 구성 요소를 수행할 수 있는 개인의 능력으로 보았다.
	압델라 (Faye Gleen Abdellah)	구체적으로 건강을 정의하지 않았으나 인간의 건강에 대한 욕구와 함께 정신과 신체의 건강한 상태에 관해서 언급하고 있다. 건강이란 각 개인이 일상생활에서 최상의 가능성을 성취할 수 있도록 내외 스트레스에 지속적으로 적응하려는 인간 기능의 역동적인 상태를 말하며 질병이 없는 상태라고 보았다.
	오렘 (Dorothea E. Orem)	건강은 구조적 · 기능적으로 신체적, 정신적, 대인적, 사회적 측면을 분리할 수 없는 통합의 상태를 말한다. 건강을 안녕과 불건강으로 구분하여 자기간호가 유지되지 않을 때 불건강, 질병, 죽음 등이 발생한다고 보았다.
상호작용 이론	페플라우 (Hildegard E. Peplau)	건강을 인격과 지속적인 인간과정의 전향적 움직임을 나타내는 창조적 · 건설적 · 생산적 · 인적 그리고 지역사회 삶의 방향을 나타내는 언어적 상징으로 정의하였다.
	올란도 (Ida Jean Orlando)	건강을 정의하지 않고 있으나 건강 개념을 긴장을 느끼지 않는 정신적 · 신체적 편안함과 적합함과 안녕감으로 보았다.
	트레블비 (Joyce Travelbee)	건강에 대한 정의를 세계보건기구(WHO)의 정의(1948)를 사용하고 있다.
	킹 (Imogene King)	건강은 간호의 목표이며, 건강은 삶의 주기에서 보여지는 하나의 역동적인 상태이다. 건강은 자신이 가지고 있는 차원을 최적으로 이용하여 일상생활을 위한 최대한의 잠재력을 달성할 수 있도록 내 · 외적 환경에서 나오는 스트레스에 지속적으로 적응하는 것을 의미한다.
	패터슨과 제라드 (Paterson and Zderad)	건강에 대한 실제적인 정의는 없으며, 안정된 존재와 성숙된 존재로부터 건강에 대한 개념을 이해할 수 있다. 건강을 삶의 질과 건강/간호 상황의 맥락에서 사용하였고, 안정된 존재와 성숙된 존재는 간호의 목표이고, 인간의 잠재성 또는 패턴으로 나타난다고 보았다.
	위덴바 (Erenestine Wiedenbach)	건강에 관해서도 특별한 언급을 하지 않았으나 건강이란 단지 질병이 없는 상태뿐 아니라 완전한 신체적, 정신적 및 사회적 안녕상태라고 보는 WHO의 건강에 대한 정의를 지지하고 있다.

결과이론	존슨 (Dorothy E. Johnson)	건강은 생물학적 · 심리적 · 사회적 요인에 의해 영향 받기 때문에 파악하기 어려운 역동적 상태로 행동체계에 속한 하위체계의 조직화와 상호작용, 상호의존, 통합 등을 반영한다. 인간은 체계의 균형을 유지하고자 하며 이러한 균형이 유지되지 않을 경우에는 건강이 나빠진다고 보았다.
	뉴만 (Betty Neuman)	건강과 안녕은 같으며 "건강과 안녕은 모든 부분들과 하위부분들(변수들)이 전인적인 인간과 조화를 이루는 상태로, 부조화는 이러한 안녕상태를 감소시키는 것"이라고 보았다.
	로저스 (Marth E. Rogers)	건강을 '삶의 과정의 표현'이며 '인간과 환경장 사이의 상호적이고 동시적인 상호작용을 나타내는 특징이며 행위들'로 진술하였으며, 건강과 질병은 그 의미가 무엇이든 전체적인 생의 과정 내에서 이해되고 해결되어야 하는 동일한 연속선상에 있다고 보았다.
	로이 (Callista Roy)	건강은 환경에 통합되고 총체적인 인간이 되어가는 과정이나 상태이며 통합성 결여는 건강결여를 의미한다
	레닌저 (Madelein Leininger)	건강은 안녕상태로, 주로 문화적 의미와 방법에 의해 확인되고 표현된다고 보았다.
	파시 (Rosmarie Rizzo Parse)	건강을 질병이 없거나 혹은 안녕상태를 의미하는 것도 그리고 연속선상에 위치하는 것이 아니라 생생한 체험으로 인간되어감의 과정이라고 보았다.
	왓슨 (Jean Watson)	건강은 마음, 신체, 영혼 내에서 통일체와 조화를 포함하는 것으로 지각된 나와 경험된 나의 개념이 조화된 것이다. 이것은 다음과 같은 도식으로 표현될 수 있다. I = Me: 건강/ I ≠ Me: 질병 (I: 지각된 나, Me: 경험된 나)

4. 간호

1) 간호개념의 변천과정

현대간호는 건강 관련 개념, 사회과학, 기초과학 그리고 시대적 문제들과 많은 관련이 있다. 전문직으로서의 간호는 인본주의적이며 전인적으로 대상자 및 가족의 실제적 및 잠재적 건강문제에 대한 반응을 나타내고 있으므로 독특하다. 기본적인 간호개념은 시대, 사회적 변천과 건강에 대한 사회적 요청의 변화 및 간호이론의 발달에 따라 변화되어 왔다. 간호이론가의 이론발달과정을 요약하면 먼저 나이팅게일의 환경이론과 인간 상호관계를 강조하는 초기 이론(페플라우, 올란도, 트레블비), 그 뒤 간호의 예술을 강조한 철학들(핸더슨, 위덴바흐, 홀)이 뒤따랐으며, 그 후 간호의 과학적 관점(압델라)을 강조하기 시작하였다. 적응, 행동이론, 체계이론과 과학성을 강조하는 간호개념 모형(존슨, 뉴만, 로저스, 오렘, 로이, 르바인)이 1970년대 논의되었다. 그 다음은 먼저 개발된 간호 모형에서 유도된 간호이론들(파시, 피츠페트릭, 아담)이 있다. 1980년대 후반과 1990년 초기에는 인본주의적 간호접근으로의 이론(왓슨, 레닌저, 파시, 베너)이 다시 등장한다. 그 과정을 역사적 조명과 함께 살펴보면 다음과 같다.

(1) 나이팅게일 시대 이전

간호의 근원은 간호에 대한 정의가 구체적으로 서술되기 이전의 시대로 거슬러 올라간다. 이 시대에는 모성애적인 본능을 기초로 한 보살핌, 보호함, 양육함의 개념 정도였다. 보살핌의 개념은 가족들이 건강한 생활을 할 수 있도록 하는 보편적인 기능에서 병자를 위한 것으로 이동되었다. 보호함의 개념은 기독교적 박애정신의 영향으로 병들고 약하고 의지할 곳 없는 사람들을 보호하며 도와주는 것이었다. 양육함의 개념은 영양물 혹은 음식물을 제공하고 기르는 개념을 포함하였다. 나이팅게일 이전의 간호개념은 어머니로서의 역할에서 환자의 신체적 건강을 회복시키고 안위를 돌보는 것으로 변화되었다.

(2) 나이팅게일 시대에서 간호이론의 시작까지(1960~1980년대)

나이팅게일은 환자를 자연적인 치료과정이 치료될 수 있도록 돕는 것이 간호라고 하였으며, 특히 자연적인 생명과정이 장애요소를 극복할 수 있도록 그 사람이 가장 좋은 상태를 유지하도록 돕는 것이라고 하였다. 즉, 나이팅게일은 질병의 치유는 자연적인 생명과정으로서 이루어진다고 전제하였으며, 생명과정에서 발생한 장애요소를 제거하는 것이 의술이라면 간호는 장애요소를 극복할 수 있도록 환경의 유지를 돕는 것이라고 하여 의술과 간호를 명확하게 구분하였다. 이렇듯 '유지하다'의 간호현상은 지금까지의 '돌보다', '보호하다'의 돕는 활동형태를 포함하며, 간호의 대상범위를 환자나 일반 건강인으로 넓혔으며 개인과 집단까지도 포함하였다. 그 후 사회가 급변하고 간호의 인접분야들이 급속하게 발전하여 병원에서는 지역사회에서 간호기능 및 역할이 확대되어감에 따라 간호개념에 대한 변화가 불가피하게 되었다.

1934년 Taylor는 "간호는 개인의 신체적 · 정신적 생활의 요구에 대하여 의사의 처방에 따른 치료와 예방적 조치를 실시하는 것이며, 이와 동시에 이상, 사랑, 동정, 지식, 교양 등이 일체가 되어 표현될 때 비로소 간호의 본질이 나타난다."고 하였다. 이 정의는 지금까지의 간호현상에 비추어 볼 때 간호목적을 단순한 신체영역에 국한시키지 않은 심신의 질병으로부터 회복과 더 나아가 질병을 예방하는 데까지 넓혔으며, 질병 중심으로 의사의 처방을 실시하는 것에 역점을 두었고, 간호하는 사람이 갖추어야 할 자질에 대해 언급하였다.

나이팅게일 이후의 시대에서는 간호의 개념화가 시작되고 구체화되면서 간호교육의 중요성이 대두되었고, 이러한 것이 체계적인 간호 지식체에 이르는 간호이론을 탄생시켰다.

(3) 간호이론 시대(1960년대 이후)

1960년대 초기에 미국에서 간호의 전문성과 간호의 독자적 기능의 필요성이 대두되면서부터 간호활동의 구체적인 양상이 특이하게 달라졌다. Virginia Henderson(1966)은 간호의 기초 또는 특성에 초점을 둔 많은 질문에 대한 반응으로 간호개념을 세웠다. 그 시대의 가장 중요한 질문은 환자간호의 강화기능에 대한 법적 지침을 간호실무행위에 관련시키는 것이었다. Henderson 시기 이전의 간호 정의는 법률적 용어를 이용한 간호실무행위의 구체화에 필수적이었다. Henderson은 간호사의 독자적 기능을 강조하면서, 개인의 인간적 요구에 초점을 두고 있다.

간호실무를 이용하여 인간이 독립적으로 건강할 수 있도록 도와주며 환자와 건강한 사람 모두의 간호에 초점을 두고 있다. "간호는 개인으로 하여금 건강과 회복에 필요한 힘, 의지, 지식을 갖도록 돕는 것이다."라는 정의와 '간호란 대상자나 그의 가족을 관찰하고 지지해주며 의사소통을 통해 교육하면서 최상의 건강을 유지하고 대상자나 자신의 기본적인 욕구를 성취할 수 있는 책임감을 갖도록 돌보아주는 활동"(Yura & Walsh, 1974) 등의 정의에 나타나 있는 '갖도록 하다', '제공해 주다', '지지하다', '성취시키다', '예방하다' 등의 간호형태이다. 이러한 간호현상은 지금까지의 '돌보다', '보호하다', '유지시키다'의 돕는 활동과는 상당한 차이가 있음을 알 수 있다.

1960년대 이후의 간호는 간호사가 체력, 지식, 의지 면에서 직접적인 돌봄뿐 아니라 교육, 설명, 시범, 조언, 감독, 지도 등의 적극적인 교육 및 조절활동까지 포함한다. 따라서 간호사의 역할에서도 체력이나 단순한 지식으로 환자를 돌보고 보호하는 옹호자로서의 역할부터 기술, 지식, 힘을 통해 환자로 하여금 건강을 회복하고 증진하도록 촉진시키는 촉진자로, 또 계획과 실천과정에서 협력하고 조정하는 조정자로, 그리고 최적의 건강상태 유지를 위해 바람직한 행동의 변화를 일으키는 변화의 시도자로서의 역할까지 감당하는 것으로 기술하고 있다.

또 다른 간호현상 중의 하나는 인간을 부분으로 보고 접근하기보다는 총체론적으로 접근하는 대상자 중심의 간호를 지향하고 있다. Martha Rogers는 과학으로서의 간호에 초점을 두고 인간을 환경과 상호작용하는 unified whole로 간주했고, 인류학, 사회학, 종료, 철학, 역사와 천문학 등을 포함한 많은 학문의 지식을 끌어들였고, 접근방식은 미래지향적이고 총체적이다. Rogers는 간호학을 과학으로 기술했고, 과학으로서의 간호학의 목적은 인간 삶의 과정을 서술하고 설명하는 데 두었으며, 인간 삶의 과정은 환경과 분리하여 생각할 수 없다고 설명했다. 건강과 질병은 인간 삶의 과정에 대한 표현이며, 간호의 목적은 간호실무로 옮겨질 수 있는 추상적 지식체의 제공에 있다고 진술했다.

1980년대는 간호를 위한 이론의 다원론적 측면이 강조되어 간호이론 개발의 필요성을 인식하여 많은 이론들을 분석하고 중심 개념이 검토되었다. 이 시기에는 간호이론이 촉진되고 연구계획이나 실무영역에 간호이론의 이용을 제시하기도 하고 간호이론이 어떻게 간호실무, 교육, 연구, 행정에 영향을 주었는가를 기술하고 분석하기도 하였다. 또한 이론의 분석과 비평을 통해 이론의 발달을 촉진하고 이론 개발이 활발하게 이루어졌다. 한편으로 간호이론의 적용을 적극적으로 하기 위하여 이론 검증이 수행되었고 그 결과, 이론의 정교화 작업을 통해 이론 발전이 가속화되었다. 이 시기의 간호이론가들로는 파시, 피츠페트릭, 베너, 머서 등이 있다. 1980년 후반과 1990년 초기에는 인본주의적 간호접근으로의 이론이 다시 등장하게 되었다. 이 시기의 대표적 학자는 왓슨, 베너, 아담 등이다.

이렇듯 사회발전과 시대적 요구에 따라 간호개념들이 간호학을 구성하는 간호 지식체와 실무의 확장에 공헌해 왔다. 그러므로 간호학에 대한 도전은 이런 개념들을 학문으로서의 간호학으로 계속 발전시켜 개발하는 데 초점을 두어야 할 것이다.

2) 간호의 이론적 접근

나이팅게일(1863)은 환자의 자연적인 치유과정이 진행될 수 있도록 돕는 것이 간호라고 하였으며, 특히 자연적인 생명과정이 장애요소를 극복할 수 있도록 그 사람이 가장 좋은 상태를 유지하도록 돕는 것이라고 하였다. 1960년대 후기, 간호가 하나의 독자적인 학문으로 대두되면서, 간호에 대한 개념 정의가 과학적인 원리나 이론에 입각하여 규명되고 서술되기 시작하였다. 이러한 간호에 대한 여러 가지 정의는 Meleis(1991)가 분류한 욕구이론, 상호작용이론, 결과이론의 3가지 유형의 이론에 바탕을 두고 있다. 본 장에서는 3가지 이론을 중심으로 간호학자들이 내린 여러 가지 간호정의를 살펴보면 표 2-4와 같다.

표 2-4 이론가별 간호에 대한 정의

이론구분	이론가	간호에 대한 정의
욕구이론	핸더슨 (Virginia Henderson)	간호는 일차적인 건강을 유지하고 회복하며 또한 편안한 죽음을 맞이하기 위해 필요한 활동을 스스로 수행할 수 있도록 편안한 마음(의지)과 힘 또는 지식을 제공함으로써 환자 및 건강한 각 개인을 도와주는 것이다. 간호의 핵심은 건강을 유지하고 질병에서 회복하기 위하여 14가지의 일상 활동을 각 개인이 독자적으로 수행하도록 돕는 것이다.
	압델라 (Faye Gleen Abdellah)	간호는 사람들의 건강욕구에 관련된 중요한 문제를 해결하기 위하여 문제 해결 방법을 활용하는 것이다. 간호의 핵심은 이 21가지의 간호활동으로 환자를 돕는 것이다(21가지 간호 활동: 위생, 안전, 운동, 휴식, 수면, 신체기전 등의 예방적인 돌봄과 사회 심리적인 측면의 지지적인 돌봄, 그리고 산소공급, 수액, 영양, 배설, 질환에 대한 대처 및 삶의 적응 등 회복을 위한 돌봄이 포함됨).
	오렘 (Dorothea E. Orem)	간호는 건강상의 문제로 인하여 인간의 기본적인 욕구 중의 하나인 자기 돌봄, 즉 생명과 건강과 안녕을 유지하기 위해서 각 개인이 일상생활을 수행하는 활동을 스스로 혼자 할 수 없는 사람에게 직접적인 도움을 주는 것이다. 간호의 핵심은 자기 돌봄에 대한 환자의 능력과 필요 사이의 간격을 감소시키는 것이며, 여기에는 8가지의 일반적인 결핍과 2가지의 발달적인 측면, 그리고 6가지 건강이탈 요구의 측면이 포함된다.
상호작용 이론	페플라우 (Hildegard E. Peplau)	간호는 하나의 의의가 있고 치료적인 대인관계 과정이다. 간호의 핵심은 환자와 간호사 간의 대인관계로 간주하였고, 환자와 간호사 간의 대인관계 과정은 환자와 간호사가 관계를 형성하기 시작하는 오리엔테이션 단계와 환자의 문제와 이에 대해 돕는 방법을 계획하는 확인단계, 환자의 요구와 문제에 근거하여 실제적인 서비스가 제공되는 수행단계, 그리고 환자와 간호사가 치료적인 관계를 끝맺는 해결단계로 구분된다. 그리고 간호활동은 교육적, 치료적, 협조적인 대인관계를 통한 문제해결 능력을 발전시키는 것으로 보았다.
	올란도 (Ida Jean Orlando)	간호는 치료를 받고 있는 환자의 신체, 정신, 위안의 욕구를 충족시켜 주기 위하여 제공하는 상호관계의 모든 도움이다. 간호의 핵심은 도움이 필요한 환자들을 돕는 것으로, 이러한 행위는 간호활동을 불러일으키는 환자의 행위와 이에 대한 간호사의 반응, 그리고 확인된 환자요구에 적합한 도움을 제공하는 간호활동의 단계로 분류되며, 이러한 단계에서 간호상황, 의사소통, 그리고 인지의 중요성을 강조하였다.

상호작용 이론	트레블비 (Joyce Travelbee)	간호는 전문적 간호실무자가 개인이나 가족으로 하여금 질환 및 고통을 예방하고 대처하도록 도와주고 또한 필요하면 이들 경험에 대한 의미를 발견하도록 도와주는 대인관계 과정이다. 간호의 핵심은 고통과 질환에 대한 의미를 발견하도록 함으로써 자아를 실현시키는 대인관계이다.
	킹 (Imogene King)	간호는 일상생활을 영위해 나가는 데 필요한 기본욕구를 충족시키고 생활주기상의 특수한 상황에서 건강과 질병에 대처해 나가기 위해 모든 개개인에 대한 지지행위, 반응, 상호작용 그리고 전이작용의 과정이다. 간호의 핵심은 간호사와 환자 사이의 상호작용 과정이다.
	패터슨과 제라드 (Paterson and Zderad)	간호는 간호사 자신과 다른 사람에 대한 존재적 인식에 기초한 개념화를 요구하는 전환작용 관계를 책임있게 찾는 것이다. 간호의 핵심은 살아 있는 인간행위, 인간상황에 대한 반응으로 건강과 질병의 질과 관련된 요구를 가진 인간을 안정된 존재와 성숙된 존재로 만드는 것이다.
	위덴바 (Erenestine Wiedenbach)	간호는 건강에 관계된 영역에서 돌봄과 상담과 자신감이 필요한 사람들에게 사랑과 기술과 이해를 가지고 도움을 제공하는 서비스이다." 간호의 핵심은 환자가 처해 있는 상황과 제공되는 돌봄과 활동을 어떻게 인지하느냐하는 환자의 인지와 이러한 도움을 필요로 하는 사람들의 요구를 충족시키는 것이다.
결과이론	존슨 (Dorothy E. Johnson)	간호는 사회적 · 신체적 건강이나 질환으로 위협적일 때 최적의 상태를 유지할 수 있도록 환자의 행위를 통합하고 조직하는 능력을 보존해 주는 외적인 조절력이다. 간호의 핵심은 구조와 기능과 욕구를 지니고서 보호 · 자극 · 양육을 필요로 하는 하나의 행위적 체계인 인간이며, 하위체계와의 효과적이고 효율적인 기능을 유지하기 위해 금지, 약화, 대치, 보호 그리고 지지적인 교육, 상담, 행동수정 등을 통한 광범위한 중재활동이다.
	뉴만 (Betty Neuman)	간호는 주된 관심이 총체적 인간에 있으며, 개인이 스트레스에 반응하는 데 영향을 미치는 모든 변수들과 관계있는 독특한 전문직으로 보았다. 간호의 핵심은 대상자체계의 안정성을 획득하고 유지하는 데 있다. 즉, 목적 있는 중재에 의해 최적의 총체적인 안녕을 획득하고 유지하도록 개인, 가족, 집단을 도움으로써 스트레스원과 해로운 상황을 감소시키는 것이다.
	로저스 (Marth E. Rogers)	간호는 인간이 건강을 유지하고 증진하며 또한 질병을 예방하도록 지지하고, 평가적, 치료적, 재활적인 도움을 위해 봉사하는 것이다. 간호의 핵심은 인간과 상호작용이며 상호교호성, 공명성, 나선성의 평형역동원리로, 인간 및 환경장을 재조직하거나 내적인 자원을 활용하도록 돕는 간호중재 활동으로 보았다.
	로이 (Callista Roy)	간호는 변화하려는 환경에 적응하려는 생물, 정신, 사회적 존재로 대상자를 인식하고 생리적 욕구, 장 개념, 역할기능 및 상호의존에 있어서의 개인의 적응력을 증진시키는 것이다.

결과이론	레닌저 (Madelein Leininger)	간호는 학습된 인본주의적 예술이자 과학으로서 개인과 집단의 인간적 돌봄행위와 기능 및 과정에 초점을 두며, 질병으로부터의 회복과 건강행동의 유지, 증진에 방향을 둔다. 간호의 핵심은 돌봄으로 이는 개인이나 집단의 목표, 가치, 문제 및 욕구들에 대해 감정이입적, 지지적, 동정적, 보호적, 교육적 행동 특성의 방법으로 도움을 주는 직 · 간접적이며 양육적이고, 기술적인 행동 및 과정, 결정이다.
	파시 (Rosmarie Rizzo Parse)	인간과학에 근거한 간호는 인간을 하나의 생명단위로 보고 건강 경험에서의 질적 참여에 초점을 두고, 간호가 독자적인 학문으로 발전하기 위해서는 전통적으로 답습해온 의학적 모델로부터 벗어나야 한다고 보았다.
	왓슨 (Jean Watson)	간호는 실존, 통증, 고통, 질병의 의미를 발견하도록 도와줌으로써 인간성을 보호, 증진, 보존시키며 외적인 환경에 관계없이 내적인 조화가 회복되는 가운데 자기인식, 자기조절, 자기치유를 얻도록 도와주는 개인적인 만남으로 이루어진다.

출처 : Fundamentals of Nursing(1995). 5th ed. Kozier & Erb, Blais. Wilkinson.
이소우 등(2000). 간호이론의 이해. 수문사.
김명자 등(1997). 기본간호학. 현문사.

이상의 정의를 종합해 볼 때 간호의 본질은 건강문제를 지닌 인간을 돕는 활동과 대인관계 과정이라는 점에서 거의 일치하나, 간호의 역할이나 간호대상자, 간호현장에 대한 규정은 시대적 변화에 따라 변화하였다. 병원 시설이 생긴 이후로 간호현상은 주로 병원이라는 한정된 곳에서 개인의 건강문제를 도와주고, 보호해 주며, 가족 대신 보살펴 주는, 지극히 소극적이며 한정된 개념 속에서 질병이 있는 특수한 사람을 위해서만 있어 왔으며, 질병을 간호의 주제로 인식하였다.

그러나 현대간호의 관심은 환자의 질병 자체보다는 인간에 대한 총체적 이해로 변화하였다. 따라서 간호의 정의가 인간의 건강행동에 변화를 일으키거나 증진시키기 위하여 과학적이고 체계적인 일련의 간호과정이라는 방법을 통하여 도와주는 행위로 변화하였다. 따라서 간호하고 보살펴 줄 뿐만 아니라 적극적인 '도움'과 '지지'를 주는 역동적 과정 속에서 인간이 존재하는 어느 곳에서나 — 개인이거나 집단, 가족, 지역사회 — 보편적으로 일어나는 현상으로 믿게 되었다.

제3장

간호철학의 이해

1. 철학의 이해

1) 철학의 의미

철학이란 무엇인가? 이 질문에 대한 대답은 2500여년 전, 소크라테스가 '철학'이라는 용어를 정립한 이후 수많은 사람들에 의해 제기되었지만 그 대답을 구하기는 늘 쉽기도 하고 또 어렵기도 하다. 이는 간호학, 의학, 심리학, 정치학 등 개별학문들이 다루는 분야와 대상이 명확한 반면, 철학은 '밝을 철(哲)'이라는 용어 속에 내포된 의미가 개별학문들보다 추상적이고 광범위한 것이기 때문이다.

일반적으로 철학을 정의내릴 때 'philosophia'라는 어원 속에서 그 의미를 찾는다. Philosophia는 'philos(좋아하다)'는 뜻과 'sophia[앎, 지(知), 진리]'에 대한 뜻이 합쳐진 용어이다. 즉, philosophia는 '앎, 지(知), 진리를 좋아하다'는 뜻으로 무지(無知)의 인간이 앎에 대한 욕구로 자신을 둘러싼 이 세상 모든 것들에 대한 질문을 던지고 그 해답을 찾아 나가는 과정, 이러한 과정을 통해 어둠과 혼돈의 세계에서 '밝음'의 세계로 향하는 과정이라 할 수 있다.

그렇다면 이러한 인간의 앎에 대한 욕구는 구체적으로 무엇에 대한 앎의 욕구인가라는 질문으로 이어진다. 이 부분에서 개별학문들이 자신들의 학문영역에서 다루는 대상과 영역이 구체적이고 명확한 반면, 철학은 자신을 둘러싼 이 세상 모든 것들이라는 부분에서 철학이라는 학문영역이 어렵기도 하고 구체적으로 그것이 무엇인지 정의내리기가 어려워지기도 한다. 즉, 철학은 인간이 살아가는 데 있어 자기 자신을 포함해 자신과 더불어 살아가는 타자, 자신이 속해 있는 사회 그리고 자신을 둘러싼 자연 등 이 세상 모든 것들에 대해 궁금하고 질문을 던지며 그 해답을 찾아나가는 과정이라 할 수 있다.

또한 철학은 사상이라는 말과 비슷한 의미를 가지고 있다. 사상은 세계나 인생의 근본원리에 대한 사고와는 관계없이 다만 생활경험이나 상식에 의해 형성된 의식내용을 의미하기도 하고 깊은 근본원리까지 파고 들어가 문제를 추구하여 다듬어진 내용은 철학과 동일한 것을 의미하기도 한다. 이러한 사상들 중에서 철학적 성격을 가진 것이 철학사상이다. 이것은 철학적 사유가 인간적 경험, 혹은 체험, 존재의 전체에로 향한다는 것이다.

철학은 서양에서 그 어원을 따져볼 때 지(知)를 사랑하는 학문, 즉 Philosophy이다. 그러면 동양에서 철학은 무엇을 의미하는가? 철학은 한자로 '哲學'이라고 한다. 즉 철학은 '哲'을 추구하는 학문이다. '哲'은 밝다는 뜻이다. 따라서 철학은 밝음을 추구하는 학문이다. 즉 철학은 밝음을 추구하고 명증성을 목표로 하여 투명함에 이르고자 노력하는 배움, 혹은 공부라고 할 수 있다. 무수한 동서양의 철학자들이 명징한 앎을 이루기 위해 생을 걸고 사색과 탐구에 정진한 것이다. 철학자들은 끝없는 회의를 통해 혼란스러운 믿음과 불분명한 인식에 대해 의문을 제시하고 답을 구한다.

이와 같이 철학은 인간의 생에 있어서 반드시 해결해야 할 근원적인 문제를 탐구한다. 언제나 근원적인 문제에 관해 회의와 의문을 느끼고 이에 대해서 반성하고 탐구하는 것이 철학이다. 철학은 사고와 인식, 존재의 문제, 가치에 대해서 연구한다. 또한 철학은 가설을 바탕으로 하지 않고 모든 영역에 걸친 사물의 근본원리를 탐구한다. 그러므로 철학은 세계인식과 인생관의 일반적 문제에 관한 학적인 연구로서 존재의 본질과 의미를 밝히고 생활의 방향과 목적을 제시해 준다.

다시 말해 철학은 감각, 지각, 오성, 이성으로 이루어지는 이론적 작용과 감정, 정서, 정조, 의지 등이 신체의 작용과 직접 결합하여 활동하는 실천적 작용이 포함되는 학문으로 다음과 같은 특성을 갖는다.

2) 철학의 특성

(1) 궁극성(窮極性)

철학의 궁극성은 상식, 지식 및 과학적 지식에 대하여, 또 생에 대하여 철저한 반성을 하는 것으로 근원성(根源性)이라고도 할 수 있다. 사람이 경이로운 대상과 이에 대한 불안이나 의문을 버리고 기존의 관념에 안주하여 타성에 젖어 살아간다면 사상과 신념의 정신은 고갈하고 만다.

데카르트의 '나는 생각한다, 고로 나는 존재한다'로 이끌어간 방법적 회의 등은 철학자들이 궁극성의 방향에서 철학적 사유를 한다는 예라 할 수 있다.

(2) 전체성(全體性)

철학은 특수한 문제가 고찰의 대상이라 할지라도 항상 보다 큰 포괄적 연관 가운데서 고찰되어야 한다는 것이다. 이러한 전체성은 또한 특수한 지식의 외연적 집적(外延的 集積)을 겨냥하는 것이 아니라 궁극적 원리적인 것에 의한 다양성의 통일화를 의미한다.

그러므로 철학한다는 것은 존재의 전체성을 이해하고 사물과 생의 전체에 대하여 포괄적인 시야와 지식을 확대해 나가는 것이다. 이렇게 함으로써 더 깊고 넓게 세계관적 인생관적 관심을 추구한다.

(3) 세계관적 인생관적 관심(世界觀的 人生觀的 關心)

철학적 세계관은 형이상학이라고도 한다. 세계관은 인간의 세계해석이다. 즉 세계관은 우리가 환경으로서 세계 안에서 지정의(知情意)으로 전체로서 세계와 그 안에서의 자기의 지위에 대하여 '이렇게 보지 않을 수 없다'는 세계와 인생에 대한 해석이다.

그러므로 세계관은 인생관과 불가분의 관계에 있으며 인생관에 대한 관심이 그 핵심이 되는 것이 철학이다.

우리는 아무 생각과 반성없이 하루하루를 살아갈 수도 있다. 그저 의식주를 해결하면서 편안하게 지낼 수도 있다. 그러나 이는 단지 현재에 안주하는 안일한 삶의 자세이며 삶의 의미와 소중함을 찾아 치열하게 살고자 하는 지성인의 자세는 아니다. 갈매기 한 마리가 나는 데도 의미와 이유가 있어야 한다. 그저 먹을 것을 찾아 이 섬에서 저 섬으로, 이 해변에서 저 해변으로 날아다닐 수만은 없는 것이다.

> 과연 사는 데 얼마나 많은 이유가 있는가. 먹이를 얻기 위해 어선 주위를 단조롭고 꾸준하게 왔다갔다하는 대신에 삶에 대한 이유가 있는 것이다. 우리는 스스로 무지로부터 벗어날 수 있으며, 자신이 탁월하고 지적이며 숙련된 존재라는 것을 발견할 수 있다(리처드 바크, 갈매기의 꿈).

철학은 인간으로서 자신의 인생을 보다 의미 있고 소중하며 탁월하게 만들기 위해 세계와 인생에 대한 해석과 의미를 추구하고, 자신과 삶을 철저하게 반성하는 것이다.

2. 간호철학의 기능

1) 사변적 기능

철학의 사변적 기능은 생각하고 변증하는 것이다. 따라서 간호철학의 사변적 기능은 간호의 문제를 해결하기 위해서 새로운 이론과 사상을 제안한다.

이 경우 간호철학은 간호를 본질적이고 근원적이며 전체적으로 사고하고 반성한다. 간호철학은 사고나 경험의 전체에서 통일성을 발견하고자 한다.

2) 규범적 기능

철학의 규범적 기능은 평가적 기능으로 이론 및 실천원리를 주어진 기준에 비추어 평가하는 기능이다. 그러므로 간호철학은 간호의 규범, 즉 간호의 윤리적 측면을 다룬다. 간호행위가 과연 옳은 가를 평가할 수 있는 가치기준을 탐구하고 반성, 제안하는 것이다.

3) 분석적 기능

철학의 분석적 기능은 진술에 포함된 언어, 혹은 개념의 뜻을 명백하게 하며 이론적 모순이나 잘못된 표현을 밝혀내고 논리적인가를 분석하는 것이다. 그러므로 간호철학은 간호의 개념 혹은 언어, 이론 등을 분석하며 간호이론에 포함된 언어를 명백히 하고 그 진술이 논리적으로 도출되었는가를 분석한다.

3. 철학의 주요 분과와 연구영역

인간의 앎에 대한 욕구에 기반을 둔 철학함의 과정, 즉 철학의 연구영역은 크게 존재론, 인식론, 논리학, 윤리학 등으로 나뉠 수 있다.

1) 존재론적 측면 : 간호의 본질과 정체성, 지향점 탐구

존재론(ontology)은 이 세상에 존재하는 모든 것들의 본질에 대한 탐색과정이다. 즉,

존재하는 그것이 무엇이고, 그것의 본성 또는 본질, 근원은 무엇인가(What)에 대한 질문이다. 기원전 6세기경 탈레스라는 철학자는 이 세상 만물의 근본은 물이라고 보았고, 헤라클레이토스는 불로 보았다. 즉, 존재론은 세상을 구성하는 모든 실체들에 대해 그것이 무엇이고, 또 그것의 본질과 본성, 즉 '그것이 그것이 되게 하는 근거와 바탕, 동질적인 성격에 대해 탐구하는 과정'이라 할 수 있다.

이러한 존재론의 특성을 우리 삶에 적용해 본다면 '인간이란 무엇인가?'라는 질문부터 시작된다. 즉, 인간이란 무엇이고, 인간을 인간으로 규정할 수 있는 인간의 본성 또는 본질은 무엇인가? 그렇다면 이러한 질문은 또다시 인간이 자기 본성을 되찾기 위해 어떻게 살아가야 하는가 하는 삶의 방식에 대한 탐색과정으로 이어진다. 그리고 이러한 탐색과정은 또다시 나와 더불어 살아가는 타자, 다시 말해서 '너'에게도 적용되는데, 인간이라는 존재 자체가 사람과 사람 사이에서 존재하는 사회적 존재로 이해될 때 나와 더불어 살아가는 '너'는 누구이고, 나와 관계 맺는 나와 너의 '관계의 본질'은 무엇인가? 그렇다면 이 삶 속에서 나와 너는 어떠한 관계를 맺고 서로를 대해야 하는가 하는 관계질서와 그 본질에 대한 탐색과정으로 이어진다. 그리고 이러한 '나'와 '너'를 넘어 무수한 나와 너라는 인간들이 모여 살아가는 이 사회라는 것은 무엇이고, 이 사회는 그렇다면 어디로 어떻게 나아가야 하는가라는 질문으로 이어질 수 있다.

존재론은 이렇게 나를 둘러싼 이 세상 모든 것들의 본질에 대한 질문과 그 근본 원리에 대한 탐색과정이라 할 수 있다. 그렇다면 이러한 존재론의 특성은 간호철학에 어떻게 적용될 수 있을까? 이는 간호라는 행위의 정체성과 본질 그리고 나아갈 방향에 대한 탐색과정으로 이어진다. 즉, 간호란 무엇인가? 간호행위의 본질은 무엇인가? 간호를 간호이도록 규정하는 동일성, 동질성의 근거는 무엇인가? 본질적인 간호를 실천하기 위해 우리는 어떻게 해야 하는가? 우리는 무엇을 반성, 수정하며 어디로 나아가야 하는가? 하는 간호행위의 정체성과 본질 그리고 나아갈 방향 등에 대한 질문으로 이어질 수 있다.

이렇게 존재론은 이 세상에 존재하는 모든 것들에 대한 본질에 대한 탐색과정과 그로부터 파생되는 각 존재들의 지향점에 대한 가치 탐색의 과정이라 할 수 있다.

2) 인식론 : 체계적이고 과학적인 간호이론 및 중재론 개발

인식론(epistemology)은 지식을 형성하는 과정에 대한 학문이다. 즉, '인간에게 지식은 어떻게 형성될 수 있는가? 그리고 우리가 알고 있는 이 지식은 진짜 옳은 것인가? 그 지식이 옳다는 것은 또 어떻게 알 수 있는가?' 등 인간의 앎의 형성과정과 그 검증과정에 대한 탐색과정이라 할 수 있다.

철학의 의미 자체가 '앎에 대한 사랑', '앎에 대한 욕구'로부터 파생된다면, 이러한 인식론은 곧 철학함의 가장 기본적인 과정이다. 신체와 감정, 이성(理性), 오감(五感) 등을 갖고 태어난 인간은 끝없이 자신을 둘러싼 세상에 질문을 던진다. 혹자가 말하는 것처럼 인간의 앎에 대한 욕구는 인간이 가진 자연스러운 본성일 수도 있고, 또 나약한 존재로 태어난 무지(無知)의 인간이 살아가기 위해 알 수 없음의 공포와 불안으로부터 해방되기 위해 필연적으로 취할 수밖에 없는 생존본능일 수도 있다. 그 원인이 무엇이건 간에 인간은 태어나 살아가면서 '앎'의 과정을 통해 보다 성숙한 존재로 나아갈 수 있고, 또 현실에 보다 잘 적응하며 살아갈 수 있게 된다.

이러한 지식형성 과정에 대한 탐색과정이 인식론인데, 과학적인 학문탐색이 시작된 근대 이후 가장 대표적인 인식론적 학문탐색 과정은 경험론과 합리론이라 할 수 있다. 근대의 과학적 학문 탐색과정은 신(神)과 자연이 인간을 지배하던 고대와 중세시대를 넘어 르네상스와 종교개혁, 과학 발전과 산업혁명을 거치며 새로운 국면을 맞이하게 된다. 인간의 역사가 근대 사회로 넘어가며 인간들은 신에게 무조건적으로 복종하는 수동적이고 나약한 존재를 극복하고 인간이 가진 '이성 능력'과 '감각기관'을 중심으로 세상을 새롭게 이해하고자 하였다. 고대와 중세사회에서는 모든 것을 만든 것도 신이고, 파괴하는 것도 신이며, 인간은 신이 만든 세상 안에서 한없이 나약하고 비주체적인 존재로 살아갔다. 하지만 인류 역사는 종교개혁과 르네상스를 거치며 신 중심에서 인간 중심의 사회로 접어들었고, 또 과학기술이 발전해가며 인간들은 자신들이 가진 이성과 감각 능력을 중심으로 보다 이성적이고 과학적이며 주체적인 사고를 하게 되었다. 이러한 인간 이성과 과학기술 발달에 힘입어 인간은 더 이상 나 아닌 외부적인 절대적인 존재에 무조건적으로 복종하는 것이 아니라 자신들의 이성과 감각으로 객관적으로 증명될 수 있는 것들만 참지식으로 여기며 새로운 지식을 탐구하게 된 것이다.

이러한 과정에서 탄생한 가장 대표적인 지식탐구 방법론이 영국의 경험론과 대륙의 합리론이다. 경험론은 인간이 자신들이 가진 감각적 경험, 즉 시각, 청각, 후각, 미각, 촉각의 오감(五感)을 통한 구체적인 경험을 통해 보편적인 진리를 찾아 나갈 수 있다고 믿는 지식탐색과정이다. 경험론자들은 현실세계 속에서의 구체적이고 직접적인 경험을 통해 보편적이고 일반적인 지식체계를 구축하기 때문에 주된 학문탐구 방법은 '귀납법'을 활용한다. 경험론의 대표적인 철학자는 베이컨, 로크, 흄을 들 수 있는데, 로크는 인간의 마음은 '백지상태'와 같다고 보았다. 인간의 마음은 백지상태인데 오감을 통한 현실세계 속에서의 감각적인 경험과 반성과정을 통해 지식이 형성된다고 보았다. 천문학, 인쇄술, 나침반 등 근대 이후의 과학 발전과 더불어 형성된 자연과학적인 지식들은 대부분 이러한 인간의 감각적인 경험에 의해 구체적인 자료들을 수집하고 이를 관찰하고 실험하며 그것이 참인지 거짓인지 검증하며 형성된 지식체계라 할 수 있다.

인간이 가진 고유한 사유능력, 즉 '이성 능력'을 통해 참된 지식을 추구할 수 있다고 믿는 사람들이 있었는데, 이들을 합리론자라고 한다. 합리론의 대표적인 철학자로는 데카르트, 스피노자, 라이프니치 등을 들 수 있다. 이들은 인간의 감각적인 경험에 의한 경험론적인 지식형성 과정을 부정하진 않지만, 인간의 감각 능력은 불완전하다고 이해한다. 따라서 불완전한 인간의 감각적 경험에 의한 지식은 불완전할 수밖에 없고, 인간에게는 이러한 감각기관과는 분리된 선험적(先驗的)인 이성 능력이 있다고 믿었는데, 이들은 이러한 인간 이성 능력과 작용을 통해서만이 참된 지식을 획득할 수 있다고 보았다. 즉, 인간의 정신 속에는 만물의 이치를 탐색하고 궁구(窮究)할 수 있는 이성 능력이 본래부터 내재되어 있는데, 이러한 이성 능력을 통해서만이 참된 진리를 탐구할 수 있다고 믿었던 것이다.

이러한 근대 이후의 경험론과 합리론으로 대표되는 지식탐구 과정은 인간의 지식형성 과정에 아주 중요한 역할을 하였고, 이는 간호학이라는 학문 발전과정에도 적용된다. 1960년대 이후 간호학이라는 학문이 보다 과학적이고 객관적인 지식체계를 구축하기 위해 노력할 때 아프고 병든 사람을 돌보는 간호학이라는 학문의 실천적인 특성상 간호학은 가장 먼저 현실 세계 속에서의 반복적인 경험을 통해 객관적인 지식체계를 구축해 가게 되었다. 아프고 병든 사람들을 돌보는 과정에서 간호사들은 수많은 경험적인 지식을 통해 각 임상 상황에 맞는 객관적이고 과학적인 중재 방법론과 이를 뒷받침할 수 있는 간호이론을 개발할 수 있었고, 이는 오늘날 간호학에서 매우 중시되는 근거기반 실무(evidence-based practice)의 한 토대가 된다.

이러한 경험적 지식체계와 함께 간호사 및 간호학자들은 인간이 가진 사유능력을 통해 '이러한 상황에서는 이렇게 하면 환자의 안위를 증진시키고 건강회복에 도움을 줄 것이다'라는 가설을 세우고 그것을 구체적인 사례를 통해 검증해 나가는 방법을 통해 또 다른 간호학적인 지식체계를 구축해 갈 수 있었다. 인간이 모든 것을 경험해야만 알 수 있는 것이 아니고 인간이 선천적으로 타고난 생각하고 사유하는 이성 능력을 통해 사물을 관통하는 일반적인 법칙과 어떤 상황과 변수에 뒤따르는 결과 또한 예측하고 추론할 수 있기 때문이다. 이러한 귀납적인 경험론적 방법론과 연역적인 합리론적 방법론을 상호적으로 적용해 가며 간호학은 거짓된 정보나 추측으로부터 벗어나 누구나 객관적으로, 보편적으로 인정할 수 있는 과학적이고도 체계적인 지식을 지속적으로 획득하며 오늘날 전문직으로 계속해서 성장해 나갈 수 있는 학문적, 이론적 토대를 마련해 나가고 있는 것이다.

3) 논리학 : 간호의 바르고 참된 지식을 얻기 위한 이성적 사고과정

인식론이 인간이 어떻게, 어떠한 방법론을 통해 참된 앎과 지식체계를 구축할 수 있는가에 대한 탐색과정이라면, 논리학(logic)은 그 탐색을 이치(理致)에 맞는 생각과 추론을 통해, 즉 논리적(論理的)인 방법론을 통해 형성하고자 하는 학문분과이다. 인간이 동물과 구별되는 점은 사물의 이치(理致)를 궁구(窮究)할 수 있는 사유능력과 이성 능력을 갖고 있다는 점이다. 인간의 이성 능력은 나름의 규칙적이고 체계적인 과정을 통해 사물의 이치와 원리를 추론(inference)하고 유추해 나가게 되는데, 이는 결국 '언어'를 통해 표현하게 된다.

즉, 논리적이라는 것은 언어를 통해 표현되는 인간의 '이성적인 사고'과정이 합리적이고 이치에 맞으며 무모순적임을 의미한다. 물리(物理)가 세상 만물의 이치를 탐색하는 과정이고, 윤리(倫理)가 더불어 살아가는 인간관계 속에서 인간 행위의 도리와 이치를 탐색하는 과정이라면, 논리(論理)는 결국 인간의 이성 능력을 통해 추론되는 언어활동이 이치에 맞는지 탐색하는 과정이라 할 수 있다. 즉, 바르고 참된 지식을 얻기 위한 인간의 이성적인 사고과정은 결국 논리적인 언어활동 과정을 통해 표출되고, 이러한 언어활동이 논리적이고 합리적인지, 모순적이지 않은지 탐색하는 학문분과가 논리학이라 할 수 있다.

그런데 이러한 논리적인 지식탐구 과정은 주로 논증(argument) 과정을 통해 이루어진다. 그리고 논증은 전제(premises)와 결론(conclusion)으로 구성된다. 전제는 결론을 입증하기 위한 근거이자 증거이며, 결론은 내가 참이라고 주장하는 나의 생각이나 입장을 의미한다. 따라서 내가 무엇이 참이라는 것을 주장하기 위해 증거 또는 근거로 대는 전제는 주로 '왜냐하면, 그렇기 때문에, 다음과 같은 사실로 인해' 등의 언어로 표현되고, 나의 뜻이나 생각, 즉 내가 옳다고 생각하는 나의 주장이나 결론은 '따라서, 그래서, 그러므로, 그렇기 때문에' 등의 언어로 표현될 수 있다. 즉, 나의 주장이나 결론이 참임을 주장하기 위해 근거로 제시하는 전제와 결론 사이가 서로 논리적이고 합리적이며 모순적이지 않은 추론과정을 통해 이루어졌는지를 탐색하는 과정, 즉 '전제와 결론 사이의 타당성'을 탐색하는 과정이 논리학이다.

그렇다면 이러한 지식을 탐구하는 인간의 이성적인 사고과정을 언어, 즉 구체적인 문장을 통해 분석하고 체계화하여 결론에 이르는 과정이 타당한지를 검토하는 논리학의 대표적인 진리기술 방법으로 삼단논법(Syllogismus)과 연역적 방법론(deductive argument), 그리고 귀납적 방법론(inductive argument)을 들 수 있다.

'삼단논법'은 정언삼단논법과 가언삼단논법, 그리고 선언삼단논법 등이 있는데, 삼단논법의 가장 대표적인 정언삼단논법에 대해 살펴보면, 정언삼단논법은 주로 대전제, 소전제, 결론에 해당되는 세 개의 정언명제로 구성된다 정언명제는 술어가 다른 제한조건 없이 주어의 전체나 부분을 긍정 또는 부정하는 명제이다. 즉, 정언삼단논법은 대전제, 소전제, 결론에 해당되는 세 개의 정언명제가 서르 타당한 형식을 갖추고 있고, 전제가 모두 참이면 필연적으로 결론도 참에 이르는 논법을 의미한다. 정언삼단논법의 가장 대표적인 예로 모든 '사람은 죽는다, 소크라테스는 사람이다. 그러므로 소크라테스는 죽는다'와 같은 명제를 들 수 있다. 즉, 모든 사람은 죽는다(대전제)와 소크라테스는 사람이다(소전제) 그리고 소크라테스는 죽는다(결론)에서 먼저 모든 명제는 술어와 주어 간에 모순이 없고, 술어의 내용은 주어를 포함한다(정언명제). 그리고 '모든 사람은 죽는다'는 대전제와 '소크라테스는 사람이다'는 소전제는 그 내용이 모두 참이다. 따라서 소크라테스는 죽는다는 참인 결론에 이르게 되는 것이다.

귀납적 방법론은 경험론과 같이 개별적이고 구체적인 사례와 경험을 통해 보편적인 진리에 도달하고자 하는 논증 과정으로, 일상적이고 반복적인 사례와 경험을 통해 일반화시킬 수 있는 보편적인 진리를 추구하는 과정이다. 예를 들어 A라는 사람이 체온이 높아 차가운 얼음을 대주었더니 체온이 낮아지더라, B라는 사람도 그렇더라, C라는 사람도 그렇더라. 그렇다면 '사람의 체온이 높을 때 차가운 얼음을 대주면 체온이 낮아진다'는 보편적이고 일반화된 간호지식체계를 획득할 수 있게 된다.

더불어 연역적 방법론은 귀납적 방법론과 반대로 보편적인 지식체계나 인간의 이성능력을 통해 세워진 가설을 구체적이고 개별적인 사례로 입증하는 과정을 의미한다. 즉, 인간의 이성적인 사고능력을 통해 '높은 온도를 낮추려면 이에 반대되는 낮은 온도의 것을 섞으면 될 것이다.'라는 추론이 가능해진다. 이러한 이성적인 추론과정을 통해 '사람의 체온이 높을 때 얼음주머니를 갖다 대주면 체온을 낮출 수 있을 것이다.'라는 가설이 설정되고, 이를 A와 B, C 등의 많은 사람들에게 적용해 보고 그 가설이 참으로 증명되면 그것이 참된 지식으로 인정받게 되는 그러한 학문탐구 과정을 의미한다.

4) 윤리학 : 간호의 도덕적 특성 이해와 간호사들의 도덕적 실천능력 개발

윤리학(ethics)은 인간이 인간으로서 지켜야 할 규범과 도덕에 대해 탐구하는 학문 분야이다. 인간이 지켜야 할 규범과 도덕은 인간이란 존재가 혼자 살아가는 것이 아닌, 타인과 더불어 살아가는 사회적 존재이기 때문에 필요하다. 즉, 인간이 혼자 산다면 내 맘대로, 내가 하고 싶은 대로 해도 아무런 문제될 것이 없기에 윤리나 도덕적인 문제가 대두되지 않는다. 다시 말해서 윤리와 도덕은 타인과 더불어 살아가는 사회적인 존재로서 인간과 인간 간에 지켜야 할 도리나 이치에 대해 탐색하는 학문 분야라 할 수 있다.

윤리학에서 다루는 규범은 크게 법과 윤리, 도덕으로 나뉜다. 먼저 법(法)은 타자와 더불어 살아가는 사회적인 존재로서 인간이 최소한으로 지켜야 할 부분들, 즉 이런 것들이 지켜지지 않으면 사회적인 질서를 해칠 수 있고 타인에게 피해가 갈 것에 대비해 국가나 사회가 사회 구성원들에게 강제적으로 요구하는 것들이다. 따라서 법은 타율적이고 외적인 강제성을 띤 사회 규범이라 할 수 있다. 이는 사회적인 주체로서 인간이 스스로 원해서가 아니라 국가나 사회, 즉, 내가 살아가는 공동체가 최소한의 질서를 유지하기 위해 강제적으로 내게 요구하는 것으로 이를 지키지 않을 경우 벌금이나 구속 등 사회적인 제재 또한 강제적으로 받게 된다.

윤리는 타자와 더불어 살아가는 인간 사회에서 전통적으로, 관습적으로 인간과 인간 사이에서 지켜야 하는 규범들로 이를 지키지 않을 경우 법적으로 강제적인 제재를 받는 것은 아니지만 사회적으로 비난을 받게 된다. 따라서 윤리 또한 타율적인 규범이라 할 수 있다. 인간과 인간 사이에 지켜야 할 대표적인 관계윤리로 유학사상에서의 삼강오륜(三綱五倫)을 들 수 있는데, 삼강(三綱)은 임금과 신하 사이에 지켜야 할 도리인 군위신강(君爲臣綱), 부모와 자식 간에 지켜야 할 도리인 부위자강(父爲子綱), 그리고 부부 사이에 지켜야 할 도리를 뜻하는 부위부강(夫爲婦綱)을 의미한다. 즉, 서로 다른 인간들이 모여 사는 사회에서 임금과 신하, 부모와 자식, 부부 사이로 대표되는 인간관계 속에서 서로가 서로에게 마땅히 지켜야 할 도리를 유학은 강령으로 정하고, 이를 어길 경우 사회적인 비난이 뒤따르게 된다. 다시 말해서 임금과 신하 사이에는 의로움이 있어야 하고(君臣有義), 부모와 자식 간에는 친함이 있어야 하고(父子有親), 부부 사이에는 구별이 있어야 하고(夫婦有別), 나이 많은 어른과 어린 사람 사이에는 차례와 질서가 있어야 하고(長幼有序), 친구 사이에는 믿음이 있어야 한다(朋友有信)는 오륜(五倫)을 통해 임금과 신하, 부모 자식 간, 부부 사이, 어른과 젊은이, 친구 사이에 지켜야 할 관계 질서와 행위 질서를 사회 구성원들에게 요구하고 있는 것이다.

그런데 도덕은 이러한 타율적인 법, 윤리와 달리 인간은 선천적인 도덕 능력인 '양심(良心)'을 갖고 있고, 이러한 내재적(內在的)이고 선천적인 도덕 능력을 통해 인간으로서 스스로 지켜야 할 도리를 자율적으로 판단하고 이를 실천할 수 있다는 인간의 자율적인 도덕 능력을 의미한다. 즉, 사회적인 비난이나 제재를 받기 때문이 아니라 스스로 양심의 가책을 느끼기에 인간들은 자율적으로 도덕적인 판단과 행위를 하게 되고, 이러한 내재적이고 자율적인 도덕 능력은 인간의 이성적인 사유능력에 기반한다. 즉, 누가 지키라고 해서가 아니라 인간이 스스로 무엇이 옳고 그른지, 무엇을 하면 되고 안 되는지, 무엇이 좋고 나쁜 것인지를 스스로 사유할 수 있는 이성 능력이 있고, 이를 자기 내면의 양심의 명령에 따라 자율적이고 주체적으로 실천하게 되는 것이다. 다시 말해서 도덕은 전통과 관습, 법에 의해 외재적으로 강요되는 사회 규범과 달리, 인간에게는 스스로 생각할 수 있는 선천적인 이성 능력이 있고, 이러한 이성적인 사유과정을 통해 내가 옳다고 생각하는 것들을 자율적이고 주체적으로 행하는 내면적인 도덕 능력을 의미한다.

이렇게 윤리학은 인간 행위의 옳고 그름, 선과 악, 무엇이 좋고 나쁜지, 무엇을 하면 되고 무엇을 해서는 안 되는지 등에 대해 스스로 묻고 답하는 '가치판단'의 탐구영역으로 결국 인간이 인간으로서 보다 인간답게 살기 위해 스스로 지켜야 할 도리에 대해 묻고 답하는 과정이라 할 수 있다.

제4장

간호에 영향을 미친 철학 사조

1. 서양철학의 주요 사조와 간호학적 의미

계속해서 현재 간호철학에서 주요하게 다루어지는 서양철학의 주요 사조를 좀 더 자세하게 살펴보고, 이러한 철학 사조가 간호학에 어떻게 활용될 수 있는지 그 간호학적인 의미를 살펴보고자 한다.

1) 경험주의

경험주의(empiricism)란 인간의 인식이나 지식의 근원을 경험에서 찾는 철학적 경향으로 초경험적인 존재나 선험적(先驗的)인 능력보다 인간의 감각, 이성, 오감을 통하여 얻는 구체적인 사실을 중시하는 철학 사조이다. 즉, 경험론자들은 우리의 지식이 선험적인 본유관념(本有觀念, innate idea)에 의해 이루어지는 것이 아니라, 후천적인 경험으로부터 유래된다고 믿는다. 그들은 인간의 그 어떤 선천적인 능력도 인정할 수 없고, 현실세계 속에서의 직접적인 경험만이 가장 확실한 지식의 원천이라고 믿는다. 이성이 우리에게 할 수 있는 것은 단지 경험으로부터 얻어진 표상을 분석하고 결합할 뿐이며, 인간 지식의 원천은 경험적인 사실이라는 것이다. 이들은 인간의 직접적인 경험으로부터 참된 지식을 형성할 수 있다고 믿기에 귀납법을 철학적인 방법론으로 활용한다. 경험론을 주장한 대표적인 학자들은 다음과 같다.

(1) 베이컨

경험론의 선구자인 베이컨은 인간을 우주의 중심에 놓고, '앎'을 통해 인간이 우주를 지배할 수 있다고 믿었다. 즉, 근대 이전 자연을 두려워하고 경이의 대상으로 보는 관점에서 벗어나 이성을 가진 인간이 지식을 통해 자연을 정복할 수 있고, 그에게 학문의 목표는 인간이 끊임없이 발전하면서 실생활에 직접적으로 응용 가능하고, 실제로 쓸 수 있는 경험적인 지식을 얻어내는 데 있었다.

베이컨은 인간의 감각과 경험, 즉 오감을 통한 구체적인 경험을 통해 보편적인 진리를 찾아 나갈 수 있다고 주장하며, 경험적인 지식을 기반으로 한 반복적인 실험과 관찰을 통해 자연과학적인 법칙을 찾아내는 귀납적 방법론을 지식탐구의 주 방법론으로 사용하였다. 이러한 과정을 통해 예측 가능한 자연과학적인 법칙을 발견하게 되면 인간은 이를 근거로 미래를 예측할 수 있고, 자연을 이용하며 실생활에 유익하게 활용할 수 있게 된다는 것이다.

경험적인 지식을 통해 '아는 것이 힘이다(Knowledge itself is power)'라고 주장한 베이컨은 자연과학적인 참된 지식을 얻기 위해 학문의 진보를 방해하는 4가지 우상을 파괴하여야 한다고 주장하였다. 즉, 인간에게 편견이나 선입견을 일으키는 4가지 우상에 빠지지 않기 위해 기존의 것을 그대로 믿지 말고 항상 '의심'하며 참된 앎을 추구하는 새로운 사고관의 형성을 주장한 것이다.

(2) 로크

로크는 옥스퍼드에서 철학과 의학을 전공하였다. 1690년 그의 저서 『인간 오성론』은 1671년부터 약 20년의 세월을 들여 1689년 12월에 출판한 연구서로 총 4권으로 되어 있다. 제1권에서는 본유관념에 관하여, 제2권에서는 관념에 관하여, 제3권에서는 언어에 관하여, 그리고 제4권에서는 참다운 지식과 식견에 관하여 고찰하고 있다.

로크는 먼저 진리 및 도덕원리가 사람들의 마음에 태어날 때부터 있다고 하는 당시의 본유 관념설을 부정했다. 그는 "본유 관념설을 고집하는 자는 게으른 자이며 권위에 의존하는 사람이다. 인간은 스스로 생각하고 행동하는 자립적인 개인이어야만 한다."라고 주장하였다.

인간 오성론에서 로크는 과학 발전과 학문탐구 발전을 병행시켜 지식론을 전개하였다. 로크는 인간의 관념이 경험에서부터 나오며 인간이 태어날 때는 '백지상태(tabula rasa)'이기 때문에 여기에 경험이 새겨짐으로써 관념이 생긴다고 했다. 그에 의하면 경험이란 외적인 감각과 내적 감각인 반성으로 구성된다. 외적 감각은 오관을 통해 얻어지는 색, 맛, 형태, 수 등이 포함되고, 반성은 지각, 회의, 추리, 감정, 의지 등과 같은 여러 가지 심적 활동이 포함된다.

(3) 흄

흄은 영국의 경험론적인 생각을 완성시킨 철학자로 신(神)과 같은 존재도 인간의 경험을 통해 알 수 있다고 주장하였다. 흄은 인간의 외적 또는 내적 지각에 의해 주어지는 것은 '인상(impression)'뿐이며, 그 인상이 기억 및 상상에 의해 이루어지는 것이 관념(idea)이라고 하였다. 그에 의하면 모든 인간에게 존재하는 것은 직접적인 감각적 경험인 '인상(印象)'의 흐름이며, 이것이 어떻게 일어나는지는 우리가 직접적으로는 알 수 없다고 하였다. '나'라는 인식을 형성하는 '자아(ego)'라는 것도 결국 이러한 '인상의 묶음'일 뿐이라는 것이다.

일반적으로 인간의 경험에서 얻어지는 사물의 기본적인 관계는 원인과 결과라는 인과관계로 구성된다. 하지만 로크는 우리가 그럴 것이라고 믿는 인과관계라는 것도 단지 관습적으로 만들어진 것일 뿐, 확고한 이론적인 지식의 입증과정을 통해 확신을 갖게 되는 것이 아니라고 생각하였다. 그는 '인과관계'에 대해 상세히 분석하였는데, 우리가 인과 개념을 갖는 것도 실상은 우리의 반복적인 습관을 통한 기대에서 비롯되는 것이라는 것이다. 즉, 두 가지 별개의 사건이 반복적으로 일어나는 것을 경험하다 보면 우리는 습관적으로 양자가 필연적인 관계에 있는 것처럼 생각할 뿐이지 이 세상에 필연적인 인과법칙은 존재하지 않는다고 보았다.

(4) 경험론의 간호학적 의미와 한계

이러한 경험론자들의 경험을 통한 지식형성 과정은 앞에서도 설명했듯 간호학이라는 학문의 지식형성 과정에 매우 중요한 역할을 하게 된다. 아프고 병든 사람을 돌보는 간호학이라는 실천학문에 있어 우리는 많은 부분을 우리들의 직·간접적인 경험을 통해 지식을 형성하게 된다. 의식이 명료하지 못한 환자를 혼자 침상에 두었을 때 간혹 낙상 사고가 발생할 수 있고, 이러한 반복된 경험을 통해 고령이나 수술 후, 또는 환자의 의식이 명료하지 못할 때 사이드 레일을 반드시 올려두어야 한다는 경험적인 지식을 형성할 수 있게 된다. 또 고령의 환자들이 수술 후 열이 나는 것을 반복적으로 경험하며 이를 예방하기 위해 심호흡, 기침 등 폐합병증 예방교육을 해야 한다는 경험적인 지식을 형성하게 된다. 이렇게 현재 활용되고 있는 많은 간호학적인 지식들은 임상에서의 반복적인 경험을 통해 형성되는 것이고, 이러한 경험적인 지식에 과학적이고도 논리적인 이론적 뒷받침을 보완하고 증명해 가며 새로운 경험적인 지식들을 계속해서 확대할 수 있게 된다.

그런데 경험론은 인간의 감각기관이 주어진 사실을 왜곡되게 인지하거나, 인간 감각의 불완전성으로 인해 사실을 거짓되게 인식할 수도 있는 한계를 갖고 있다. 예를 들어 인간 시력의 한계로 멀리 있는 사람을 잘못 착각하여 볼 수도 있고, 청각적인 한계로 인간이 들을 수 없는 소리도 있다. 또 사실상 지구가 움직이고 해는 안 움직이지만, 우리는 매일 해가 동쪽에서 뜨고 서쪽에서 지는 것으로, 즉 해가 움직이고 있는 것으로 인식하게 되기도 한다.

한편 인간의 감각에 의존한 경험은 주관주의적인 성격을 띠게 되어 똑같은 상황과 사실을 사람마다 다르게 느끼기도 한다는 한계를 갖는다. 이렇게 인간의 경험은 인간 감각기관의 불완전성과 주관성으로 인해 영원불변한 객관적, 보편적 진리를 담보하기가 쉽지 않고, 이러한 경험론의 한계로부터 인간의 선험적(先驗的) 이성 능력으로부터 보다 보편적이고 참된 진리를 찾을 수 있다고 주장하는 합리주의자들이 등장하게 된다.

2) 합리주의

합리주의(rationalism)의 전통은 고대 그리스에서부터 찾을 수 있으나 철학 사조로 가장 큰 발전을 보인 것은 데카르트와 계몽주의 철학자들로부터 시작된다.

합리론자들은 경험론자들과 달리 인간의 감각적 경험에 의한 지식은 불완전하거나 불확실하다고 믿는다. 그들은 인간의 감각적 경험을 완전히 부정하지는 않지만 '지식을 획득하는 데 이성의 역할이 매우 중요하다'고 생각하였다. 인간에게는 감각기관으로부터 독립된 본유적인 선험적(先驗的)인 이성 능력이 있고, 이를 통해 진리를 인식할 수 있다는 것이다. 합리론의 대표적인 학자들은 다음과 같다.

(1) 데카르트

① '모든 것을 의심하라'는 데카르트의 방법론적 회의

데카르트는 인간의 모든 감각적인 경험을 의심하고, 사유하는 인간의 이성 능력을 통해 참된 지식에 도달할 수 있다고 주장하였다. 이를 위해 데카르트는 이성에 의해 파악된 보편적인 진리로부터 구체적인 사실들을 입증하는 연역적인 방법론을 지식탐구 방법론으로 사용한다. 그는 인간의 눈과 귀 등을 통해 얻어지는 모든 감각적인 지식을 '의심하는 과정'을 통해 참된 지식을 얻을 수 있다고 하였는데, 이를 '방법론적 회의(methodological doubt)'라고 한다. 즉, '모든 것을 의심하라. 의심할 수 있는 모든 것을 의심하고, 마지막에 더 이상 의심할 수 없는 것이 있다면 그것만이 진리'라고 주장하였다.

이러한 방법론적 회의의 주요 대상으로는 우선 인간의 감각 능력을 들 수 있다. 인간의 감각은 불완전하고 주관적이라 인간에게 착각을 불러일으킬 수 있고, 인간을 기만할 수 있다는 것이다. 예를 들어 똑같은 온도도 누군가는 더 따뜻하게 느끼기도 하고, 누군가는 더 차게 느낄 수도 있다. 또 곧은 막대를 물 속에 넣었을 때 막대는 휘지 않았지만 물 밖에서 보는 인간의 눈에는 휘어지게 보이는 오류가 발생한다.

데카르트에게 있어 인간의 이성은 특별한 누군가에게만 부여된 것이 아니라, 모든 사람에게 공평하게 부여된 선험적인 능력이다. 따라서 그는 이성의 정확한 사용방법을 활용할 수만 있다면 누구나 진리 탐구의 주체가 될 수 있다고 보았다.

② '나는 생각한다. 고로 나는 존재한다'

데카르트는 이러한 인간 이성을 중심으로 가장 확실한 진리를 추구할 수 있는 방법으로 수학적 방법론을 사용하였는데, 수학적으로 계산 가능하고 증명 가능한 방법을 이성의 핵심으로 여겼다. 하지만 진리 탐구를 위해 모든 것을 의심하라는 데카르트의 방법론적 회의는 여기에도 적용되어 수학적 방법론이 가장 유일하고 확실한 지식탐구 방법론이라 주장함과 동시에 이 수학적 방법론 또한 반드시 옳은 것이 될 수 없고, 인간을 기만하고 불확실성 속에 놓이게 할 수 있다고 의심하였다.

참된 진리 탐구를 위한 데카르트의 방법론적 회의는 가장 완벽하고 완전한 존재인 신(神)에게도 적용되어, 신 또한 우리를 기만할 수 있다고 하여 참된 지식 탐구를 위해 의심할 수 있는 모든 것들을 의심하는 태도를 절대적으로 강조하였다.

그렇다면 이러한 방법론적 회의과정을 통해 마지막으로 단 하나 의심할 수 없는 사실이 있을 수 있는데, 그것은 바로 '지금 내가 의심하고 있다'는 사실뿐이다. 이것이 바로 그의 유명한 명제 '(나는) 생각한다. 고로 (나는) 존재한다(Cogito ergo sum).'이다. 즉, 모든 것들은 다 불확실하고 착각할 수 있고 나를 기만할 수 있다. 하지만 의심하는, 생각하는 나 자신만은 우리가 끝까지 부정하거나 반박할 수 없는 가장 확실한 진리로 데카르트는 이를 진리 탐구의 제1원리로 삼고, 이 제1원리로부터 다른 원리들을 이끌어내며 지식체계를 구축하였다.

③ 이성의 주관화, 주체성을 통한 근대사회로의 이행

이러한 데카르트의 합리론은 인간 이성을 중심으로 세상을 이해하고자 한 근대사회에 큰 영향을 미쳤다. 소크라테스와 같은 근대 이전의 철학자들은 산파법과 같이 생각하고 논의하는 방법을 통해 이성의 역할을 강조하였다. 그리고 이성의 역할 또한 인간과 사회 질서, 그리고 사회 계급과 사회 제도 사이의 질서를 추구하기 위한 객관주의적인 태도를 취했다. 하지만 데카르트를 중심으로 한 근대의 합리론자들은 '이성의 주관화'와 '주체성'을 강조하였다. 즉, 인간은 자기 내면에 있는 이성 능력을 통해 스스로 세상을 이해하고 창조할 수 있다고 강조함으로써 외적인 사회 질서에 따르는 객관적인 이성이 아니라, 자기 내면의 소리에 따르는 이성의 주관화를 강조하고 이러한 변화를 통해 그동안 외부에서 인간들을 지배했던 신(神)과 자연으로부터의 독립을 선언하게 된 것이다. 즉, 이성을 중심으로 한 근대의 합리적인 사고방식을 통해 신과 자연 같은 외적인 존재에 무조건적으로 지배당하거나 복종하는 비주체적인 인간이 아니라 스스로 생각하고 스스로 자기 삶의 주체가 되는 주체의식을 발달시킴으로써 인간을 중심으로 한, 그리고 개인을 중심으로 한 근대사회로의 이행에 큰 기여를 하게 되었다.

④ 인간 정신과 신체의 이원론화

그런데 이러한 데카르트의 이성 중심 사고는 인간의 정신과 물체(物體)를 완전히 독립적인 개별적인 존재로 보고, 정신과 별개로 물체는 물체대로 기계적으로 움직여나간다는 기계론적인 세계관을 갖게 함으로써 인간의 정신과 신체를 이원론적으로 이해했다는 비판을 받게 되었다. 이러한 인간 정신과 물체의 이원론적 세계관은 인간의 신체, 정신, 심리 정서적 부분을 통합적으로 이해하고자 하는 간호에서의 통합적 인간 이해 방식에도 한계를 갖게 한다. 간호에서는 인간을 총체적으로 이해하고 전인적(全人的)인 간호를 추구하기 때문이다. 하지만 인간 이성을 중심으로 모든 것을 끝까지 의심하고 사유하는 태도의 중요성을 일깨움으로써 합리적인 이성을 중심으로 세상을 이해하고 참된 진리를 찾아 나가고자 했던 근대성에 많은 영향을 미친 사상이라 할 수 있다.

(2) 칸트

① 경험론과 합리론의 한계

근대 철학은 지금까지 살펴본 것처럼 인간 이성을 중심으로 한 합리론과 감각적 경험을 중심으로 한 경험론의 두 갈래로 크게 발전하였다. 경험론과 합리론이 근대 철학 발전에 큰 기여를 하였지만 양 학문은 저마다 이론적인 한계를 갖고 있다. 합리론은 인간의 이성을 통해 찾은 절대적, 보편적 진리로서의 제1원리들이 서로 일치하지 않는다면, 저마다 자기 이성이 옳다는 생각에 사로잡혀 자기 생각만이 옳다고 주장할 수 있는 독단론에 빠질 수 있게 된다. 또한 경험론은 흄에 의해 인간이 경험하는 객관적 대상으로서의 실체들이 사실은 객관적으로 실제 존재하는 것이 아니라 인간의 경험적인 지각에 의해 그렇게 인식될 뿐이라는 주장에 의해 회의론에 빠질 수 있게 된다. 따라서 이러한 양 이론의 한계를 극복하고자 칸트는 인간 이성과 경험을 통합하는 새로운 사유체계를 정립하고자 노력하였다.

특히 데카르트의 사유하는 인간 이성에 대한 절대적인 가치부여는 인간의 정신과 경험적인 세계에서의 감각적인 신체를 이원론적으르 바라보게 함으로써 인간의 정신과 신체를 분리시키는 결과를 초래하고 말았다. 그리고 흄이 주장하는 대로 현실 세계 속에서 인간이 경험을 통해 지각하는 객관적 실체들이 실제 존재하지 않고, 인간의 지각의 다발에 의해 그렇게 인식될 뿐이라면 이로 인해 그 어떤 원인이 있으면 그에 따른 결과가 있고 그 어떤 결과에는 반드시 그에 상응하는 원인이 있다는 인과법칙에 따른 자연과학의 필연성이 존재하지 않게 된다. 그리그 그렇게 된다면 근대 이후 발전해온 자연과학적인 진리들은 존립할 수 없는 심각한 문제에 봉착하게 되는 것이다. 따라서 칸트는 경험론과 합리론의 한계를 극복하고자 인간의 이성과 경험을 종합하는 사유체계를 만들어나가고자 고민하였다.

② 칸트의 고민

이를 위한 칸트의 고민은 세 가지 영역에서 진행되었다. 첫째는 인식론적인 문제로 '나는 도대체 무엇을 알 수 있는가'에 대한 질문을 던지고 이를 『순수이성비판』을 통해 설명하였다. 두 번째 고민은 윤리학적인 문제로서 '나는 과연 무엇을 할 수 있는가'에 대한 질문으로 『실천이성비판』을 통해 이 문제를 다루었다. 세 번째로는 '나는 무엇을 바랄 수 있는가? 또는 희망할 수 있는가'에 대한 미학적인 문제로 『판단력 비판』을 통해 이에 대한 해답을 제시하였다.

칸트가 살았던 시기에는 자연과학이 엄청나게 발전하여 자연과학적인 실험과 관찰을 통해 세상의 많은 현상과 사물들의 비밀을 알 수 있다고 믿었다. 하지만 흄이 말하는 대로 자연 세계 속에서의 인과법칙이 실제 존재하는 것이 아니라, 인간의 연속적인 지각의 다발에 의해 습관적으로 그렇게 여겨지는 것뿐이라면, 근대 이후 발전해 온 자연과학적인 진리는 더 이상 존재할 수 없게 된다. 이러한 맹점 속에 칸트는 자기 학문의 제1과제를 자연과학적인 진리 탐구의 기초를 정립하는 데 두게 된다.

칸트는 데카르트를 중심으로 한 합리주의자들처럼 인간 이성을 통해 논리적, 수학적인 방법론으로 모든 진리를 추구할 수 있다고 생각한다면 인간의 존재론적인 문제에 대한 해결은 어렵다고 보았다. 칸트가 살았던 시대는 만물의 근원을 물질로 보고 인간의 정신 현상도 물질의 작용이나 그 산물이라고 주장하는 유물론이나 모든 것은 인간의 의지나 선택이 아닌 앞서 존재하는 특정 원인에 의해 결정된다는 인과법칙에 따른 결정론을 주장하는 자연과학자들이 많은 시대였다. 이러한 자연과학적인 풍토는 인간 또한 기계론적으로 바라보게 하고, 인간의 마음 또한 이미 결정되어 있고, 인간을 이해하는 데 있어서도 유전학적으로 모든 게 이미 결정되어 있다고 생각하게 하여 고귀한 인간의 '자유'나 '의지'는 어떻게 설명될 수 있는가 하는 심각한 철학적, 존재론적 문제를 발생시키게 된다.

③ 인간 이성과 경험의 종합

이러한 문제를 해결하고자 칸트는 『순수이성비판』을 통해 인간 이성과 경험을 종합하며 먼저 자연과학적인 진리를 추구할 수 있는 자연과학적 방법론의 기초를 정립하고자 노력하였다. 즉, 대표적인 합리론자인 데카르트는 모든 인간은 이미 태어날 때부터 선험적으로 알고 있는 생득관념을 갖고 태어났다고 보았고, 대표적인 경험론자인 로크는 모든 인간은 태어날 때는 백지상태이지만 경험을 통해 지식을 형성해 나간다고 보았다. 이 가운데 칸트는 두 가지를 다 부정하며 두 가지를 다시 합치는 방법론을 선택하게 된다.

즉, 칸트는 데카르트가 주장한 것처럼 인간은 태어날 때부터 생득관념을 갖고 있다는 입장을 지지하지 않는다. 하지만 로크가 주장한 것처럼 '만약 인간의 머릿속이 아무것도 없는 백지상태라면 인간은 지식을 어떻게 받아들일 수 있는가'라는 의문을 제기한다. 즉, 칸트에게 있어 지식을 추구하는 데는 경험론만으로도 안 되고 모든 것을 생득적으로 이미 알고 있다는 합리론도 옳지 않은 것이었다. 따라서 이를 종합하는 방식으로 칸트는 인간에게는 외부의 자극을 받아들여 이를 지식으로 축적할 수 있는 '감성형식'과 '오성형식'이 있다고 보고 이를 통해 외부에서 자극이 들어오면 인간이 지식을 형성하게 되는 과정을 고민하게 되었다.

먼저 칸트는 인간에게는 시간과 공간이라는 주관적 형식인 감성형식이 있다고 이해했다. 일반적으로 시간과 공간은 누구에게나 객관적으로 인식되는 실체이다. 하지만 칸트는 시간과 공간은 인간의 주관적인 관점에 따라 서로 다르게 인식될 수 있는 주관적인 감성형식으로 이해하였다. 그래서 시공간이라는 감성형식을 통해 외부적인 자극과 경험이 들어오지만 이것은 주관마다 다르게 인식될 수 있기에 아직 객관적인 과학적 지식이 될 수 없다. 즉, 시간과 공간이라는 주관적 감성형식을 통해 들어온 경험이 분량, 성질, 관계, 양상 등의 인간이 갖고 있는 12가 범주의 오성형식을 통해 '사유'될 때, 이때부터 참과 거짓을 구분할 수 있는 객관적인 과학적 지식을 형성할 수 있다고 본 것이다. 즉, 칸트는 경험세계로부터 재료가 주어지지 않으면 인간에게는 인식이 일어날 수 없다는 관점에서 외부로부터 오는 경험이 인간의 지식형성에 중요하다는 관점에서 경험론적인 지식탐구방법론을 받아들였다.

경험이 주어졌지만 12개 범주로 이루어진 오성형식이라는 선험적인 형식을 통해 사유할 때만 인간은 무언가를 확실히 인식할 수 있다는 지점에서 합리론적인 지식탐구방법론을 받아들였다. 이렇게 칸트는 지식을 탐구하는 방법에 있어 인간의 경험과 이성을 종합하는 사유체계를 형성한 것이다.

④ 분석판단과 종합판단

그는 인간의 지식은 여러 종류의 판단으로 구성된다고 보았는데 대표적인 것이 분석판단과 종합판단이다. 분석판단은 인간이 경험하지 않아도 알 수 있는 늘 그런 것이다. 따라서 분석판단은 선천적이고 필연적인 성질을 갖는다. 분석판단은 주어에 술어의 내용이 포함되어 있다. 예를 들어 인간은 언젠가 죽는다, 인간은 이성과 감정을 갖고 있는 존재이다 등 인간이라는 주어의 실체를 분석해 보면 술어의 내용이 부가적으로 나오는데, 그 주어에 대한 술어의 서술내용은 그 누구도 쉽게 반박할 수 없는 보편적인 것이다. 이러한 분석판단은 결국 인간의 선천적인 이성 능력에 의해 가능하다.

또한 칸트는 종합판단을 통해 인간의 지식에 경험이 갖는 중요성을 주장하였다. 종합판단은 분석판단처럼 주어에 술어의 내용이 포함된 것이 아니라 인간의 경험을 통해 술어가 주어를 부가적으로 설명할 수 있는 그러한 지식을 의미한다. 예를 들어 이 책은 두껍다라고 했을 때, 이 세상에는 두꺼운 책도 있고 얇은 책도 있다. 책이라는 것이 그 누구도 반박할 수 없는 두꺼운 그 무엇은 아니다. 단지 나의 시각적인 경험으로 봤을 때 내가 지금 보고 있는 저 책은 두껍다라는 경험적인 지식을 형성함으로써 저 책이 갖는 성질을 부가적으로 설명하게 되는 것이다.

⑤ 선험적 종합판단

그리고 분석판단은 선험적인 인간 이성을 통해 항상 참인 지식이지만 '그것이 그러하다'라는 것에서 끝날 뿐 더 이상의 지식 확장이 일어나지 않는다.

인간이 경험을 통해 형성 가능한 종합판단은 주관적인 시각에 따라 참과 거짓이 분명하지 않고 매번 상황에 따라 달라질 수는 있지만, 인간의 지속적인 경험을 통해 지식을 계속해서 확장할 수 있게 한다. 따라서 경험론과 합리론을 종합하고자 한 칸트의 사유체계는 인간 이성에 의해 미리 알 수 있는 선험적인 분석판단과 인간의 경험을 통해 지식의 확장을 불러올 수 있는 종합판단을 합치는 방향으로 나아가게 된다. 즉, 인간은 선험적이고 선천적인 인간 이성을 통해 항상 참임을 보증 받으면서도 경험을 통해 계속해서 지식을 확장시킬 수 있는 '선험적 종합판단'이 가능하다는 고민으로 나아가게 되고, 칸트는 이 문제를 『순수이성비판』에서 다루게 된 것이다.

⑥ 칸트의 도덕법칙

칸트는 『실천이성비판』을 통해 자기 철학의 두 번째 과제인 윤리학적인 문제를 다루었다. 즉, '나는 무엇을 할 수 있는가?' 또는 '무엇을 해도 좋은가?' 또는 '무엇을 하면 안 되는가?' 등에 관한 가치판단의 문제를 다루었는데, 칸트 윤리학에서 가장 중요한 개념은 '정언명령'과 '인간 목적론적 가치관'이다.

칸트의 도덕법칙은 인간의 '자율성'에 기반을 둔 것으로 인간의 도덕성은 외부에서 주어진 그 어떤 강요된 규칙에 의해 발현되는 것이 아니라, 인간이 가진 이성을 통해 스스로 도덕법칙을 만들어낸다는 자율적인 도덕법칙으로 이해되었다. 즉, 인간은 스스로 최고의 인격체로서 그 누구의 강요나 강제에 의해 도덕적인 행위를 하는 것이 아니라 어떠한 조건에도 상관없이 최고의 목적으로 대우받는 절대적으로 가치 있는 존재이기에 옳고 그름을 스스로 생각할 수 있는 자율적인 도덕법칙을 스스로 갖는다는 것이다. 즉, 칸트는 "네 의지의 준칙이 항상 동시에 보편적 입법의 원리로 타당할 수 있도록 행동하라"라는 정언명령을 통해 절대적인 도덕법칙과 윤리법칙을 설명하였고, 그 어떤 결과나 보상에 관계없이 내 안의 자율적인 선(善)한 의지로 무언가를 했을 때 그것을 도덕적으로 옳은 행위로 보았다.

⑦ 칸트철학의 간호학적 의미

그렇다면 인간 이성을 중심으로 한 합리론과 경험을 중심으로 한 경험론을 종합하고자 한 칸트의 인식론을 통해 우리는 인간의 이성과 감정, 정신과 신체를 통합적으로 사유하고 이해할 수 있는 태도를 배우게 된다. 즉, 간호의 대상인 인간은 정신과 신체, 이성과 감정을 모두 갖고 있는 존재로서 그 무엇을 분리해서 생각하는 것이 아닌 통합적이고 총체적이고 전인적인 관점에서 이해되어야 한다. 간호학의 학문 발전을 위한 이론정립 과정 또한 경험론적인 자연과학적 지식만이 전부가 아니라, 인간 이성을 통한 지속적인 이론의 확장 과정이 계속해서 요청된다는 부분에서 인간 이성과 경험을 통합적으로 사유했던 칸트의 인식론은 매우 중요한 의미를 갖고 있다.

더불어 인간을 그 어떤 경우에도 수단으로 대하지 말고 목적으로 대하라는 칸트의 목적론적인 인간관과 결과나 보상에 상관없이 고통에 빠진 누군가를 도와주고자 하는 칸트의 선한 의지는 간호행위의 도덕적 측면에 시사하는 바가 크다. 월급을 받기 위해, 승진을 하기 위해, 성공을 하기 위해 내가 남보다 더 선한 행위를 많이 하는 것이 오늘날의 현대사회에서 결코 나쁜 것이라 할 수 없지만, 그것을 넘어 내 안에 있는 자율적인 도덕법칙에 입각해 아프고 병든 사람들을 도와주고자 하는 주체적이고 자율적인 마음 자세에 대해 간호사가 되고자 하는 사람은 한 번쯤 생각해 보아야 할 중요한 부분이라 할 수 있다.

3) 실증주의

(1) 과학 발전과 실증주의

실증주의(positivism)란 관찰과 실험을 통한 자연과학적 방법론으로 직접적으로 증명할 수 있는 것만을 참된 지식으로 인정하는 인식론적인 태도로 전통 철학의 본질적 영역인 형이상학, 윤리학, 사회철학을 모두 부정하는 입장이다. 이러한 실증주의적 태도는 19세기 후반 과학 발전에 힘입어 사회현상과 세계, 인간 또한 객관적으로 검증가능하고 실험 가능한 자연과학적인 방법론으로 이해하고자 한 철학 사조이다. 실증주의의 기원을 거슬러 올라가면 경험론과 합리론, 계몽주의를 들 수 있지만, 프랑스 철학자 콩트에 의해 본격적으로 발전하였다.

콩트는 인류의 발전을 3단계로 구분하였는데, 첫 단계가 신학적 단계(Theologische Stufe)로 원시와 고대 사회에서 인간은 자연을 애니미즘 또는 주물숭배의 형태로 파악하였는데, 이는 모든 사물들이 인간과 유사한 내적 감정과 의지를 갖고 살아 움직인다는 것이다. 신학적 단계는 이러한 원시 신앙으로부터 다신교를 거쳐 절대자인 초월적 일신교의 형태에 도달하는데, 인간들은 만물은 절대자인 신의 섭리에 의해 운행한다고 믿었고, 이러한 신학적 단계는 중세 봉건사회 말까지 이어진다.

이러한 신학적 단계를 넘어 두 번째 단계는 절대적 초월자의 원리가 인간 이성의 논리에 의해 대체되는 근대의 형이상학적 단계(Metaphysische Stufe)로, 이는 이전의 신학적 단계에서 절대적 초월자가 차지하고 있던 위치에 궁극적 제1원인으로서의 인간의 순수이성이 자리하고, 이로부터 논리적인 연역적 사유방법을 통해 결과를 도출하는 인식체계를 구성하고자 하였다. 하지만 콩트는 이러한 형이상학적 단계는 순수 사변에 불과한 것으로서 이로부터 이 세계의 실질적인 사실에 대해 제대로 알 수 있는 것은 없다고 비판하였다.

따라서 콩트는 근대 산업 사회가 제기하는 여러 사회적, 기술적 문제들은 오로지 실증적인 과학적 방법론에 의해 해결할 수 있다는 세 번째 단계인 실증적 단계(Positivistische Stufe)를 주장하게 된다. 콩트가 새로운 진리 탐구의 방법론으로 제기한 실증적 단계는 감각적인 경험세계를 토대로 눈에 보이지 않는 추상적인 것들을 모두 거부하고 직접적인 관찰과 실험을 통해 경험적 사실성, 확실성, 정확성, 유용성, 상대성을 특징으로 하는 지식체계 구축 단계이다.

(2) 실증주의의 간호학적 의미와 한계

실증주의자들은 이렇게 감각적 경험세계에서의 자연과학적 방법론을 통해 객관적 사실로 증명 가능한 사실만 참지식으로 믿었는데, '관찰하는 주체의 주관이 완벽히 배제된 채 과연 객관적으로 객체를 인식하고 바라보는 것이 가능한가?' 하는 비판을 받게 된다. 인간이 한 객체를 바라보는 데 있어 바라보는 주체의 시각이 어느 정도 반영될 수밖에 없고, 인간의 삶이라는 건 주체와 객체, 주관과 객관이 상호 역동적으로 상호작용하는 지각과 인식의 과정이기 때문이다. 하지만 객관적이고도 과학적인 방법론을 통해 진리와 지식체계를 구축하고자 한 실증주의적 태도는 간호학의 초기 학문 발전에 많은 기여를 하게 되었다. 반복적인 관찰과 경험, 실험을 통한 실증주의적 방법론을 통해 객관적이며 과학적으로 타당성을 확보할 수 있는 여러 간호이론과 중재론을 정립할 수 있었기 때문이다.

하지만 실증주의적 접근은 인간을 총체적으로 이해하고자 하는 간호학이라는 학문 발전에 한계 또한 갖게 한다. 인간이란 존재가 겪는 그 많은 다양한 삶의 현상과 체험들을 어떻게 객관적으로 실험 가능하고 관찰 가능한 방법만으로 증명하고 이해할 수 있겠는가? 인간의 삶은 타자에게 객관적으로 이해 가능하고 검증 가능한 그 무엇이라기보다 삶의 당사자로서 주관적으로 느끼는 주관적 경험과 체험들이 더 중요할 수 있기 때문이다. 특히 질병으로 인해 삶의 고통 속에 처해 있는 간호대상자들의 고통과 아픔은 그들의 입장에서 그들이 느끼는 바를 있는 그대로 이해하고 공감하는 과정이 그 무엇보다 중요할 수 있는데, 이러한 주관적 삶의 체험은 객관적인 수치나 통계 결과 등으로 측정 가능한 것이 아니기 때문이다. 그럼에도 불구하고 오늘날 쉽게 부정되거나 반박될 수 없는 객관적인 간호이론과 지식의 많은 부분들은 이러한 실증주의적 관점에 기반하며, 이러한 방법론은 앞으로의 간호이론 발전에도 지속적으로 큰 영향을 미칠 것이다.

4) 실용주의

(1) 지식의 실용성과 유효성 강조

실용주의(實用主義, pragmatism)란 관념이나 사상을 '행동(behavior)'과 관련해서 파악하는 철학적 관점으로 19세기 말 미국을 중심으로 발전하였다. Pragmatism은 희랍어 'pragma'에서 유래된 것으로 영어의 'practical'에 해당되며 인간의 행동, 행위, 실천을 중시하는 입장이다. 대표적인 철학자로 퍼어스, 제임스, 듀이가 있으며, 이들은 지식의 실용성과 과학적인 방법론을 강조함으로써 현대 학문뿐 아니라 현대사회의 여러 문화 현상, 종교, 법률에 이르기까지 많은 영향을 미쳤다. 실용주의는 인간의 행동경험에 의해 검증된 '유효성(Utility)'을 진리의 기준으로 삼는데, 실용주의의 기초가 되는 경험이란 환경과의 싸움과 적응을 의미한다.

(2) 퍼어스, 실용주의적 준칙

프래그머티즘이란 이름을 처음으로 사용하며 실용주의 철학의 독자적인 체계를 구축한 인물은 미국의 철학자 퍼어스이다. 퍼어스는 「어떻게 우리들의 관념을 명료하게 할 것인가(How to Make our Ideas Clear)」라는 논문을 통해 실용주의 관념과 개념을 명료화하는 방법 또는 규칙을 제시하였다.

퍼어스가 말한 pragmaticism은 실용주의를 진리론으로 보려는 제임스나 듀이의 견해와 달리, 과학적 탐구에 대한 규범적이고 방법론적인 기본 개념으로 그는 이를 효과적으로 달성하기 위해 '실용주의적 준칙(pragmatic maxim)'을 제창하였다. 즉, 퍼어스는 인간은 의심과 믿음을 반복하는 과정에서 실용주의적 준칙을 적용함으로써 점차 진리에 접근할 수 있다고 보았는데 그 준칙이란 하나의 관념이나 개념을 명백히 하려면 그 개념의 지시대상이 가져올 실천적, 실제적 결과나 효과를 살펴보라는 것이다. 다시 말해서 실천적 가치와 실제적 효과, 참된 결론이 가능할 때 그 어떤 개념과 관념은 인간에게 신념을 갖게 한다는 것이다.

(3) 제임스, 실용적이고 유용한 것이 진리

퍼어스에게 있어 실용주의가 하나의 진리관이 아닌 의미 있는 과학적 탐구방법에 관한 것이었다면 제임스에게 있어 실용주의는 하나의 진리관으로 정착된다. 즉, 제임스는 인간에게 있어 하나의 신념이 진리가 되는 것은 우리가 그 신념에 따라 행위를 할 때 현실에서 만족스러운 결과를 산출할 때 진리가 된다는 측면에서 실용주의적인 '유용성', '유효성'을 진리의 핵심가치로 받아들였다. 즉, 제임스는 추상적인 사변보다 인간의 행동을 중시하였는데 진리는 '좋은 것(good)'과 '가치(value)있는 것' 그리고 '유용한 것(useful)'이며 '편의하고(expedient)', '상황에 잘 맞고(felicitous)', '이익이 되는(profitable)' 것들이다. 즉, 제임스에게 있어 무엇이 진리이자 참인 것은 그것이 실생활에 유용하기 때문이고, 그것이 유용한 것은 참된 것이기 때문이라는 진리관, 세계관을 확립하고 발전시킨다. 이러한 제임스의 진리관은 신, 절대자 등에도 적용되어 신과 같은 절대자 또한 현실에 유용하지 않거나 구체적인 영향을 주지 않는 한 무의미하다고 본다.

(4) 듀이, 도구주의

실용주의는 퍼어스, 제임스를 거쳐 듀이에 이르면 '도구주의(instrumentalism)'로 변모한다. 듀이의 도구주의는 사회 문제에 실용주의를 적용하는 것으로 일체의 관념이나 사상을 일상생활의 문제나 혼란을 해결하는 도구로 본다. 즉, 그에게 있어 지식, 과학, 행위 등 모든 것은 인간의 일상생활과 사회 문제를 해결하는 도구로 이용된다. 그는 인간의 경험은 끝없이 변화하고 절대적으로 고정된 것은 없다고 보는데, 그 어떤 관념이나 행위가 인간이 직면한 문제를 해결하는 도구로 기능할 때 비로소 온갖 고정됨이나 강제, 결정에서 자유롭게 된다는 것이다. 그 어떤 완벽한 개념이나 학설, 체계도 일단은 모두 가설로만 존재하고, 그것이 실생활의 문제를 해결하는 도구로 작용할 때 참된 가치를 지니게 된다는 것이다.

(5) 실용주의의 간호학적 의미

이러한 프래그머티즘의 입장은 현실에서의 실천학문인 간호행위와 관련하여 의미가 깊다. 간호학문이란 언제나 이론적인 기반 위에 실천을 접목시키는 학문이다. 즉, 어떠한 간호행위가 임상현장에서 유용한 결과를 산출하고 환자의 건강과 안위에 도움을 주는 요소라면 특정한 맥락 내에서 참으로서의 가치를 지닐 수 있다는 점에서 실용주의는 간호행위의 유용성과 유효성을 지지하고 뒷받침하는 철학 사조라 할 수 있다.

5) 현상학과 해석학

(1) 인간 이성과 자연과학적 방법론의 한계

지금까지 경험주의, 합리주의, 실증주의, 실용주의를 중심으로 간호학이라는 학문 발전에 영향을 많이 준 서양철학 사조를 살펴보았다. 서양철학이 간호학에 영향을 미친 부분은 크게 두 축으로 나눌 수 있을 것이다. 그 중 한 축은 인간 이성과 자연과학적 방법론을 중심으로 지식체계를 구축해 나갔던 철학 사조, 즉 지금까지 살펴본 경험주의, 합리주의, 실증주의, 실용주의 등이라 할 수 있는데, 이는 근대 이후 인간 이성을 중심으로 현실 세계 속에서 객관적이고 과학적인 실험과 관찰, 인과론적인 발견, 정량적 수치 등을 중심으로 지식의 참, 거짓을 구별하고자 한 방법론이라 할 수 있다.

그런데 이러한 인간 이성과 과학적 방법론으로 지식과 진리를 탐구했던 사람들은 곧 인간과 세상을 이해하는 데 한계에 부딪히게 된다. 세상의 많은 것들은 인간의 눈으로 직접적으로 확인하고 실험과 관찰로 증명 가능한, 원인과 결과가 분명한 것들만 존재하는 것이 아닌 것이다. 인간의 여러 현상들 중 신체적이고 생리적인 부분은 분명 자연과학적 방법론으로 증명 가능하고 해명 가능하다. 하지만 인간이 고유하게 느끼는 감정과 느낌, 생각, 사상 등 정신적인 부분들과 그 누구도 대신할 수 없는 인간의 고유한 체험과 같은 부분들은 이러한 객관적인 과학적 방법론으로 설명하거나 이해 가능한 부분만은 아닌 것이다.

따라서 이러한 자연과학적인, 인과론적인, 정량적인 방법론에 회의를 느끼며 진리 탐구를 위한 새로운 방법론들이 등장하게 되었는데, 그 대표적인 철학 사조가 현상학(phenomenology)이라 할 수 있다. 지금까지 살펴본 자연과학적인 태도와 인간이 갖고 있는 기존의 선입견과 편견 등을 모두 배제한 채 현상을 현상 그 자체로 이해하고자 한 현상학은 간호학뿐 아니라 다른 제반 학문 분야에 많은 영향을 미쳤고, 인간의 신체적,

심리 정서적, 영적 부분들을 통합적으로 이해하고자 한 간호학의 인간 이해방법에도 많은 영향을 미치게 되었다.

(2) 현상학에 있어 지향성

현상학은 독일의 철학자 후설에 의해 창시된 철학운동 중 하나로 세계와 그 내부의 다양한 대상적 존재가 우리에게 나타내고 있는 현상을 기존의 자연적 태도나 선입견, 편견 등을 배제한 채 현상 그 자체로 연구해 나가고자 한 학문이다.

먼저 후설 현상학의 핵심 주제는 '지향성'이라 할 수 있는데, 지향성이란 '의식은 무엇에 관한 의식이다'라는 말에서 표현되고 있는 바, '의식은 언제나 그 무엇을 향한 의식'이라는 측면에서 인간의 의식은 항상 방향성, 지향성을 갖고 있다는 것이다. 즉, 이 세상에는 여러 사물, 대상들이 존재하는데, 그러한 것들이 존재한다는 것은 곧 그 대상들이 우리에게 어떠한 대상으로 나타나고 있고, 우리는 그것을 곧 어떠한 형태로 의식한다는 것을 의미한다.

(3) 현상학적 환원

그런데 인간이 그 어떤 사물, 대상을 의식하는 데 있어 내가 그것을 어떻게 바라보는가? 즉, 어떠한 태도를 가지고 그 사물이나 대상을 바라보는가에 따라 대상은 서로 다르게 인식된다. 다시 말해서 똑같은 꽃을 바라보는 데 있어 누군가는 그것을 아름답다고 하는 미적 태도로 바라볼 수 있고, 누군가는 저것을 시장에 갖다 팔면 얼마를 받을 수 있겠다고 하는 경제적 가치로 볼 수 있다. 또 누군가는 꽃을 함부로 꺾지 말고 자연을 잘 보존하자는 윤리적인 관점에서 바라볼 수도 있다. 즉, 똑같은 꽃이지만 바라보는 사람의 태도와 관점에 따라 그 꽃은 우리에게 서로 다른 모습과 의미로 나타난다. 그렇다면 우리는 이 세상에 존재하며 수많은 태도와 관점을 취할 수 있게 된다. 이러한 하나의 태도로부터 다른 태도로 이행하는 과정이 곧 '태도변경'이고, 이러한 태도변경이 곧 현상학적 환원이다.

(4) 무전제성의 원리와 현상학적 판단중지

그런데 후설의 현상학은 현상을 현상 그 자체로 바라보기 위해 그 어떤 철학사상이나 과학적 방법론, 자연적 태도에 빠지지 않고 철저한 무전제성의 원리에 입각한 엄밀함을 추구하는 학문이다. 즉, 현상학은 우리에게 나타내고 있는 현상을 인식함에 있어 그 어떤 철학자의 사상이나 자연과학적 방법론, 관찰 대상자의 선입견과 편견, 판단, 해석의 작용 없이 현상이 나타내고 있는 현상 그 자체를 우리의 순수직관으로 있는 그대로 인식하고자 노력한 철학적 사조이다. 그러할 때만이 우리는 우리 앞에 나타난 현상을 왜곡시키지 않고 현상 그 자체로 인식할 수 있으며 참된 진리에 도달할 수 있다는 것이다.

우리가 그 어떤 현상이나 체험을 올바로 파악하기 위해서는 그것과 관련해 우리가 먼저 가지고 있는 선입견이나 편견 그리고 자연적 태도로부터 해방되어야 한다. 이러한 선입견이나 편견, 자연적 태도로부터 해방되기 위해서는 그에 따른 모든 판단을 유보하고 우리가 올바로 탐구하고자 하는 현상과 체험, 사태 자체로 시선을 돌려야 하는데 이러한 방법적 절차가 바로 현상학적 판단중지이다. 현상학적 판단중지는 이전의 태도, 즉 이전의 선입견과 편견, 자연적 태도 등에 대한 판단중지를 의미하며 이전의 태도에 대해 '괄호치기', '배제하기'를 요구한다.

(5) 초월론적 현상학

그렇다면 이러한 기존의 자연적 태도, 선입견과 편견을 괄호치고 배제한 채 현상학에서 바라보고자 한 현상의 본질은 무엇인가? 세계를 구성하는 한 일원으로서 인간은 자신을 여타 다른 사물들과 마찬가지로 이 세계를 구성하고 있는 한 부분으로 이해하고 경험한다. 그러나 인간은 단순히 여타 다른 사물들처럼 언제나 세계를 이루고 있는 한 부분, 즉 자연적 태도로만 존재하는 것이 아니다. 자연적 태도로만 살아가는 한 인간은 의미의 세계를 이해할 수 없고, 의미의 세계를 경험하거나 이해하지 못하는 인간은 다른 동물이나 사물과 다를 바 없기 때문이다.

그렇다면 인간은 세계를 이루고 있는 한 부분으로 존재하는 자연적 태도를 넘어 다른 태도를 취할 수 있게 된다. 자연적 태도에서 인간은 이 세계를 구성하는 한 부분일 뿐이지만 의미의 세계에서 세계는 오히려 인간에 의존적으로 인간에 의해 새롭게 구성되고 경험될 수 있는 것이다. 예를 들어 내가 속해 있는 그 어떤 집단에 나는 그 집단을 이루는 한 구성원일 뿐이라고 생각한다면 나는 그저 그 집단에 속해 있는 단순한 한 구성원에 불과하다. 하지만 내가 그 집단을 새롭게 변화, 발전시키겠다는 생각을 갖고 그 집단에 의미를 부여하게 되면 내가 속해 있던 집단은 나에게 새로운 의미로 다가오고, 내가 그 집단에 갖는 의미에 따라 그 집단은 새롭게 구성되며 변화, 발전할 수 있게 되는 것이다. 즉, 그 집단은 이제 나를 단순히 포함하는 집단이 아니라 내가 부여하는 의미에 따라 새롭게 구성되는, 그래서 나에게 의존된 집단, 세계로 새롭게 경험될 수 있는 것이다.

(6) 세계 및 인간의 근원적인 의미

이렇게 인간은 인간을 제외한 다른 존재들과 달리 대상과 나와의 관계 속에서 의미연관을 가질 수 있고, 이러한 의미연관에 따라 자신의 삶을 의미 있는 그 무엇으로 바꿔나갈 수 있으며, 그 속에서 자신의 존재의미와 존재가치를 부여할 수 있는 존재이다. 즉, 일상적이고 사회적인 존재자의 세계 속에 은폐되어 있던 그 존재의 존재의미를 새롭게 드러내게 함으로써, 이 세계 속에서 인간이 피동적이고 의존적인 모습으로 일상적인 삶에 매몰되기를 거부하며 자연적 태도로부터의 초월을 통해 본래적인, 그동안 은폐되어 있던 존재를 세상 속에 드러내며 새로운 의미연관 속에서 보다 참된 자기 모습으로 살아갈 수 있는 것이다. 이렇게 현상학은 인간을 단순한 세계의 일부분으로 간주하도록 하는 자연적 태도를 비판하며 자연적 태도에서는 은폐되어 드러나지 않는 세계와 인간의 근원적인 의미를 드러냄을 목표로 한다.

(7) 현상학과 해석학의 관계

그렇다면 이러한 현상학은 해석학과 어떠한 관련이 있는 것일까. 해석학(hermeneutics)은 그리스 신화에 등장하는 헤르메스 신에서 그 어원이 유래하였다. 헤르메스는 신들과 인간 사이에서 여러 가지 일을 전달하는 매개자의 역할을 하는 신으로서 '해석하는 방법'이라는 뜻의 해석학이 이 말에서 유래한 것이다.

앞서 후설 현상학의 핵심 주제는 '지향성'이라고 하였다. 즉, 우리가 어떤 대상을 의식한다는 것은 곧 그 대상을 향한, 지향성을 가진 의식이다. 그런데 그 어떤 대상을 향한 의식, 즉 지향적인 체험은 그 대상이 겉으로 드러내고 표현하는 것을 토대로 그것에 의미를 불어넣어 새로운 그 무엇으로 구성하는 과정으로서 이는 곧 '해석작용'이라고 할 수 있다.

다시 말해서 후설은 대상과의 의식적 관계는 주체에 의해 그 대상이 해석될 때 형성된다고 생각하였다. 그 어떤 타인이 내 앞에 외부 지각 대상으로 주어질 때 그 대상을 그저 바라보기만 한다면 단순한 외부 지각은 있을지언정 타자에 대한 진정한 의미의 지각은 아직 존재하지 않는 것이다. 진정한 타자에 대한 지각은 외부 사물로서의 타자에 대한 외부 지각을 토대로 그 타자에 대한 새로운 지향 체험이 있을 때만 가능하다. 즉, 현상학에서 무엇을 의식한다는 것은 곧 그 대상을 향한 의식이고, 그 대상을 향한 지향적 체험은 그 대상이 외부적으로 드러내는 외부 지각을 토대로 의식하는 주체가 그것에 의미를 불어넣어 그것을 새롭게 구성하여 새로운 그 무엇으로 의식함을 의미하고, 이러한 새로운 구성작용이 곧 해석과정이라 할 수 있다. 따라서 현상학적 구성은 더 많이 사념함, 즉 마음속으로 깊이 생각하여 이미 주어진 낮은 단계의 의미에서 더 높은 단계의 의미로 초월함을 의미하고, 이러한 측면에서 현상학은 필연적으로 해석학적 방법론을 동반할 수밖에 없음을 이해할 수 있게 된다.

(8) 현상학적 해석학적 태도의 간호학적 의미

이러한 현상학적 · 해석학적 태도는 근대 이후 자연과학적 방법론에 의거해 실증주의적 방법론으로 인간을 이해하려 한 학문적 태도에 많은 영향을 미쳤다. 인간의 삶은 그 어떤 객관적인 도구나 방법론으로 쉽게 증명되거나 설명될 수 있는 것이 아니다. 사람은 저마다 고유한 삶의 역사와 방식, 태도, 성격, 경험 등을 가지고 있고, 그러한 체험은 그 사람만의 고유한 삶의 체험이다. 그것을 그 어떤 실증적인 방법론으로 함부로 판단하고 해석하고 가치 평가하는 것이 아니라, 그 사람의 고유한 체험을 있는 그대로 받아들이고 인정하며 존중하는 태도가 간호사와 같은 직업인에게 특히 중요하다.

질병이라는 특수한 경험을 통해 그 사람이 고스란히 느끼는 고통과 절망, 불안 등을 그 사람의 입장에서 최대한 존중하고 인정하는 태도 속에 간호대상자들은 삶과 타자 그리고 이 사회에 대한 신뢰와 희망을 회복할 수 있다. 그리고 그러한 체험에 대한 해석은 그 어떤 선입견이나 편견 속에 타자에 의해 그 무엇으로 쉽게 해석되는 것이 아니라, 주체가 경험하고 느끼는 입장에서 해석하는 '주체의 해석학적 태도'가 매우 중요하다. 인간의 삶은 타자에 의해 쉽게 저울질되고 판단되는 것이 아니라 내 삶의 주인으로서 나에 의해, 즉 주체에 의해, 주체가 체험하는 입장에서 해석되는 것이 임상현장에서 어쩌면 가장 신뢰할 수 있는 해석학적인 태도라 할 수 있다. 나의 고통과 절망이 그 어떤 도구나 타자에 의해 객관적으로 이해되거나 해석되는 것이 아니라 그 고통과 절망, 불안 등을 고스란히 느끼는 나의 관점에서 가장 존중받아야 할 그 무엇인 것이다.

이러한 간호대상자들의 삶의 경험을 있는 그대로 이해하고 받아들이고 존중하는 현상학적이고 해석학적인 태도를 갖추려면 간호사들은 그 어떤 사회적 편견이나 선입견 등에 얽매이는 것이 아니라 늘 열린 마음으로 내게 주어지는 현상을 있는 그대로 받아들이려는 넓은 마음을 가져야 할 것이다. 간호대상자들이 내게 보여주는 현상을 현상 그대로 이해하고 받아들이는 과정 속에 간호대상자들을 가장 잘 이해하고 존중하는 태도를 갖출 수 있기 때문이다.

6) 실존주의

(1) 실존주의 철학의 정의

실존주의(existentialism) 철학은 19C 합리주의 관념론이나 실증주의에 대한 비판 속에 탄생한 철학으로 인간 이성을 중심으로 한 보편적이고 객관적인 진리 탐구보다 개개인의 구체적인 삶과 그들이 처한 상황 속에서 개인의 자유를 추구하고, 그 자유를 바탕으로 스스로 선택한 것에 스스로 책임지는 주체적인 삶을 강조하는 철학사상이다.

실존주의 철학의 대표적인 명제는 샤르트르의 "실존은 본질에 앞선다."라는 말인데, 여기서 실존(實存)이란 현실 속에 실제로 존재하는 인간을 의미하는 것으로, 현실을 떠나 추상적이고 관념적인 본질에의 추구보다 현실 속에서의 구체적인 개개인의 개별적인 삶 속에서의 자유와 그에 따른 책임을 강조하는 철학이다.

즉, 인간은 그 어떤 객관적이고 보편적인 진리에 자신을 맞추고 그것에 따르기보다 자신이 처한 구체적, 개별적 상황 속에서 자신의 자유의지에 따라 스스로 선택하고 행동하며 그 결과에 스스로 책임을 지는 삶 속에서 자기 삶의 본질 또한 만들어나간다는 것이다. 이러한 개개인이 처한 구체적, 개별적 삶 속에서의 개개인의 자유와 선택, 그리고 책임을 중시하는 실존주의는 결국 개개인의 존엄성과 인격을 중시하는 인본주의(人本主義)적 관점으로 이러한 면에서 실존주의는 곧 휴머니즘이라 할 수 있다.

(2) 실존주의 철학의 역사

인간의 주체적인 삶을 강조한 실존철학은 19세기 키에르케고르를 시작으로 니체 철학을 거쳐 20세기 들어 하이데거, 야스퍼스, 사르트르, 마르셀 등에 의해 발전해 나갔다.

실존주의 철학은 크게 유신론적 실존철학과 무신론적 실존철학으로 나뉠 수 있는데, 유신론적 실존철학의 대표적인 철학자는 키에르케고르이다. 인간의 주체성을 강조한 키에르케고르는 인간이 자유 속에서 필연적으로 느낄 수밖에 없는 모든 위험성과 불확실성, 모순에 대한 해결을 신과의 접촉을 통해 해결하고자 하였다. 즉, 인간이란 존재의 유한성 속에서 근원적으로 가질 수밖에 없는 삶과 죽음의 문제, 그리고 그로부터 파생되는 불안과 공포를 해결하고 초월할 수 있는 길은 신과의 접촉뿐이라고 믿었던 것이다. 키에르케고르에 따르면 진정한 자기 자신을 확립하는 길에는 세 단계가 있는데, 그 첫 단계는 미적 향락으로 살아가는 미적 실존, 두 번째 단계는 도덕성을 확립하는 윤리적 실존, 마지막 단계는 신앙생활을 통한 종교적 실존이다. 다시 말해서 죽음을 피할 수 없는 인간의 유한성 속에서의 불안과 공포 그리고 스스로 선택하고 책임지는 자유 앞에 놓이는 삶의 불확실성과 위험성 그리고 현실 세계 속에서의 여러 가지 모순을 극복하는 길은 오직 인간이 신과 접촉하는 길뿐이라는 유신론적 실존철학을 전개하였다.

무신론적 실존철학의 대표 철학자는 니체로서 그가 주장한 실존은 자기 자신을 초월한 인간, 즉 초인(超人)으로 초인은 인간의 불완전성이나 제한을 극복한 이상적인 인간상으로 신으로부터 인간적인 자유와 책임을 탈환한 창조인을 의미한다. 니체는 인간이 신에 의지해서 사는 한 그는 인간으로서의 자유와 책임을 상실한 노예와 같은 존재일 수밖에 없다고 하였다. 따라서 이러한 부자유하고 노예 같은 삶에 안주하지 말고 '신은 죽었다'라고 요청해야 인간은 진정 강한 존재가 될 수 있으며, 강자의 도덕을 창조할 수 있다고 주장하였다. 여기서 '신은 죽었다'라는 말은 기존 기독교적인 질서, 제도, 가치, 도덕 등을 부정하는 것을 의미한다.

그런데 그가 말한 초인은 극소수만이 도달할 수 있는 어려운 경지에 이른 인간이지만, 운명애를 가지고 허무의 심연에서 혈투를 통해 새 가치를 창조하고 영겁회귀에 도달하기 위해 힘에의 의지를 요청하는 처절한 절규라고 할 수 있다. 영겁회귀란 운명을 관철하는 생을 통해서 순간에서 영원을 접촉할 수 있고, 그렇게 함으로써 생이 영원히 되풀이되는 것임을 뜻한다. 범인(凡人)의 단계에 있는 실존은 초인이 되려고 힘에의 의지로 부단히 자기를 초월하는 모험을 감행하려는 인간이며, 동물과 초인 사이에 친 밧줄을 건너가는 곡예사 같은 인간 실존이다. 초인은 영겁 회귀하여 영원과 일치되는 생을 되풀이하기를 바라는 방식으로 살기에 후회가 없으며, 진실한 생을 살게 된다는 것이다.

(3) 실존철학의 탄생 배경

이러한 인간의 자유와 선택, 주체적인 삶을 중시하는 실존철학은 제1차 세계대전(1914~1918년) 이후 독일을 중심으로 활발하게 일어났다. 세계대전을 겪은 후 1920년대 이후 유럽의 상황은 매우 절망적이고 불안했다. 인간 이성에 대한 믿음을 바탕으로 형성된 그 이전의 인간에 대한 낙관주의는 전쟁 중 드러난 인간들의 잔인성과 폭력성에 절망하게 되었고, 그 이전 철학에서 간과되었던 인간의 고통과 절망, 타락, 질병, 죽음에 대한 실존의 부정적인 측면들에 대해 새롭게 고민할 수밖에 없는 역사적인 현실의 필연적 요구에 당면하게 된 것이다. 즉, 실존철학은 그 이전의 전통 철학으로는 이해될 수 없는 인간의 삶과 이에 따른 인간 이해방식을 새롭게 강구할 수밖에 없었다.

(4) 전통철학과 실존철학

그렇다면 실존철학이 탄생하기 전의 전통철학과 실존철학이 어떠한 차이가 있는지 살펴보도록 하자. 17~18세기 인간 이성을 중심으로 한 합리주의와 관념론은 모든 시대를 관통하고 모든 사람들에게 적용되는 보편적인 진리를 추구하였다. 즉, 이들은 합리적인 인간 이성을 중심으로 인간이란 무엇이고, 인간은 인간으로서 마땅히 무엇을 어떻게 해야 한다와 같은 보편적인 인간 본질에 대해 탐구하였다. 관념 철학의 대표적인 철학자인 헤겔은 보편적인 인간 이성(절대정신, Absoluter Geist)을 믿었으며 인류의 역사는 곧 이 절대정신이 점차 실현되어가는 과정으로 이해하였다.

이에 반해 실존철학은 기존 전통철학에서 인간에 대해 규정하는 보편성으로 인해 인간은 주체성을 상실하고 자기 삶으로부터 소외된다고 생각하여 이를 극복하고자 노력하였다. 즉, 실존철학에서는 객관적이고 보편적이고 과학적인 관점으로 인간을 대상화하는 것이 아니라 개개인이 처한 구체적이고 특수한 상황 속에서의 개별적이고 주체적인 삶을 추구하였고, 곧 진실한 인간이란 자기 삶을 주체적으로 판단하고 선택하고 책임지는 인간으로 이해하였다. 실존철학의 대표철학자인 키에르케고르는 진리는 주관성 속에 존재한다고 믿으며 개개인에게 있어 삶은 불확실하고 불안정한 것이지만 그 속에서의 주체적인 선택과 결단의 중요성을 주장하였고, 이에 반해 보편적 인간 이성을 믿었던 헤겔은 인간이 노력하지 않아도 역사는 정반합의 발전 속에 결국은 삶의 모순이 해결되어나간다고 믿었다.

(5) 현시대적 상황과 실존철학의 의미와 필요성

그렇다면 이러한 인간의 주체적인 삶을 중시하는 실존철학이 현시대에 갖는 의미는 무엇일까? 산업화 이후 현대사회의 정보화와 신자유주의적인 경제정책은 현대인들의 삶을 필요 이상으로 규제하고 조직화하며 인간을 생산을 위한 하나의 도구로 전락시켰다. 현대사회의 물질주의를 바탕으로 한 외적 가치의 중시와 이로 인한 비인간화 속에 개개인의 고유성과 존엄성은 더 이상 인정되지 않는 존재로 전락해 버렸으며 그로부터 현대인들은 자신을 잃어버리고 어떻게 사는 것이 잘 사는 것인지에 대한 가치관마저 상실한 시대라 해도 과언이 아니다. 이러한 물질주의와 인간성 상실의 시대 속에서 현대인들은 무의미한 자신의 삶을 극복해보고자 더욱더 외적 가치인 출세와 성공, 돈 등에 매달려 보지만 그렇다고 당면한 삶의 문제들이 쉽게 해결되는 것은 아니다.

이러한 현대사회에서 인간 삶의 본질과 태도 그리고 의미를 중시하는 실존주의 철학이 갖는 의미는 매우 중요하다. 인간은 저마다 다른 개성과 독창성, 가능성을 가지는 이 세상에 단 하나밖에 없는 고유하고도 유일한 존재이다. 인간은 개개인이 처한 구체적 상황과 삶 속에서 그 누구와 비교될 수 없는 유일한 실존인 것이다. 그렇다면 이러한 인간에게 있어 나는 누구이고, 어떠한 삶을 살아야 하는가 하는 실존적인 물음은 필연적인 것이고 그 누구도 아닌 자기 스스로 자신이 어떠한 존재인가 하는 정체성을 확립하고 이에 대해 책임질 수 있는 존재여야 하는 것이다.

실존철학에서 가장 피해야 할 삶으로 규정되는 것이 집단적이고 대중적인 삶이다. 진정한 자기 자신을 망각한 채 일상과 타인, 집단에 매몰되어 살아가는 삶으로부터 진정한 자기 자신으로의 귀환을 요청하는 것이다. 인간을 규정하는 객관적이고 보편적인 본질, 본성은 없으며 인간은 결국 스스로가 만들어 가는 것일 뿐이라는 것이다. 따라서 점점 더 획일화되어가고 개성을 상실하며 집단의 가치에 매몰되어 가는 현대인들에게 다른 사람과 비교하고 다른 사람과 같이 되려고 애쓸 것이 아니라 자기 자신만의 고유하면서도 주체적인 삶을 창조하라고 강조하는 실존철학은 매우 의미 있는 철학이라 할 수 있다.

(6) 실존철학의 간호학적 의미

이러한 실존철학은 간호학에 있어서도 매우 의미 있는 철학이라 할 수 있다. 간호학은 인간을 대상으로 하는 실천학문이다. 그런데 인간의 신체적, 물리적인 부분은 객관적이고 과학적이며 보편적인 진리와 지식체계 속에 이해될 수 있지만, 개개인이 처한 구체적인 삶 속에서의 삶의 고통과 절망, 의미 등은 개별적인 상황과 맥락 속에서 그 당사자의 입장에서 이해되고 규정되어야 할 것이다. 인간을 구성하는 것들은 다른 사람들과 공통되는 객관적이고 보편적인 부분들도 있지만, 그 누구와도 비교될 수 없는 고유함 속에서 주관적으로 이해되고 해석되어질 부분도 많은 것이다.

임상에서 만나는 개별적 존재로서의 간호대상자들에게 보편성과 객관성의 잣대만을 들이대는 방법론을 통해서는 그들이 처한 개별적이고도 고유한 삶을 제대로 이해할 수 없게 된다. 인간은 각자 다른 삶의 방식과 행동방식, 성격, 환경 속에 놓여 있고 이러한 서로 다른 인간들을 이해하거나 그들이 가진 문제를 해결하는 데 있어 보편적인 인간 특성을 갖고서는 이해 불가능한 부분들도 많은 것이다. 이러한 의미에서 구체적인 상황에 처한 구체적인 개개인의 실존적 삶을 지지하고 강조하는 실존철학은 일반화되고 객관화된 보편성 속에 개인을 끼워 맞추는 것이 아니라, 그 사람의 입장에서 그 사람만이 느끼는 주관적이고도 구체적인 체험을 있는 그대로 받아들이며 이해하는 관점으로 고통 속에서 저마다의 도움을 요청하는 간호대상자들을 대상으로 하는 간호학이라는 학문과 임상에 꼭 필요한 철학이라 할 수 있다. 그러할 때만이 간호사들은 임상에서 만나는 간호대상자들의 고통과 아픔, 분노, 좌절, 절망과 같은 실존적인 감정들을 있는 그대로 이해할 수 있으며, 그러한 이해 속에 그들이 보다 희망적인 미래에 자신들을 던지며, 보다 건강한 삶을 선택할 수 있도록 도울 수 있기 때문이다.

간호대상자들은 그 누구도 쉽게 이해하지 못하는 자신들의 아픔과 고통을 간호사와의 관계 속에 진실 되게 이해받으며 그 이전에는 경험하지 못했던 보다 더 발전적이고 희망적인 내일을 선택할 수 있게 될 것이다. 더불어 간호사 자신들에게 있어서도 그 어떤 외적 가치나 권유가 아닌 자기 스스로 주체적으로 자신의 삶을 선택하고 그것에 책임지는 주체성의 확립은 매우 중요한 부분이라 할 수 있다.

제5장

간호의 철학적 접근

간호철학은 분과학문으로서의 간호학문과 간호실천이라는 전체 영역에 대한 철학적 사고를 한다. 그래서 간호철학은 간호학문과 간호실천에 대한 정체성을 확립해 주고, 궁극적으로 간호가 추구해야 할 방향과 지침을 제공할 수 있다. 간호철학은 철학에서 다루어지는 주요 주제들을 간호에 응용하여 탐구를 함으로써 간호학문과 실천에 대한 철학적 기초를 마련할 수 있다. 이미 위에서 살펴본 바와 같이 철학의 주요 주제들은 다음과 같은 질문을 통해 정리될 수 있다. (1) 인간의 자연(환경) 전체 영역에 대한 존재론적 질문, (2) 그러한 존재영역에 대한 인식론적 질문과 학문에 대한 방법론, (3) 인간 삶의 도덕적 가치와 행위의 규범과 관계된 도덕적 질문, 그리고 (4) 미와 예술에 대한 감성적 인식과 예술로서의 미적 행위와 관계된 미학(aesthetic) 질문들로 나눌 수 있다.

철학의 주요 주제는 간호의 본질에 대한 존재론적 질문과 간호지식의 성립과 더불어 간호학문을 탐구하기 위한 방법론적 기초를 제공해 줄 수 있다. 그리고 간호학문은 실천적인 응용학문이다. 그래서 간호학문을 실천적 간호행위의 궁극적 목적과 도덕적 가치에 대한 질문을 한다. 도덕철학은 바로 간호실천의 도덕적 목적과 간호행위의 도덕적 가치에 대한 규범과 지침을 부여할 수 있다. 또한 간호행위가 미적 행위로서의 예술을 지향하고자 한다면, 미학은 실천적 행위로서의 간호예술에 대한 철학적 기초를 마련해 줄 수 있다. 위에서 살펴본 바와 같이 철학의 근본적 주제들은 간호학이라는 학문 분야에 대한 존재론적 규정과 인식론과 학문의 방법론을 제공할 수 있으며, 그 학문이 궁극적으로 실천적 행위를 지향할 때, 실천적 행위에 대한 도덕적 지침은 물론, 그 행위가 어떻게 예술로서 표현될 수 있는지에 대한 근거와 방향을 제시해 줄 수 있다.

그렇다면 간호철학은 어떻게 위와 같은 철학의 근본 주제를 통해 간호학문과 실천의 철학적 기초와 방향을 제시해 줄 수 있는가? 우선 간호철학은 간호학문의 대상으로 간호의 영역을 규정하고 이에 대한 본질을 규명하는 존재론적 탐구를 할 수 있다. 그리고 이러한 간호영역에 대한 참된 지식이 어떻게 성립이 가능하며, 간호지식을 개발하기에 합당한 방법론이 무엇인지에 대한 인식론적 탐구를 한다. 우리는 간호현상에 대한 인식론적 질문을 통해 간호학적 지식체가 지닌 고유한 특성을 규명할 수 있는 것이다.

그리고 간호학문은 결국 실천을 목표로 하는 실천적 지식체이기 때문에, 바람직한 간호행위를 위한 도덕적 목적과 가치를 추구한다. 따라서 간호철학은 바로 간호라는 실천적 행위에 대한 도덕적 가치와 규범을 탐구해야 하는 것이다. 마지막으로, 간호철학은 실천적 예술로서의 간호행위에 대한 미학적 질문을 할 수 있다. 간호철학은 미학적 질문을 통해서 단순히 숙련된 기술이 아닌 예술로서 간호행위가 무엇이며, 그것이 어떻게 가능한지에 대한 철학적 탐구를 하는 것이다. 위에서 설명한 바와 같이 이러한 철학의 근본적 주제에 따른 간호철학의 과제는 다음과 같이 요약될 수 있다.

1. 간호의 본질에 대한 이해(존재론적 질문)
2. 간호지식의 탐구방법(인식론적 질문)
3. 간호행위의 도덕적 가치와 규범(도덕적 질문)
4. 간호에서의 미학(미학적 질문)

1. 간호의 본질에 대한 이해

우선 간호철학은 간호학문에서 다루어지는 가장 핵심적인 주제와 개념을 정의해야 한다. 간호철학은 '간호는 무엇인가'라는 가장 기초적인 질문에서부터 출발한다. 이것은 간호의 본질에 대한 존재론적 질문이다. 그러나 간호의 본질을 이해하기 위해서 간호가 요구되는 인간이란 무엇인가, 인간 삶을 에워싸는 총체적인 환경(상황)이란 무엇인가, 그리고 건강과 불건강 등을 어떻게 이해할 것인가 등에 대한 물음이 모두 다루어져야 한다. 이렇듯 간호와 이와 관계된 인간과 인간을 에워싼 환경, 건강 4가지 개념을 이해하는 것은 간호철학에서 기본적으로 탐구해야 할 핵심적 주제들이다.

따라서 간호의 본질을 이해하기 위해서 간호철학은 간호의 개념과 관계하는 인간관과 환경관을 전제해야 한다. 왜냐하면 간호철학이 어떻게 인간을 이해하고 환경을 이해하는가에 따라서 간호의 본질을 규정하는 내용들이 달라질 수밖에 없기 때문이다. 특히 간호에서 인간을 어떻게 이해하는 가는 매우 중요하다. 왜냐하면 간호는 인간관계 속에서 일어나는 행위이며 인간이해를 전제로 하기 때문이다. 지금까지 나이팅게일 이래로 간호학자들은 인간의 존엄성에 대한 휴머니즘 사상에 근거하여 생물학적, 심리적, 정신적, 영적 영역을 모두 포괄하는 전체로서 인간을 이해하였다. 그리고 인간과 상호작용을 하는 환경을 물리적 환경뿐만 아니라, 개인의 심리적 환경, 사회적 환경 등을 포괄한 총체적 환경으로 이해했다. 인간의 건강이란 이러한 환경과의 상호작용을 통해서 형성되는 것이며, 이것을 한 개인의 삶의 과정에서 추구하는 가치, 즉 선으로서 간주했다. 따라서 간호학자들은 이렇듯 인간과 환경 그리고 건강에 대한 이해에 기초하여 생물학적, 심리적, 정신적, 영적인 측면을 모두 포괄하는 인간전체를 간호하는 전인간호를 간호의 핵심으로서 설명하고자 하였다.

이와 같이 간호학문의 가장 기초적이며 근본적인 주제인 간호의 본질을 이해하는 것은 곧 간호의 정체성을 이해하는 데에 반드시 필요하다. 왜냐하면 인간과 환경, 그리고 건강을 어떻게 이해하는가에 따라서 각기 간호에 대한 그 견해를 달리할 수 있기 때문이다. 그래서 간호철학은 바람직한 전인적 인간 간호를 위한 이론적 기반을 모색해야 하며, 이를 위해서 전인적 인간과 총체적 환경을 이해할 수 있는 철학적 원리나 개념들이 제공되어야 하기 때문이다. 이렇듯 인간과 환경 등의 이해에 기초한 간호에 대한 본질을 규명해야 하는 간호철학의 과제는 다른 학문과 구분되는 간호학문의 고유한 정체성을 확립시키는 데에 기여하는 것이다.

2. 간호지식의 탐구방법

간호철학은 간호지식의 특성을 탐구하고 간호이론을 이해하고 연구하기 위한 인식론적인 원리를 제공해야 한다. 즉, 간호학이 하나의 독자적인 학문적 체계를 지니기 위해서 간호철학은 간호학문의 특성을 탐구하여 간호지식을 연구하기 위한 방법론적 원리를 제공해야 하는 것이다. 특히 간호학문은 순수한 이론학문이 아닌 실천적 간호행위를 목적으로 하는 응용학문이다. 왜냐하면 간호지식체는 오로지 간호라는 실천적 행위를 통해서 그 지식으로부터 타당성을 지니기 때문이다. 따라서 실천적 지식체로서의 간호학문의 정체성을 보증해 줄 수 있는 간호의 특성이 총체적으로 탐구되어야 한다. 예를 들어 Carper는 간호지식의 유형을 경험적 지식, 도덕적 지식, 미학적 지식, 인격적 지식으로 구분하였다.

1. 경험적 지식은 실제로 경험한 실증적 사실에 기초한 지식이다. 예를 들어 간호를 위해 필수적인 인간 신체에 대한 경험적 지식인 생리학 · 병리학이 이에 속한다.

2. 도덕적 지식은 간호실무에서 윤리이론과 원칙을 이해하여 실무에서 부딪히는 도덕적 문제를 추론하고 해결하기 위한 지식이다.
3. 미학적 지식이란 객관적인 과학적 지식과 다르게 개별적인 인간에 대한 지각과 공감의 과정을 통한 심미적 지식이다.
4. 인격적 지식이란 다른 사람을 자아로 이해하고 간호하기 위해서, 자기 자신에 대한 이해가 필수적임을 의미한다.

위에서 기술한 4가지 간호의 지식의 유형이 통합된 것이 간호지식의 특성인 것이다.

따라서 간호철학은 다른 이론적 지식, 즉 수학이나 물리학, 화학 등과 다르게 실천을 목표로 하는 지식체로서의 간호의 특성을 이해하고 연구할 수 있는 지침과 방향을 제시해야 하는 것이다.

그리고 간호철학은 간호지식을 개발하기 위해 사용하는 방법론에 대한 철학적 기초를 제공해야 한다. 즉, 간호철학은 위에서 정립한 인간과 간호에 대한 이해에 기초하여 어떻게 간호지식을 개발하고 또 학문으로서의 체계를 성립시킬 수 있는지에 대한 방향을 제시해야 하는 것이다.

간호지식은 경험과 실무에 근거한 간호행위와 관련된 자료들과 정보를 단순히 쌓아올린 집합체가 아니다. 간호지식은 간호가 추구하는 실천적 목적을 달성하기 위한 것이어야 하며, 이것은 방법론적 원리에 의해 간호에 대한 정보와 자료들이 개념화되고 유기적으로 조직되어 체계화된 것이어야 한다. 따라서 간호철학은 간호의 목적에 합당한 간호학적 지식체를 개발하기 위한 학문의 방법론적 기틀을 마련해야 한다. 간호학문에서 사용하는 방법론으로는 일반적으로 실증주의적 탐구방법으로 양적 연구방법과 인문학적 탐구방법으로 질적인 연구방법이 있다.

1) 실증주의적 탐구방법

간호지식은 경험에서 출발한다. 그래서 간호연구는 주로 실무경험에서 얻은 자료를 통해서 과학적 방법에 의해 지식을 개발하고, 그 지식의 타당성을 검증하는 실증주의적 방법론을 사용하였다. 실증주의 방법론에 탐구된 지식이야말로 객관적이고 과학적인 지식이 될 수 있다고 여긴 것이다. 원래 실증주의는 데카르트 이후의 기계론적인 세계관을 배경으로 한 자연과학적 탐구방법으로 자연의 물질계나 인간의 신체영역에 대한 관찰과 실험 등에 사용되었다. 그러나 자연계, 즉 물질계, 인간의 신체영역만을 탐구 대상으로 삼던 실증주의적인 연구방법이 19세기 이후에는 사회과학 등 다른 학문의 영역에까지 적용되기 시작하였다. 이러한 실증주의는 관찰과 실험에 의해 검증된 객관적이며 과학적 지식을 추구해야 한다는 간호를 과학화하는 흐름을 타고 간호학문에도 일반적으로 적용되었다.

실증주의는 간호의 대상인 인간과 그러한 인간과 관계하는 환경을 인과법칙에 따라 탐구할 수 있는 기계론적 세계관, 혹은 인간을 물질로 환원시켜서 이해하는 환원주의를 전제로 한다. 그리고 이러한 기계론적인 세계관에 따른 인간관은 인간의 신체적 작용뿐만이 아니라, 정신작용도 물질로 환원시켜서 볼 수 있으며 그것을 인과법칙에 의해 탐구할 수 있다고 본다. 예를 들어 인간의 정신작용을 뇌라는 물질로 환원시켜서 보고, 그것의 각각의 기능에 따라 인간의 정신활동을 연구하고 있는 것이다.

실증주의 방법론에 따른 간호학적 지식은 마치 자연현상을 다루는 자연과학에서처럼 반복된 경험과 관찰에 의해 수집한 자료들을 귀납적 방법에 의해 일반화시킨 가설들이다. 그리고 실무에서 경험되는 간호현상들은 그 가설에 의해 설명할 수 있어야 한다. 따라서 항상 간호학적 지식은 실무현장에서 반복된 경험과 관찰을 통해 확증될 때만이 비로소 객관적인 지식으로서 보증될 수 있다. 이렇듯 간호지식은 실무에서 반복적인 경험과 관찰, 그리고 실험 등을 거쳐 수량화시킬 수 있는 통계적 방법 등을 이용하며 객관적 지식을 추구한다. 이러한 과학적이며 객관적 지식을 탐구하는 방식을 일반적으로 양적인 연구방법이라고 일컫는다. 특히 간호학에서 양적 연구는 간호실무의 경험에서 얻은 객관적 자료를 통계적 방법에 의해 일반화하여 가설을 설정하고, 그 가설을 다시 실무 경험을 통해 검증하는 과정을 통해 이루어진다. 그러나 위에서 언급하였듯이 간호지식은 인간에 대한 간호실천을 목표로 하기 때문에 전인적인 인간에 대한 이해를 전제로 한다. 따라서 자연과학처럼 수량화될 수 있는 객관적 지식을 추구하는 실증적 탐구방식은 전인간호를 위해서 총체적으로 인간을 이해해야 하는 간호학문에서 한계를 지닐 수밖에 없다.

2) 인문학적인 연구방법(질적 연구방법)

그러나 오늘날 많은 간호학자들은 실증주의는 인본주의에 기초한 전인간호를 목표로 하는 간호의 본질을 인식하고 체계화하기 위해 적합한 학문의 방법론으로 한계를 지닐 수밖에 없음을 지적하였다. 타학문에서처럼 간호학문에서도 1960~1970년대 이후부터 자연과학의 급속한 발달로 인하여 인간 삶의 모든 영역에까지 지배하기 시작한 실증주의 사고방식에 대한 비판과 반성이 일어났던 것이다.

왜냐하면 간호학문의 초창기인 나이팅게일 이래로 간호학자들은 인간의 존엄성을 기반으로 한 인본주의 사상의 영향을 받아 전인간호(holistic nursing)를 주장하였다. 그것은 인간을 생물학적, 심리적 · 물질적, 영적 차원을 모두 총체적으로 이해하는 간호를 한다는 견해이다. 따라서 간호학자들은 전인간호라는 목적에 부합하는 간호지식을 개발하기 위한 연구방법에 대해 반성하기 시작한 것이다. 그들은 간호학문은 바로 자연과학과는 다른 인간에 대한 이해를 바탕으로 한 실천적 지식이기 때문에 간호학문에 인문학적 접근방식이 필요하다고 생각하였다. 인문학적 방법으로 질적 연구는 한 개인 혹은 집단이 처한 환경(세계) 속에서 경험을 중요시하며, 그 삶의 체험의 의미를 발견하여 기술하고 이해하는 데 중점을 둔다.

질적 연구방법은 간호가 이루어지는 인간 삶의 체험을 관찰된 사실로써 설명하는 것이 아니라, 삶의 체험에 숨겨져 있는 의미를 발견하여 기술하고 해석하는 데 중점을 둔다. 즉, 인간 삶의 체험의 의미는 인간 심층의 무의식의 영역, 소리, 색깔, 형태로 지각되는 감성적 인식영역과 예술적 표현의 영역, 언어적 표현으로 이루어진 담화의 영역 등에서 발견된다. 이러한 질적인 연구방법에는 개인의 실존적 삶을 중요시하고, 그 실존적 주체로서 인간 삶의 의미를 발견하여 기술하고 해석하는 실존적 현상학과 더불어 개인의 생생한 삶의 체험을 이해하는 해석학이 있다. 그리고 개인을 사회적 존재로서 보고, 사회적 행위로서의 인간 상호작용의 과정과 의미를 이해하는 상징적 상호주의에 기초한 근거이론이 있다. 그 뿐만이 아니라 한 개인이 속한 문화적 공동체가 공유하는 삶의 체험의 구조와 의미를 탐구하는 민속기술지도 간호연구에 활발하게 응용되고 있다. 또한 오늘날 해체주의라고 일컫는 포스트구조주의, 여성주의 등 인문사회과학에서 탐구되는 다양한 방법론이 간호연구에서 새롭게 응용되고 있다.

이러한 질적인 연구방법들은 간호현상을 어떻게 이해하는가에 따라서 다양한 양상을 지닌다. 만약 간호를 개인의 실존적인 삶의 의미를 발견하는 돌봄의 과정으로 생각한다면 간호학적 지식은 실존적 현상학, 그리고 해석학적 방법에 의해 연구될 수 있다. 또한 간호행위를 사회적 행위로서의 인간 상호작용의 의미를 이해하는 의사소통에 중점을 둔다면 사회학적 방법인 근거이론이 적합할 것이다. 그리고 문화 공동체가 공유하는 삶의 의미나 가치라는 맥락에서 간호의 의미를 이해한다면 민속기술지적 방법이 적합할 것이다. 또한 최근 들어 여성주의적 시각에 의해 가부장적인 사회, 남성 중심적 사회에서의 간호의 가치와 돌봄의 의미를 비판적으로 재구성해 볼 수 있는 것이다. 그리고 보건의료계를 주도하는 의학 중심주의에 대한 비판을 통해 이로부터 소외된 간호와 돌봄의 가치를 파헤쳐 학문적 지식으로 재구성하는 포스트모던적 시각에 의한 간호연구도 가능한 것이다.

이와 같이 간호지식에 대한 탐구는 간호현상을 어떻게 이해하는가에 따라서 학문의 방법론을 달리한다. 간호철학은 간호가 추구하는 목적에 부합하는 지식들을 개발하고, 지식의 체계를 만들어 나가기 위한 연구방법의 철학적 기반을 제공해야 하는 것이다.

3. 간호의 도덕적 가치와 규범

그렇다면 간호가 추구하는 궁극적 목적은 무엇인가? 간호는 지식이나 기술이 아니라 실천적 행위이다. 간호는 실천적 행위가 추구하는 도덕적 목적을 지닌다. 그래서 간호철학은 인간의 실천적 행위로서의 간호행위가 지향하는 궁극적인 도덕적 목적이 무엇이며, 그리고 그 목적을 향해 나아가는 간호행위의 윤리적 가치와 판단 기준 등을 제공해야 한다. 왜냐하면 간호학은 순수한 이론 학문이 아니라, 이상적인 간호실천을 위한 도덕적 당위성을 지니는 실천적 지식이기 때문이다. 따라서 간호철학은 간호가 추구하는 도덕적 목적에 따라 간호행위의 윤리적 가치를 판단할 수 있는 규범들을 제공해야 한다. 간호행위의 도덕적 목적과 간호행위의 윤리적 가치를 판단할 수 있는 규범들은 결국은 다양한 윤리이론을 기초로 하여 나온 것이다.

전통적인 이론 윤리학에는 인간이 추구하는 삶의 도덕적 목적을 최고 선, 즉 행복에 두고, 도덕적 품성과 자질의 계발에 주안점을 둔 아리스토텔레스의 덕윤리관이 있다. 그리고 칸트의 도덕철학은 인간존엄성을 인간의 자유의지와 실천이성에 기초하여 설명하였고, 인간존엄성의 실현을 내용으로 하는 도덕법칙을 도덕적 규범으로 삼았다. 그리고 도덕적 규범을 행위의 결과가 공공의 이익을 가져오거나 삶의 유용성을 증진시키는 것에 두는 공리주의 이론들이 있다. 또한 이러한 전통적인 윤리이론에서 추론된 생명의료 윤리의 4가지 원칙에는 자율성 존중의 원칙, 악행금지의 원칙, 선행의 원칙, 정의의 원칙이 있다. 이것은 의료윤리의 원칙들로서 의료상황에서 일어나는 윤리적 문제를 판단하기 위한 기준으로 임상에서 널리 응용되고 있다. 그 외에도 정직, 성실, 신의의 규칙 등이 간호윤리에 응용되고 있다.

이러한 윤리 이론들은 간호의 도덕적 목적과 가치를 규정하는 데 방향을 제시한다. 간호학자 왓슨(J. Watson)은 간호의 도덕적 목적은 돌봄이며, 이것은 바로 인간의 존엄성을 보호하고 유지하고 증진시키는 간호의 이상이라고 하였다. 또한 윤리이론에서 나온 윤리 원칙이나 규칙들은 윤리적 결정을 내려야 하는 복잡한 임상상황에서 합리적인 도덕적 의사결정을 할 수 있는 지침을 제공한다. 특히 오늘날 의료인들은 의료기술의 발달과 함께 삶과 죽음의 문제와 관련된 윤리적 문제들, 예를 들어 안락사, 장기이식, 인공수정 등에 직면하여 자율적으로 도덕적 판단을 할 수 있는 능력이 더욱 중요시 되었다. 따라서 간호철학은 임상상황과 관련된 윤리적 개념이나 윤리적 원칙에 대한 이해를 돕고 올바른 도덕적 의사결정을 하기 위한 기반을 제공하는 것이다. 그래서 인간 존엄성의 이념, 도덕적 선, 행복, 의지의 자율성, 도덕적 인격(person), 인간의 생명과 죽음에 대한 권리, 선행과 정직, 정의 등의 윤리적 개념을 명료히 하는 것이 중요하다. 그리고 간호철학은 구체적인 간호실무에서 간호사와 환자와의 관계, 간호사와 협력자와의 관계, 간호사와의 관계에서 일어나는 다양한 윤리적 문제에 비판적으로 접근하고 판단할 수 있는 윤리적 사고방식과 지침을 제공해야 하는 것이다.

그러나 간호철학은 무엇보다도 간호의 본질인 돌봄(caring)이라는 개념이 지닌 도덕적 성격을 탐구함으로써 이상적인 간호행위에 부합하는 돌봄의 윤리에 대한 틀을 제공할 수 있어야 한다. 간호윤리의 역사에서 돌봄은 옹호(advocacy), 책임(accountability), 협동(cooperation)과 더불어 가장 핵심적인 간호의 윤리적 개념으로 이해되어져 왔다. 돌봄의 윤리학자들은 간호에서 돌봄은 어떤 도덕적 원칙이나 규칙에 따라 수행되기보다는 각 개인이 처한 구체적인 삶의 맥락 속에서 이루어지는 친밀한 상호 인간관계에서 이루어짐을 강조한다. 왜냐하면 돌봄은 각각의 상황 속에서 서로의 요구를 수용하고 받아들이는 공감에 기초한 인간관계의 친밀성과 상호성을 바탕으로 하여 수행되기 때문이다. 그래서 간호에서 돌봄을 수행하기 위해서는 특히 다른 사람에 대한 동정심, 공감능력, 특히 책임감 등의 도덕적인 성품의 함양을 필요로 한다. 이러한 윤리는 돌봄을 위한 간호사의 성품과 자질을 중요시 여기는 덕 윤리로 이해되어지기도 한다. 오늘날 간호에서 돌봄의 윤리는 간호윤리의 핵심이다. 이 윤리는 인간관계의 윤리, 타자에 대한 책임의 윤리, 공감에 기초한 덕 윤리로서 간호윤리의 특성을 이해하는 데 중요하다.

4. 간호학에서의 미학: 예술로서의 간호

마지막으로, 간호학자들은 간호학을 과학(science)이며 동시 예술(art) 혹은 기예라고 정의한다. 왜냐하면 간호학은 한편으로 경험과학으르서의 객관적 지식을 추구하지만 동시에 실무현장에서 감성적 인식을 통해 실현되어야 하는 일종의 예술(art) 혹은 기예로서 간호의 특성을 이해해야 하기 때문이다. 그렇다면 간호철학은 다음과 같은 근본적 질문을 할 수 있다. 과연 간호는 어떤 의미에서 예술(art)이라고 불릴 수 있는가? 왜 간호학문에서 왜 미학(aesthetics)이 요구되는가?

간호철학은 예술, 혹은 기예로서 간호가 어떻게 가능한지에 대해서 다음과 같은 미학적 탐구를 할 수 있다. 간호는 학문적 개념이나 지식의 체계로 객관화시켜 설명할 수 있는 다양한 인간 삶의 감성적 인식 영역, 특히 기쁨, 슬픔, 고통, 분노 등이 일어나는 인간 삶의 정서적 체험에 관여한다. 즉, 감성적 인식이란 이성에 의한 논리적 분석이나 추론에 의한 과학적 사유방식과는 다른 상상력과 직관, 그리고 감정을 통해서 개인의 삶의 체험을 느끼고 이해하여 표현하는 방식이다. 즉, 간호사는 은유적인 언어적 표현, 표정, 몸짓, 접촉 등을 통해 개인의 요구를 느끼고 받아들여 이에 적합한 행위로써 표현할 수 있는 것이 바로 예술인 것이다. 간호에서의 감성적 인식은 실증주의적 방법에 접근할 수 없는 총체적이며 심층적인 개인의 삶의 체험에 대한 이해방식이며, 이러한 감성적 인식을 통해 수행되는 간호는 일종의 예술로서 표현될 수 있는 것이다.

그래서 간호철학에서 미학은 간호행위가 감성적 인식을 통해서 예술, 즉 돌봄의 예술로 표현되기 위한 조건들을 다음과 같이 제시할 수 있다.

1. 기술(craft)이 아닌 예술(art)로서의 간호행위는 기술적 지침에 따른 간호실무의 숙련된 기술만을 요구하지 않는다. 간호행위는 인간관계 속에서 일어나는 감성적 인식, 즉 상상력, 직관, 감정을 통해서 대상자의 상태를 느끼고 상상하여 이해하고 그들의 간호의 요구를 받아들여 이에 응답하는 돌봄의 행위이다.
2. 예술로서 돌봄에 대한 체험은 아름다움에 대한 체험이다. 특히 나이팅게일은 맑은 공기와 냄새, 색상과 형태, 특히 아름다운 물체와 다양한 변화가 환자의 치유와 회복에 중요한 요소임을 강조하였다. 나이팅게일은 병든 자에게 바람소리와 같은 자연의 소리와 악기, 인간의 목소리가 주는 돌봄의 효과에 대해 말하고 있다.
3. 예술로서의 돌봄에 대한 미적 체험은 삶에 대한 생명감을 일깨워 줌으로써 치유에너지를 공급한다.

4. 예술로서의 돌봄은 인간 상호간의 공감적 인식의 과정을 거쳐 자기 통찰과 더불어 서로의 삶의 의미의 영역을 확장시켜 준다.
5. 간호에서의 미적 체험은 인간의 존엄성에 근거한 도덕적 감정을 상호 전달하고 자기 가치감정과 존중감을 회복하게 한다.
6. 돌봄에 대한 미적 체험은 자기 정체성의 상실에 대한 위협으로부터 자기 자신에로의 회복을 향한 자기통합 감정을 갖게 한다.

위에서 살펴본 바와 같이 간호철학은 미학적 접근을 통한 간호현상에 대한 감성적 이해와 이를 근거로 간호행위가 어떻게 돌봄의 예술이 될 수 있는지에 대한 철학적 기초를 마련해 줄 수 있다.

PART Ⅱ

2

간호의 역사

제1장

서론

1. 간호역사 학습의 필요성 및 목적

오랜 옛날부터 인간은 현재를 알기 위해 과거에 일어났던 역사적 사건들을 중요하게 인식하여 기록으로 남겨왔으며, 우리는 이것을 역사라고 한다. 과거 · 현재 · 미래는 복잡하게 연관되어 있다.

따라서 개인의 신념체계나 가치관은 과거경험의 결과이며, 국가 · 조직 · 개인의 변화 · 발전 · 성장 역시 과거와 깊이 관련되어 있으므로 간호사업 발전 또한 과거와 무관하게 이루어질 수 없는 것이다. 한 시대의 사회상과 사상은 강력한 힘으로 시대인의 사고와 행동에 영향을 미쳐왔으며 또한 당시에 간호에 종사하였던 사람들의 사고와 행동으로 나타나고 있는 것이다. 따라서 과거에 대한 이해 없이 현재 우리의 위치를 이해하지 못할 것이다. 과거의 역사와 전통을 바로 인식하고 판단함으로써 유 · 무형의 힘이 합쳐져서 간호사업의 방향을 제시해 주는 것이다. 또한 과거가 제공해 주는 자료 없이는 복잡한 오늘의 사회에서 간호사업이 장차 나아갈 합리적인 계획표를 작성하기 어려울 것이다. 역사는 연속된 것으로 볼 때 현재의 관점에서 과거를 돌아볼 필요가 있는 것이다. 그러나 관심의 초점은 현재에 두고 있으며 현지 우리의 가치와 신념체계를 이해하는 예비과정으로써 과거가 문제되고 있는 것이다.

따라서 간호역사를 학습하는 목적은 ① 간호사업이 일반문화사와 어떻게 관련을 맺어왔는지, 어떠한 변화와 경로를 거쳐 오늘에 이르렀는지 알아보고 전체적인 역사의 흐름 속에서 간호사업의 위치와 비중을 확인하고, ② 간호역사 주인공들의 이념과 생애를 고찰해 봄으로써 간호지도자들이 시대적 상황에 어떻게 대처하였으며 그들의 신념과 활동이 사회와 간호사업의 변화에 어떻게 기여하였는지를 알아봄으로써, ③ 이를 토대로 오늘의 간호문제 해결을 위한 판단과 간호사업 설계에 도움을 얻기 위해 간호사업의 역사적 배경을 알 필요가 있으며, ④ 또한 이러한 역사와 사실들이 오늘의 우리들로 하여금 합리적으로 앞날을 설계하고 유익한 판단은 얻는 데 도움을 얻기 위함이다.

즉, 식물이 성장해온 토양을 앎으로써 보다 충실한 결실을 맺게 할 수 있듯이 간호의 발달경로를 앎으로써 간호를 더욱 발전시킬 수 있고, 오늘 우리가 해결해야 할 간호문제를 앞에 놓고 과거 역사적 사실들을 살펴봄으로써 해결책을 찾을 수 있는 것이다. 따라서 오늘의 우리들이 간호사업의 진정한 주인공이 되기 위하여 간호역사를 공부할 필요가 있는 것이다.

2. 간호 및 의료의 발달 과정

간호의 역사는 먼 과거에 기초하고 있다. 오늘날의 'Nursing'이라는 말은 라틴어 'Nutrie'에서 나왔고 '기르다, 양육하다, 돌보다, 아이에게 젖을 먹이다'라는 뜻을 지닌다. 인류역사와 함께 돌봄과 양육의 필요성이 대두되었으므로 간호는 인류역사와 함께 하였다.

자기 자신을 돌볼 수 없는 사람을 돌보는 간호의 본질적 기능은 변하지 않았을지라도 실질적 간호는 계속 변해왔고 종교와 문화, 정치와 전쟁, 기술과 의학의 영향을 받았다. 이러한 영향이 간호에 어떤 효과를 가져다 주었는가를 이해하는 것은 미래에 대한 전망과 방향을 제시해 준다. 간호역사는 일반 역사에 그 뿌리를 두고 있으므로 시대가 요구하는 간호는 그 시대의 문화전통과 관련되어 나타난다. 이는 변화 없이 정지된 상태에 있던 원시인의 단순한 사회뿐만 아니라 고도로 과학화 · 전문화된 복잡한 사회에서도 동일하다. 따라서 간호역사를 수천 년간의 인류역사 속에서 분리하여 기술할 수는 없는 것이다. 따라서 간호 발달 과정을 묘사하기 위해서는 문명 발달 과정의 묘사부터 시작되어야 하겠다. 원시시대 혹은 선사시대에 대한 기록이 없음에도 불구하고 오늘날에 존속하는 고립된 종족들의 문화는 선사시대의 무언가를 나타내 주고 있다. 이러한 종족들에게 있어 여성들은 기르고 양육하고 아이들과 아픈 가족을 돌보는 중요한 책임을 맡았다. 따라서 이들의 돌봄은 경험적이고 모성애적인 간호였을 것으로 짐작된다.

특별한 치료기술을 가진 사람들이 의료인이나 주술가가 되기도 하였다. 주술가의 기능은 주문, 부적, 최면술과 약초들을 사용함으로써 병을 유발시킨다고 믿고 있는 악령들을 쫓아버리는 것이었다. 고대의 치료자들은 때론 두개골에 작은 구멍을 내기도 하였는데 이는 아마 병을 일으킨다는 악령들이 빠져나갈 통로를 마련해 주기 위한 행위였을 것이다.

상고 시대는 경험적 간호와 치료에 더하여 마술적 · 신화적 치료의 시기로 다양한 신과 신전을 중심으로 생활하였고 이에 대한 경외가 있었음으로 종교적 태도나 믿음이 상고시대인들의 건강과 질병에 크게 관련되어 있었다. 그들은 죄는 곧 질병이라는 관념을 가지고 종교심과 건강문제를 함께 취급하였다. 따라서 예배하는 신당이 병을 치료하는 곳이기도 하였다. 신부의사(Priest-Physician)는 죄와 질병의 문제를 함께 다루었다. 의술과 간호술을 따로 구분하기 어려웠고 기원전에 이미 문자를 가지고 문명을 누린 종족인 메소포타미아 지역의 바빌로니아인, 애굽인과 동양의 인도인은 많은 치료방법과 오늘날도 참고가 되는 처방이 기재되어 있는 서적이나 경전이 있었다. 애굽의 파피루스와 인도의 힌두교의 경전인 베다(Veda)가 그것이다.

B.C. 1500년경에 이집트로부터 이스라엘 민족의 출애굽시의 지도자인 모세(Moses)는 위대한 위생가로 오늘날 공중보건학의 중요문제인 식품선택, 쓰레기 처리의 규칙, 나병의 전염방지, 피부의 상처 돌보기 등의 위생에 관한 지식을 보급하였음을 구약성서에서 찾아볼 수 있다. 특히 히브리 민족이 갓난아이에게 실시하는 포경술은 유대교에서 할례라는 종교의식으로 오늘날까지 전해지고 있다. 동양에서의 고대 문명국가로 인도와 중국이 독특한 의료제도나 의술을 가졌으나 그 문화적 특징이 후일 간호사업에 큰 영향을 주지는 못하였다.

그리스는 B.C. 1000년경부터 신화와 철학과 고전으로 찬란한 문화를 장식하였으며 B.C. 500년경에는 의학, 수학, 천문학, 건축, 예술 등으로 그리스의 전성시대를 구가하였다. 많은 신화 가운데 의료의 신인 에스클라피우스의 이야기는 잘 알려져 있다. 의학의 아버지로 알려진 B.C 460년에 그리스의 코스섬에서 태어난 히포크라테스의 업적은 그리스 의학에서 특기할만한 사실로서, 그의 의사로서의 높은 윤리관과 이를 실천하는 삶은 후일 의료인의 귀감이 되었다. 그리스에는 자연과학에 조예가 깊은 아리스토텔레스(B.C. 384~322)와 같은 학자들이 많아서 해부학, 동식물학, 물리학의 기초를 닦았다. 따라서 고대 그리스는 유럽 문명발달에 크게 공헌하였다.

로마제국은 그리스에 이어 고대 유럽문명의 중심지가 되었다. 로마는 B.C. 275년에 이르러 피렌체 남쪽의 이탈리아 반도 전역을 지배하였다. 그 후 200년 동안 계속 영토를 확장하였다. 처음에는 농업국으로 발전하였으나 무용, 경제, 정치 등 실제적인 면에서 세력을 길러 영토를 넓혔다.

B.C. 27년부터 180년까지 로마는 최전성기를 맞아 강력한 제국을 건설하였다. 이 시

기에는 로마제국에 대적할만한 나라가 없어서 평화로웠다. 로마의 예술과 학문은 그리스의 정신 문화와 사상을 계승하여 제국 전역에 전파하여 로마문화를 그레코-로만(Greco-Roman)이라고 한다.

로마가 지중해를 정복해서 그리스 문화의 유산을 이어받자 로마는 그리스 의학과 보건에 관한 사고방식도 받아들였다. 그리스로부터 풍부한 유산을 받아들일 뿐만 아니라 로마의 고유한 문화도 발전시켰다. 로마 자신의 특성을 살려 새로운 로마의학과 건강에 대한 섭생법과 공중보건 활동을 전개하였다. 의학수준은 그리스에 미치지 못하였으나 목욕탕과 하수도망의 건설, 상수도 및 각종 보건시설의 설치 등 위생공학과 보건행정면에서 위대한 업적을 남겼다. 잘 계획된 도시와 광대하고 짜임새 있는 도로망을 건설하였으며 로마인들의 언어인 라틴어는 유럽에서 사용하는 로망스어의 모태가 되었다. 또 로마가 발전시킨 법률원칙은 근대 법체계의 기초가 되었다.

기독교는 로마제국의 통치 하에 있던 팔레스타인에서 시작되어 로마제국의 유럽지역으로 전파되었다. 로마인은 초기에는 기독교도들을 박해하였으나 324년에 콘스탄티누스 대제가 기독교를 국교로 선포함(밀라노 칙령)으로써 기독교적 사상이 사회질서를 잡기 시작하였고 4세기 말에 로마제국의 공식종교가 되었다. 특히 상류층에 신자가 많았고 부유하고 유능한 귀부인(Roman Matron)들 중에 복음의 실천으로 간호사업에 투신하는 이가 많았다. 사저를 제공하여 행여 병자들을 돌보고 전염병 유행 시 간호봉사를 하는 등, 내세를 위한 준비로 영혼을 구제하는 일로 질이 높은 간호를 하였다.

서유럽에서 중세는 서로마제국의 몰락부터 16세기까지 지속되었다. 중세 전반기인 500~1000년 사이는 총체적으로 암흑의 시대로 교회에 의해 지배되었다. 많은 왕족, 귀족들이 간호에 종사하였고 간호는 정죄와 정화의 수단이었다.

교회의 여집사들이 대규모로 간호활동에 종사하였으며, 봉건영주의 아내인 장원의 여주인들은 장원의 병자들을 돌보는 책임을 졌으며, 이 돌봄은 간호사와 의사의 역할을 합친 것이었다.

중세 서유럽의 봉건귀족들 사이의 귀족출신 여성존중의 풍습과 윤리인 기사도는 여성직업인 간호에도 영향을 미쳤다. 대수도원장이나 여자대수도원장에 의해 관리된 수도원의 수도자들은 고아들을 돌보고, 아이들 교육과 병자간호에 힘썼다. 특별히 병자간호는 공동체 생활의 주된 임무였다. 수도원이 수도원 구성원과 지역사회의 가난한 이들을 위해 수도원 성문 안팎에 건립한 무료진료소와 병원은 최초의 구빈원이었고 후일 시립병원으로 발전하였다. 의료사업은 거의 수도자들에 의해 이루어졌고 수녀장들 중에 성자 간호사들이 많이 배출되었다. 비종교적인 의학은 거의 사라졌고, 과학적 기술적인 면에서의 간호나 의학은 찾아보기 어려웠다.

570년에 메카에서 탄생한 마호메트가 알라신을 유일신으로 하는 이슬람교리를 선포한 것이 그의 나이 40세 즈음이었다. 아랍인들은 규모가 큰 병원을 설립하고 환자간호법도 소개하였다. 의학연구를 장려하였고 히포크라테스와 갈렌의 의서를 아랍어로 번역하는 등 의학발전을 도모하였다.

중세 유럽 도시에서 설립된 대학들 중 남부 이탈리아의 살레르노대학은 의학센터 역할을 하였고 수도원 의료에서 의료원 의료로 전환하는 데 기여하였다.

수도원 담 밖에 건립되어 현존하는 세 개의 병원인 리용과 파리의 호텔듀와 로마의 산토스피리토병원 중 리용과 파리의 호텔듀에는 간호제도를 다룬 기록이 있다.

중세 후반기는 1000~1500년까지로, 암흑기가 끝난 중세 후반기의 사회는 과거와 많이 달라졌다. 많은 바바리안들이 유럽 각국에 정착하그 그들 대부분이 기독교도가 되고 개화되었다.

이 시기는 전쟁, 전염병, 기근, 불안정으로 얼룩졌다. 중산계급인 상인, 은행원, 점포 소유자, 소매상인들에 의해 상거래는 활발히 이루어졌다. 장인들은 영주들처럼 부유해졌고 힘이 막강해졌다. 대학교육은 중산계급의 특권이 되었고 배움의 열기가 활발하게 일어났다. 장원에서 농노들이 자유롭게 되었고 일자리를 찾아 도시로 떠나거나 도시 근교에서 농사를 지어 늘어나는 도시민들에게 식품을 팔아 생활하였다. 도시의 인구는 과잉되었고 식수와 식품공급을 위한 위생시설은 부족하였다. 빈민가는 각종 사회악의 온상이 되었고 새로운 기독교 정신은 당시 사람들에게 막강한 영향을 미쳐온 가톨릭교회의 권세에 도전하였다.

군집된 생활환경과 질병의 만연과 인구의 재배치와 도시의 성장은 간호를 공공기관 밖으로 나가게 하였으며, 가정에서 간호가 이루어지도록 하였다. 많은 훌륭한 남자들이 간호사가 되었고, 간호단의 이상과 군대규율이 간호에 파고들었다. 십자군 원정, 군사간호단, 기사도, 길드와 병원과 의학의 발달, 수도원제도의 쇠퇴, 탁발승단의 등장, 흑사병과 기타 무서운 전염병으로 인한 유럽의 황폐 등은 간호와 건강실천에 영향을 미쳤다.

르네상스 시대는 유럽에서 미술과 학문이 크게 발전한 300년간을 말한다. 르네상스는 중세 후반인 14세기 초에 이탈리아에서 시작해 15세기와 16세기를 거치면서 유럽 전역으로 확산되었다. 르네상스 시대의 사람들은 고대 그리스 · 로마 문화를 생활의 본보기로 삼아 인간의 중요성을 강조하였다. 이러한 철학은 민주주의가 성장하는 데 크게 기여하였고 교육과 과학연구에 대한 흥미를 불러 일으켰다. 르네상스는 자연과학과 의학의 발달을 가져왔는데 해부생리, 특히 순환기계의 연구는 전염병의 개념, 산과의 산욕열, 약리 등에 눈부신 발전을 가져왔다.

종교개혁은 16세기 유럽에서 일어난 종교운동으로 로마 가톨릭교회에 변화를 일으키려는 노력에서 시작되었으나 그 결과 프로테스탄티즘이 탄생하였다. 동시에 종교개혁은 가톨릭교회 내에서 개혁운동을 불러 일으켰다. 개신교는 북유럽에서 활발하였으며 남부는 대부분이 가톨릭을 유지하였다.

종교개혁은 간호역사에서 간호의 암흑기를 초래하였다. 종교개혁으로 가톨릭교회에서 하던 전통적인 간호사업에 혼란이 왔으며 프로테스탄트 교회에서는 교권의 미확립 문제로 사업의 토대가 잡히지 않았다. 정부에서 운영하는 병원은 설립되었으나 간호요원의 준비가 없어 무식하고 교양 없는 여성들이 고용되어 간호의 질이 사상 최악의 상태로 떨어졌다.

간호의 암흑기는 뜻있는 사회개혁자들의 헌신적 노력과 의과학의 발전, 특히 세균학 등 의학의 급속한 발전기를 앞두고 세기의 어머니 나이팅게일 여사가 등장하므로 간호를 직업적 간호로 만드는 전환기를 맞게 되었다. 영국 런던의 성 토마스병원 내의 간호학교 설립으로 그의 간호이념과 방법을 따르는 많은 간호사들이 유럽각국은 물론 미국, 오스트레일리아, 캐나다와 동양에까지 와서 전문직업적 간호를 보급하여 간호의 제1혁명을 일으켰다. 또한 영국에서는 탁월한 비전을 가진 베드포드 펜위크 여사가 나타나 영국간호협회를 조직하고 나아가 국제간호협의회 창설을 주도하였다. 1899년에 창설된 국제간호협의회는 가장 오래되고 규모가 큰 국제직업여성단체로 전세계 133개국의 간호협회의 연합단체로서 회원국을 위해 국제교류의 중추적 역할을 담당하고 있다.

미국에서는 일찍부터 고등교육기관이 기술교육을 받아들여 간호교육기관이 자리를 잡았고 통찰력과 비전이 있는 탁월한 간호지도자들의 등장으로 간호교육, 업무, 행정 등 여러 방면에 괄목할만한 발전을 이룩하였다.

금세기 동안 두 번의 세계대전을 겪으면서 군대간호의 조직과 활동이 두드러졌다. 산업체와 기업체의 급증으로 산업간호 등의 특수분야 간호가 발전하였다.

경제력의 향상, 공중보건의 보급, 의료기술의 향상은 인간 수명의 연장을 가져와 노인인구가 급증하여 노인을 위한 의료시설, 양로시설, 노인간호 요원의 대비가 필요하게 되었다. 문명의 발달과 인구과밀이 야기한 치열한 경쟁은 스트레스를 야기하고 이에 대한 대처능력 결여와 인간관계의 부조화 등으로 인한 정신보건 문제가 심각해짐에 따라 정신간호의 발전이 강조되고 있다. 또한 이식의학의 발달, 기후변화로 인한 천재지변과 대형화되는 각종 사고에 대비한 특수 전문간호와 응급간호의 수요가 증가하고 있다. 지속되는 세계 인구증가와 이에 따른 산업화는 생활환경을 파괴하고 각종 공해물질을 증가시켜 미래사회의 인류생존을 위협하고 있다. 인구증가로 인간의 존엄성이 저하되고 인구과밀은 전염병 만연의 원인이 된다. 인구증가와 산업화는 연료량을 증가시켜 대기를 오염시키고 만성호흡기질환의 원인이 되고 심폐질환의 악화 요인이 된다. 또한 사회불안, 범죄 증가요인이 된다. 또한 사회 · 경제적 여건의 악화에서 오는 인간성 상실의 문제에 직면하여 이와 관련하여 간호철학의 재인식이 요구된다. 또한 식량난은 해를 거듭할수록 가중되고 있고 영양부족으로 인한 어린이의 질병과 기근으로 인한 아사자가 증가하고 있다.

소득격차가 적고 저소득자를 국가가 보호해 주는 사회보장제도가 잘 된 나라는 대체로 인구가 적고, 소득격차가 크고 비생산적인 인구가 많은 나라는 인구규모가 커서 임금이 상대적으로 낮아 계층 간 소득격차가 벌어져, 국제화 시대임을 감안할 때 커다란 국제사회문제로 볼 수 있다.

이와 같은 인류의 건강과 사회복지를 지향하고, 간호사업의 발전을 도모하여 간호사의 권익과 전문인으로서 도덕적 의무를 실현할 책임이 있는 간호사들로서 이러한 문제들이 국가적 · 국제적 문제 현실과 깊이 관련되어 있음을 인식하여 그 해결책 역시 같은 맥락에서 찾을 수 있을 것이다. 새로운 세기를 향한 보건의료정책의 방향이 저비용 고효율, 건강증진을 지향하고 있다. 이상과 같은 간호발달의 흐름을 정리하면, 간호는 자기간호, 가족간호, 종교적 간호, 직업적 간호의 과정을 거쳐 오늘날 인류의 건강증진과 사회복지를 지향하는 현대 전문간호에 이르게 되었다.

표 1-1 시대별 의료 및 간호형태 발달과정

차 원	직업(occupation)	전문직(profession)
원시 시대	본능적 · 경험적 치료	본능적, 경험적 간호
고대	경험적, 마술적, 신화적 치료	
초기 기독교 시대	종교적 의료	종교적 간호
중세 시대		
17~19세기	과학적 의료	직업적 간호
19세기 후반 ~ 현재	현대의학	현재 전문직 간호

제2장

간호의 기원

고대사회에 대한 기록이 없음에도 불구하고 오늘날 존속하는 고립된 종족들의 문화는 선사 시대의 무언가를 나타내 주고 있다. 고대인들은 질병의 고통에서 자신을 보호하는 방법과 치료수단을 배울 필요가 있었다. 이 시기의 사람들은 자연에 훨씬 더 가까이 있었으므로 질병과 관련하여 동물들의 행태를 관찰하고 많은 것을 배웠다. 짐승들은 상처가 생겼을 때 핥아서 그 부위를 소독하고 구토제나 하제가 될 수 있는 풀과 나뭇잎을 먹기도 하였다.

원시인들은 자연과 친숙하였으며 바위, 나무, 산과 같은 자연은 살아 있고 정신 또는 영혼을 가지고 있다고 믿었다. 인류는 질병의 다른 유발인자가 있음을 본능적으로 알았으며, 정령(精靈) 신앙에 대한 믿음이 사람의 마음속에서 싹트기 시작하였다.

그들에게는 선과 악의 개념이 질병의 원인과 밀접하게 연관되어 있었고 주술적인 치료기술과 경험적인 치료기술이 혼합되어 마법의 사용을 필요로 하는 분위기가 형성되었다.

평범한 사람들이 이해하기에는 너무 복잡한 마법의 전설은 영혼과 친숙하게 접촉하고 특별한 인식을 갖고 있다고 추정되는 선택된 인간이 오랜 훈련기술을 통하여 신화적인 경험을 하거나 일정 기간 혼자서 영혼과 친구로 지내고 중한 질병이나 상처에서 회복되었을 수도 있다.

이들은 의료인, 주술 또는 제사장으로 부족의 이익을 위해서 그들의 시간을 바쳤다. 나아가 그들은 생명을 주는 힘을 가지고 있어서 성역을 누렸으며 부족원들과 떨어져 살면서 권위를 가지고 부족 위에 군림하였다. 이들 치유자들은 이상한 가면을 쓰고 동물의 가죽, 깃털, 뿔과 풀로 의식에 입는 옷을 꾸몄다.

의사의 신분이 발달함에 따라 실무를 수행하는 사람들이 그들과 연합하게 되었다. 이러한 사람들은 보통 여자들이었는데 그들은 약에 대한 실제적인 지식을 가졌으며, 상처 치료와 열을 내리는 법과 치료용 음료를 만드는 법을 배웠다. 이러한 여성은 최초의 경험적 치료자였으며 이들 중 일부는 여자마법사의 최초의 형태였음을 알 수 있다.

마법사의 기능은 주문, 부적, 최면술과 약초들을 사용함으로써 병을 유발시킨다고 믿고 있는 악령들을 쫓아버리는 것이다.

고대의 치료자들은 때로 두개골에 작은 구멍을 내기도 하였는데 그것은 아마 병을 일으킨다는 악령들에게 빠져나갈 통로를 마련해 주기 위한 행위일 것이다.

이러한 원시인들에 있어 여자는 모성애를 바탕으로 하여 아이들을 양육하고 아픈 가족을 돌보는 중요한 책임을 맡았다. 초기에 간호를 제공하였던 개인은 각자가 속한 집단 혹은 종족의 풍습에 의해 간호행위가 변하였을 것이다.

이와 같이 간호의 기원이 되는 원시인의 간호는 모성애적인 보호본능과 경험적인 치료, 간호였으며 모든 물체가 살아서 활동한다는 물활론으로 이것이 인간이 건강과 질병을 좌우한다고 믿었고, 모성애적인 간호와 가족 간호가 주류를 이루었다.

제**3**장

고대와 간호

1. 고대문명과 세계간호

1) 문명의 요람, 메소포타미아

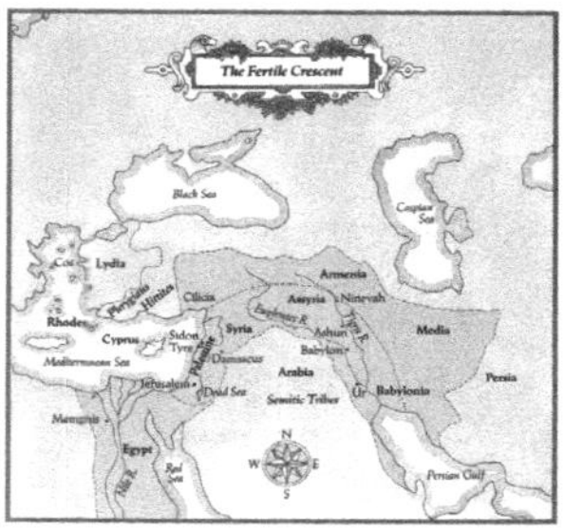

고대기록에 의하면, B.C. 5000년경 비옥한 초승달(Ferilie Cresent)이라 불리는 지역인 메소포타미아에서 복합문명이 발전해 온 것으로 전해지며 이 지방에 자리잡은 두 왕국이 바빌로니아(Babylonia)와 아시리아(Assyria)로 높은 수준의 도덕과 법률을 자랑하였다.

메소포타미아 문명은 온화한 기후 속에서 티그리스(Tigris), 유프라테스(Euphrates)강 유역의 비옥한 토질을 바탕으로 문명을 꽃피웠다. 그리고 분리된 도시국가들이 번성하였는데 B.C. 2100년경, 이 도시국가들이 연합되어 바빌로니아 왕국이 되었다. B.C. 2000년경 함무라비(Hammurabi)라는 셈인이 바빌로니아를 재통일하고 법전을 창출하였다.

바빌로니아인들은 천문학, 수학, 그리고 점성술 등을 연구하였다. 의학이 천문학과 뒤섞이면서 마술적인 의학이 성행하였다. 그들은 천궁도를 발전시켜 미래를 점쳤고, '3', '7', '13'과 같은 숫자에 주술적인 의미를 부여하였다. 그들은 신들을 노하게 하는 것은 병을 불러일으킬 수 있다고 믿었고 그 악령들을 물리치기 위해 식이요법, 휴식, 마사지, 청결 그리고 지독한 맛을 내는 처방약을 사용하기도 하였다. 그들의 기록에는 심장장애, 결핵, 황달, 종기, 그리고 열병이 있는 사람들에 대한 처방과 조산술에 대해 기술되어 있다. 함무라비 법전의 특징은 '눈에는 눈, 이에는 이'라는 동해보복주의의 원칙과 귀족, 평민, 노예 사이의 엄격한 신분차를 인정한 형벌이다. 의사와 간호사들은 엄격한 함무라비 법전에 의해 그들의 의료행위에 대해 책임을 져야 했는데, 함무라비 법전에는 수술을 서툴게 하는 외과의사의 손을 절단하는 것과 같은 엄한 형벌이 묘사되어 있다. 또한 이 법전에는 위생시설과 의료행위에 대한 구체적인 조문을 두어 환자들을 보호하였으며 내과와 외과의 치료법도 구별하였으나 마술과 미신으로 혼동되었다. 또한 의사와 수의사의 역할을 뚜렷이 구분하였다.

북부 메소포타미아, 티그리스강과 그 지류인 하자브강과의 사이에 있는 삼각형 지역에 위치한 아시리아는 B.C. 1000년경에 바빌로니아를 침범하여 기원전 606년까지 바빌로니아를 통치하였다. 북부 메소포타미아의 한 도시인 아수르(Assur)로부터 발전한 것이 아시리아 왕국이다. 아시리아가 대제국으로서 서아시아에 세력을 펴게된 것은 B.C. 8세기경부터이다. 소아시아 동반부와 풍요한 초승달 지대의 전역을 포함하는 아시리아 제국의 건설은 철의 무기로 무장된 용맹한 농민군대에 의해 성취되었다. 아시리아는 처음으로 쇠로 식기를 만들어 사용하였으며 질병의 원인은 죄에 대한 벌로 간주하였다.

2) 이집트(Egypt)

지구상의 대부분의 지역에서 원시인들이 야만적인 생활을 하고 있던 B.C. 5000년경 이미 문자를 가진 것으로 전해졌다. 나일강변에 위치한 이집트는 세계문명 발상지의 하나이고, 5000년경에 걸친 문화유산의 보고이다. 고대 이집트인은 금석(金石)에 문자를 새겼으나, 나일강변에서 자라는 무성한 파피루스(Papyrus)초(草)에서 만든 파피루스지(紙)와 오스트라콘이라는 도기나 석편에 기록을 많이 남겼다. 성각문자(聖刻文字; Hieroglypic)는 주로 금속에 기념비적 또는 종교문학적인 내용의 것을 기록하는 데 사용되었고 파피루스나 오스트라콘에는 종교문학 외에 이야기 등의 문학서나 학습서, 일상의 생활기록물을 포함하고 있다. 이집트 의학은 42권으로 된 파피루스 속에 포함되어 있는데 파피리(Papyrus의 복수)는 고대 의학문헌의 예를 담고 있어 당시의 의료상황을 알 수 있게 해준다.

즉, 세계에서 가장 오래된 의학서적으로 원인, 증상, 처방이 기재되어 있으며, 인체 중 가장 중요한 부분은 뇌라고 하였으며, 산실제도, 절개술, 봉합, 부목에 대한 기술이 수록되어 있다.

이집트 문명은 B.C. 4000년경에 나일강 유역에 정착한 사람들에 의해 발전되었다. 이때 건강관리는 문화와 종교의 중요한 부분이었다. B.C. 1500년경 그들의 기록을 살펴보면 250가지가 넘는 병과 많은 외과적 치료와 치아의 치료방법과 야채, 무기질, 동물 등에서 추출한 700가지 이상의 의약품을 기술하고 있다. 또한 그 기록에는 약리학이나 산파술에 대해서 설명하고 있다. 임호텝(Imhotep)은 최초의 내과의사, 외과의사이자 건축가, 성직자로 건강, 마술, 종교분야에서 뛰어난 인물로, 이집트에서 가장 훌륭한 신부의사(Priest-Physician)로 알려졌다. 그의 사망 후 이집트인들은 그를 이집트의 의학의 신, 치유의 신으로 추앙하였다.

고대 이집트인들은 발전된 공중위생과 위생법의 개념들은 수행하였다. 이는 오염으로부터 물을 보호함으로써 깨끗한 물의 공급과 적절한 배수시설의 중요성을 인지하였으며 도살장의 사찰, 검열도 중요하게 생각하였다. 엄격한 법으로 음식, 운동, 신체적 청결 그리고 성생활을 단속하였다. 초기부터 할례를 시행하는 등 유대인들의 엄격한 위생법규도 이집트에서 나온 것이다.

죽음을 앞둔 사람은 "죽음의 집"에 격리되었다. 사후세계에 대한 신념 때문에 시체를 썩지 않게 보존하는 방법이 고도의 기술로 발전하였다. 노예제도는 인정되었고 국가에 노동력을 제공하였다. 여성의 지위는 동양의 다른 나라에서보다 높았으며, 자유와 위엄을 누렸고 가사일을 돌보았으며 어린아이를 돌보고 병든 사람들을 간호하였으며(Roberts, 1993), 산과 영역을 전적으로 맡은 전문 여자 산파가 있었다.

3) 팔레스타인(Palestine)

유대 혹은 이스라엘 왕국으로 알려져 있으며 여기서 살던 사람들을 히브리인이라고도 한다. 히브리인들은 칼데아 지방에서 온 목동인 아크라함(이스라엘)의 후손이다. B.C. 약 1950년경 히브리인들은 요르단강 유역에서 번성하기 시작하였다.

그들은 마을을 건립하고 양과 소를 기르며 토지를 경작하였다. 그 나라는 번영하였고 예루살렘은 종교와 정치의 중심이 되었다. B.C. 1700년경 예루살렘 사람들은 기근으로 인해 이집트로 이주하였다. 처음에 그들은 번영하였지만, 그 후 400년 동안 노예로 예속되었다. 히브리인들은 이집트인들에게서 그들 지식의 대부분을 얻었다. 파라오 왕의 딸의 양자인 모세의 지휘 아래 히브리인들은 40년에 걸쳐 이집트를 탈출하여 팔레스타인으로 돌아와 이스라엘 국가를 재건립하였다. 모세가 이교도인의 환경에서 성장하고 학습하였으나 그의 유모인 친어머니로부터 히브리인의 유산과 전통, 역사를 배웠으며, 이스라엘의 신앙을 물려받았다. 그는 신을 중심으로 한 국가의 관행과 모세법을 제정하였는데 이것은 함무라비 법전과 유사한 민법이 포함되었으며 그것은 많은 이집트 위생법을 포함하고 있었다. 개인, 가족, 국가적 위생은 건강의 유지, 증진에 영향을 주었다. 질병의 예방법으로 위생, 청결, 수면, 휴식 및 노동을 포함하였다. 여성의 임신, 분만에 대한 명확한 규정이 있었다. 그 외에 식품선택, 피부상처 돌보기, 쓰레기 처리, 나환자와 전염병 환자 격리, 오염된 우물 검역하는 등 예방 의학을 사용하였다. 건강에 대한 이러한 법규는 종족보존을 위한 계획으로 보여지며 이러한 점들이 이스라엘 민족으로 하여금 선민의식을 갖게 한 것이 되었다. 신부의사(Priest-Physician)들은 건강확인자로 일하였으며 음식금기 역시 모세율법의 중요한 부분이었다. 식사법은 피와 썩은 고기를 먹는 짐승이나 병에 걸린 동물을 섭취하는 것을 금하였고, 안식일은 휴식을 위해 따로 마련해 두었다.

고대 유대의학의 지식은 구약성서와 유대교의 경전, 법전 및 전설적인 탈무드(Talmud)에서 거의 유래되었다. 유대교의 교리는 개인, 가족, 그리고 국가생활의 모든 면을 규제하였다. 그들은 복종하지 않는 이를 병과 죽음으로 벌하는 유일신을 가졌다. 피는 상징적 정화력을 가지고 희생동물은 당연한 종교적 의무였다. 여러 규칙들은 여성을 월경, 임신, 출산기간 동안에 다스렸다.

히브리인은 남자아이가 태어난 8일째 되는 날 할례(割禮 ; Circumcision)를 받을 것을 요구하였고, 전염성 질환 보유자의 격리, 과부, 고아, 이방인과 가난한 사람들을 돌볼 것을 요구하였다. 여자들은 아픈 사람들을 간호하였고 어린아이들을 돌보았으며 가정에서 의례의 모임을 가졌다.

4) 인도

아리아인(Aryan)들이 서쪽으로부터 인도로 이주한 B.C. 3000년까지 히말라야 산맥은 인도를 세계로부터 고립시켜 왔다. 아리아인들은 따뜻한 기후와 풍부한 식량과 검은 피부를 가진 종족을 발견하였다. B.C. 2500년경 아리아인의 발달된 문화는 인도에서 기하학, 삼각측량법, 십진법 그리고 문자를 발달시켰다. 인도의 초기 아리안 문화의 뛰어난 면은 발굴된 유물들을 보면 알 수 있는데 계획된 도시 안에 그을린 벽돌의 사원, 빌딩이 있었고, 하수처리, 우물, 공중목욕탕, 쓰레기 처리장은 잘 잡혀진 공중위생의 체계를 나타내 주는 것이다.

두 개의 철학체계는 인도인들의 삶에 커다란 영향을 미쳤는데 그것은 브라만니즘(Brahmanism)과 브디즘(Buddism)이다. B.C. 1600~500년까지 베다(Veda)어와 힌두교(Brahmanism)가 보급되었다. 브라만교(힌두교)는 정복자 아리아인들의 종교로서 3,000년간 종교적인 발전을 하였다. 힌두교는 사람들을 4개의 카스트 혹은 사회적 계급으로 나누었고, 범신론, 허무주의, 윤회사상을 주장하고 영혼재생설을 공고히 하였다. 신도들은 조상을 숭배하고 원숭이나 소 같은 동믈을 섬겼으며 그 동물을 죽이거나 먹는 것을 금지하였다. 성직자들은 행동강령(Code of Conduct)을 해석하고 실행하면서 수많은 신에 대한 숭배를 가르쳤다.

그들의 경전은 베다(Veda)에 쓰여 있고 역사적 문서로서의 역할을 하는 신성한 책이었다. 이들 고대 인도의 종교적 도덕적 문헌으로 4권의 책으로 구성되어 있다(4베다 본집). 각각의 베다 기록내용에는 위생과 치료에 대한 지식이 수록되어 있으며, 질병은 신의 벌로, 질병, 상해, 위생, 건강, 임신 등이 언급되어 있다. 또한 아편 사용법, 천연두 예방법 등이 기재되어 있다.

이러한 글들은 위생학의 실행을 촉진시켰고 질병과 기아에 대한 놀라운 치료법을 제공하였다. 편도선 절제술 같은 외과적 치료술은 고대 어느 문명의 기술보다 우수하였으며 당시 로마, 그리스에서도 알려지지 않았으나 인도에서는 이미 다양한 수술이 행해져, 건강관리와 높은 수준의 외과적, 의학적 지식에 대한 접근을 보여 주었다.

수술과 관련하여 125가지의 도구가 기술되어 있다. 브라만 의사들은 환자에게 진정제와 같은 약을 복용시키고 마취로는 최면술을 이용하였다.

결핵, 나병, 장티푸스, 콜레라, 간염, 신경계질환도 기술되었으며, 당뇨병의 자세한 증상이 언급되었다. 우두접종이 시행되었고 말라리아 같은 질병의 매개체인 모기에 대해 기술되기도 하였다.

치료보다 질병의 예방을 더 중시하였으며 인도의학에서 보여준 병리학에 대한 개념은 후일 그리스 의사들이 강조한 체액병리학의 기초가 되었으며 유럽의학의 기본 개념이 되었다. 인도에서는 예로부터 극단적인 세습적 신븐제도의 네 계급이 있었는데 승려와 그의 자손, 왕족이나 무인계급, 평민(상인, 농부, 장인) 및 노예(천한 일을 하는 일꾼)로 나누었다. 슬기롭게 아는 자(知者), 깨달는 자(覺者)의 뜻을 지닌 부다(Buddha)는 B.C. 600년경 인도의 가비라국에서 태자의 신분으로 태어나 출가하여 등정각(等正覺)을 이루어 중생을 위해 설법하고 깨우쳐 줌으로써 시작된 인도의 불교는 진실한 불교신자인 아소카왕(B.C. 272~232) 시대에 이르러서는 불법(佛法)에 의한 이상적 국가실현에 노력하였다.

아소카왕은 특별히 자선사업과 위생사업에 관심을 가지고 질병과 고통을 없애보려고 노력하였는데, 세계 최초로 여겨지는 병원을 10여곳에 세운 것은 그의 큰 업적으로 볼 수 있다. 병원과 함께 부속의학원을 세워 건강관련 요원들로 의사, 간호사, 약사, 요리사, 안마사 등을 훈련시켰다. 인도에서 초기 의사들은 승려 또는 브라만층에서 나왔으며 그들에게는 높은 도덕적 기준이 요구되었고 환자 돌보는 일을 천직으로 알았다. 실무를 할 수 있는 허가를 왕으로부터 받았으며 훌륭한 외형과 태도가 요구되었다. 마누(Manu)의 법전에는 일상생활에 대한 규칙, 즉 식이요법, 개인과 가족의 위생규칙에 대한 법령이 포함되었다. 고대 인도의 의료활동에서는 다른 고대 문화 유적에서보다 간호원리나 간호실무에 대한 설명을 많이 볼 수 있으며 남자 청년들에게 간호를 맡겼으며, 드물게는 나이 많은 여성이 하기도 하였다. 이들 간호인들에게는 높은 도덕적 규범, 기술, 신용이 요구되었다. 여성들은 아이들을 돌보고 아픈 가족을 간호하였다.

5) 중국

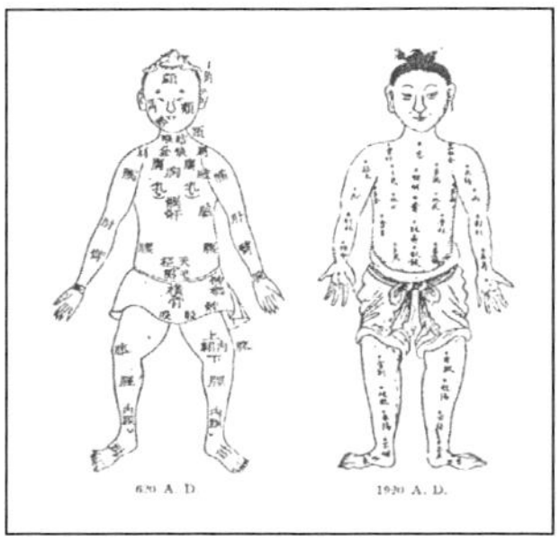

B.C. 약 3000년경에 중앙아시아에서 중국으로 이주한 몽골인은 그 때 푸른 풀이 많은 황하유역에 정착하였다. 발달된 문명을 누려 여러 세기에 걸쳐 아시아에서 대국의 위치를 누렸다. 시대를 넘어서 세 개의 종교인 유교, 불교, 도교는 각각 건강관리에 영향을 미치는 뿌리가 되었다. 중국 종교의 대종(大宗)은 끈기 있는 민족종교(민간신앙)에 있었다. 이러한 민족종교의 발전은 주말(周末)로부터 전한(前漢), 무제(武帝)시대에 걸친 유교확립기, 후한 말부터 남북조 시대에 걸쳐서의 도교(道敎)성립기 및 송대(宋代) 이후 명말(明末) · 청초(淸初)를 정점으로 한 유불도 3교 합일(合一)의 민족종교의 대성기(大成期)로 나누어진다. 중국의 종교는 기본적으로 주술종교(呪術宗敎)였다. 만물의 만상(萬象)에는 정령(精靈) · 귀신(鬼神)이 있고, 이것과 인간사회와의 관계에 조화를 잃으면 천변지이(天變地異)나 질병의 불행이 찾아드는 것으로 생각되었기 때문에 정령과 귀신을 조정 · 지배하는 여러가지의 초인간적 술(術)이 주장되었다. 무술(巫術) · 주술(呪術) · 방술(方術) 등이 바로 그것이다. 무술(巫

術)이나 방술(方術)은 세분화되어서 과학 · 사상으로서 발전하거나 또는 민간사회에 파고 들어가 민간신앙의 근간이 되었다. 중국의 의학과 본초학(약물학)은 천문학이나 수학과 더불어 예로부터 발달한 과학분야로 서기(西紀)초를 전후하여 황제내경(黃帝內經)과 상한론(傷寒論)의 두 가지 의서가 저술되어 후세에 큰 영향을 끼쳤다. 또 본초의 방면에서는 신농본초경(神農本草經)이 있었으나 완전한 형태로 남아 있지는 않다. 그러나 당대에 〈신수본초〉(新修本草), 북송(北宋)때 〈증류본초〉(證類本草), 16세기 말의 명대(明代)에 〈본초강목〉(本草綱目)이 만들어져 약물에 대한 지식은 해를 거듭할수록 증대하였다. 중국의학에서는 내과적 치료가 으뜸이며, 침구술(鍼灸術)의 독특한 발전이 이루어졌다.

중국의학의 특징은 예방에 초점을 두었고, 자연을 중시하여 천인합일(天人合一) 사상에 의해 인체의 생리현상이나 병적 변화현상은 자연의 운행과정에서 발생하는 것으로 이해하였다. 또한 병인(病因)을 자연에서 찾았고, 자연에서 약을 구하였으며, 식생활과 기거까지도 예방법 내지 치료방법으로 여겼다. 그리고 임상적 경험에서 출발하여 실증적 내용을 위주로 하는 경험의학이다. 또한 생명현상에서 음양(陰陽)과 오행(五行)에 따른 기능이 균형이 잡히고 조화를 이룰 때 건강한 상태라고 본다. 병변(病變)에 대해서는 기능의 부조화(不調和)를 해결하는 방향으로 치료방법이 정해진다. 뿐만 아니라 인체를 정신과 육체가 서로 영향을 끼치며 의존하는 관계로 파악하였으며, 기능의 이상도 병변으로 간주하며, 형이상학적인 경향이 강하고 외과보다 내과가 발달하였다. 여러 장부나 기관들이 서로 연관되고 유기적인 기능을 가진 통일체로 보아 종합적인 관찰과 치료방법을 찾았다. 한의학 발전에 기여한 인물과 서적으로는 ① 황제내경(黃帝內經)을 들 수 있다. 이는 중국 최고(最古)의 의서로 전국시대부터 한(漢)에 걸친 의학지식의 결집이다. 서력기원으로는 기원전까지 전수되던 의학지식을 중국의 전설적인 인물인 황제의 이름을 빌어 쓰여진 책이름으로, 본래 18권으로 소문(素問)과 영추(靈樞)로 되었다. 내용은 음양오행 · 육기론(陰陽五行 · 六氣論)을 바탕으로 인체의 생리, 병리, 병인, 장부, 경락, 진단, 치료 등이 포함되어 있다. 후대 2000여 년 동안 의학이론의 근간을 이루면서 한의학 발전에 절대적인 영향을 끼쳤다. ② 신농과 본초경(神農 · 本草經)으로 신농은 사람들에게 농사를 가르치고 풀의 맛을 보아 의약(醫藥)을 창시하였다는 전설적인 인물이다. 〈신농본초경〉은 약물학책으로서, 본서는 기원전에 만들어졌고, 같은 이름으로 수 종이 전해지고 있다. 내용은 인체의 유익정도에 따라 약을 상, 중, 하로 나누어 약의 성미(性味), 주치(主治) 등을 소개하였다. ③ 편작과 화타(扁鵲 · 華陀)로 편작은 B.C.

5세기경의 의사로 당시의 진찰법인 望聞問切 즉, 보고, 듣고, 묻고, 느끼는 등의 진찰방법을 모두 모아 임상실제의 응용에 뛰어났다. 특별히 맥진(診)에 정통하여 이 분야의 창도자로 알려져 있다. 화타는 2~3세기의 의사로 침구 · 마취 · 외과 수술에 능하였다. 편작과 화타는 그 후 명의의 대명사로 알려졌다.

그 외 장중경의 상한론(張仲景, 傷寒論)은 3세기경의 의서로 질병의 과정과 시간에 따라 달라지는 상태를 증(證)으로 나누어 진찰하고 처방을 내렸다.

전 10권으로 급성 발열성 치료법을 포함하고 있으며, 동양의학을 '한방'이라고 할 정도로 중국의학의 체계를 이루었다.

중국의학에서 치료는 풀로 만든 약, 영양섭취, 침술과 뜸이 대종을 이뤘다. 침술은 몸의 12개의 경혈을 따라 침을 꽂는 것이며, 뜸은 경혈 위에 식물섬유의 작은 뭉치를 놓고 태워 수포가 될 때까지 놔두는 것이다. 천연두는 인도에서 사용된 우두접종보다 더 원시적인 방법이 중국에서 먼저 시행되었다. 외과적 수술은 궁중에서 봉사하는 남자를 대상으로 거세하는 것과 상처를 치료하는 데 제한을 두었다. 병원에 대한 기록은 없는데 아마도 가족이 환자들을 돌보았기 때문일 것이다. 여자는 아들을 출산하고, 가족구성원을 돌보고 관리하는 기능에 가치가 있었다.

공자의 유교는 지식의 가치와 예절, 가족의 단결력, 조상에 대한 숭배와 남성우위사상을 강조하였으며, 당시 중국에 여자간호사가 있었더라도 활동이 어려웠으리라 짐작된다. 이 시기 여자의 지위는 낮았으며 유아 사망률이 높았다.

6) 그리스(Greece)

약 B.C. 1400년경 북유럽으로부터 온 아리안(Aryan)족이 그리스의 도시국가를 침입하여 에게 반도를 차지하여 수세기 동안 문명을 건설하여 공동의 언어, 종교, 문학은 4년마다 열리는 올림픽 게임과 함께 국민을 단결시켜 주었다. 지중해 연안에 있던 문명국 가운데서도 정신문화를 자랑하는 나라이다. B.C. 9~8세기에 아테네 · 스파르타 등 많은 도시국가가 성립되었다. B.C. 5세기에 그들이 동맹하여 페르시아 전쟁에 승리한 후부터 아테네를 중심으로 그리스 문화의 황금 시대가 이루어졌다. 특히, 그리스 민족 중의 한 종족인 이오니아(Ionia)인이 이주한 소아시아 서해안의 식민지는 무역활동의 중심지여서 여러 국가와의 문화접촉이 잦아 학문탄생의 모태인 자유정신과 합리정신이 싹트고, 이오니아 식민지의 중심도시 밀레토스에 있어 그러하였다. 철학의 시조로 일컬어지는 탈레스(Thales)도 이곳에서 활동하였다. 그리스인들은 사색가들이었으며, 과학자라기보다 철학자들이었다.

그리스 문학은 호머(Homeros)의 2대 서사시 〈일리아드(Iliad)〉와 〈오딧세이(Odyssey)〉에서 출발하며 이 두 서사시는 그리스 최고의 문헌으로 미케네(Mycenae) 시대부터 계승되어 온 그리스에 토착화된 신들의 이야기이다. 따라서 그리스 신화는 그리스 민족이 신앙하는 신들에 대한 이야기인 동시에 역사의 일면이라고 할 수 있다. 신화를 통해 사람들의 기원, 건강, 질병, 의료실무에 대해 언급하였다.

태양의 신 아폴로(Apolo)는 그리스의 대표적인 신으로, 제우스와 여신 레토(Leto) 사이에서 태어난 건강과 의학의 신이었다. 아폴로와 인간의 어머니 사이의 아들 아스클레피우스(Asklepios)는 그리스 신화의 의사이며, 최고 치료자였다.

트로이 전쟁에 참여한 그의 아들들 역시 화살을 뽑고 욕창을 치료하는 외과의로, 치유될 수 없는 병을 고치는 내과 전문의로 활약하였다. 그의 아내 에피고네(Epigone)는 편안함을 주는 자(Soothing One)로 존경을 받았으며 딸들은 건강의 여신(Hygiea), 회복의 여신(Panacea), 보건의 여신(Metrina) 등으로 건강에 관한 일을 하였음을 알 수 있다. 그의 집은 신당으로서 병원과 휴양소로 이용되었으며, 훌륭한 환경과 아름다움과 정교하게 장식된 건물인 여러 신당 중 에피다우로스 신당(Epidauros Temple)은 웅대한 시설로 500명의 환자 수용이 가능하고 수만 명이 이용할 수 있는 야외오락장을 갖추고 있어서 오락요법이 실시되었다고 한다.

의료의 신 아스클레피우스의 업적의 상징으로 만들어진 카듀세우스(Caduceus)는 지팡이에 두 마리의 신성한 지혜의 뱀이 감겨 있고 꼭대기에 비둘기 날개가 있는 모양인데, 지혜와 평화를 의미하는 권능의 지팡이로서 오늘날도 의업의 상징으로 알려져 있다.

환자보호를 위해 두 종류의 보호시설이 있었는데 이동진료 서비스를 하였던 앰블라토리 케어(Ambulatory Care)시설인 테트리온(Tatrion)과 낯선 사람(여행자)들의 보호소 역할을 하였던 제노도키움(Xenodochium)이 있었으며 여기서 간호사들은 아픈 사람과 상처 입은 사람들을 간호하였다. 그리스에서의 의료직은 다른 직업과 구별되는 특성을 지녔으며 인간의 생명을 다룬다는 점에서 당시의 사회에서 지도층에 속하였으며 힘을 지닌 존재로 간주되었다.

지역사회 내의 건강문제의 관리는 의사들이 하도록 되어 있었고, 치료비를 지불하기 어려운 사람들을 돌볼 책임이 있었다. 공중위생에 관해서는 물을 깨끗하게 하고 적절한 매장시설과 말라리아를 감소시키기 위한 방안으로 습지배관시설을 하는 등 건강한 환경을 만들려고 시도하였다.

그리스에서는 육체와 정신건강이 관련이 있는 것으로 보고 체육관, 스타디움, 온천장을 활용한 육체단련과 일반교육과 건전한 생활 안에서의 조화를 중요시하였다.

그리스 의학에서 특기할만한 사실은 의학의 아버지(Father of Medicine)로 알려진 히포크라테스(Hippocrates)의 업적이다.

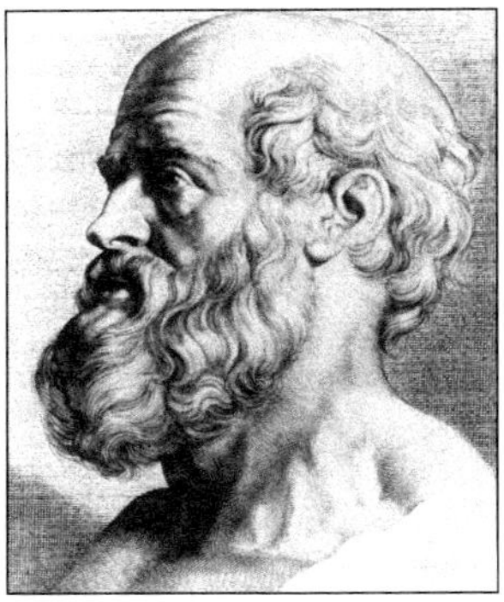

히포크라테스는 B.C. 460년 소아시아 연안부근 코스(Cos)섬에서 신부의사(Priest-Physician)의 아들로 태어나서 아버지에게서 의학을 배웠고, 또 크안도사 의학교에서 의학을 수업하였다. 각지의 철학자, 의학자와 친교하여 지식과 견문을 넓히고 또 경험을 쌓아 의학의 각 분야 해부, 생리, 병리, 진단, 예후, 산과, 부인과, 외과, 정신질환, 침상 곁에서의 사정, 위생, 의료윤리 분야에 걸쳐 탁월한 견해를 보였고, 또 자신의 의학자로서의 숭고(崇高)한 인격적 생활로 많은 사람의 존경을 받았다.

그는 병의 원인을 규명하기 시작하였으며 건강의 쇠퇴에는 반드시 어떤 자연법칙을 어김으로 일어나는 분명한 이유가 있을 것이라는 새로운 질병관을 제시하였다. 당시까지의 마법이나 미신에 반대하여 임상(臨床)의 관찰과 경험을 중시하는 과학으로서의 의학의 기틀을 마련하였다. 병은 체내의 혈액, 점액, 황담즙(Yellow Bile), 흑담즙(Black Bile)의 4가지 체액의 부조화에 의한다고 하는 체액설은 유명하며, 예로부터 일반적으로 행해지고 있는 갈레노스(Galenos)의 기질분류(氣質分類)는 이것에 기초한 것이다.

히포크라테스의 또 다른 공헌은 수많은 저서를 남긴 것인데, 후에 알렉산드리아 의사들이 수집한 히포크라테스 전집(Corpus Hippocraticum) 87권의 방대한 저술로 현존하고 있는데, 질병의 증세에 의한 계통적 분류, 치료의 방법, 의사의 사명 등 근본적인 입장을 수립하였다.

히포크라테스 의계(醫戒 : Hippocrates Oath)는 오늘날에도 변함없는 의도(醫道)의 기초가 되고 있다. 그리스 의학과 의료윤리는 고대 그리스 사회에 대한 연구에서 중요한 위치를 차지하고 있다. 나이팅게일 서약도 그의 교훈을 참고로 하여 후세에 성문화한 것이다.

고대 그리스에는 아리스토텔레스(Aristoteles, B.C. 384~322)와 같은 자연과학에 조예가 깊은 학자들이 많았다. 특히 아리스토텔레스의 방대한 저술은 언급한 대상의 범위로 보나 지니고 있는 가치로 보나 놀랄만한 공적을 이루었다. 그의 저술 중 물리학, 천문학, 윤리학, 정치학, 심리학에서도 그는 명성을 날리고 존경을 받았으며 이 외에 해부학, 생리학의 기초를 닦았다.

그리스인들 중에 아테네족은 정신면과 인격면을 중시하였으며, 스파르타족은 체력을 중시하여 올림픽(Olympic)의 기원이 될 정도로 체전과 보건에도 전통을 세웠다. 당시에는 여자가 기술의 비법을 아는 것을 승인하지 않았으므로 남자들이 집밖의 간호에 대비하였을 것이다. 따라서 여자의 지위는 높지 못하였으며, 그들의 가정에 국한되어 외부에는 영향력이 없었다.

7) 로마(Rome)

이탈리아 중부 티베르강(Tiber 江) 입구에 약 30km 지점을 중심으로 완만하게 넓어지는 구릉들 사이에 위치하며, 로마의 도시는 B.C. 753년경에 세워졌다. 그 후 로마군대는 강한 힘을 갖게 되었고 다른 도시들을 점령하고 흡수하였다. B.C. 290년에는 로마는 중앙 이탈리아의 주요도시가 되었다. B.C. 4세기 로마는 주변 지역에 세력을 뻗치기 시작하여 B.C. 2세기경에는 지중해 연안 전지역에 군림하는 대국이 되었다. B.C. 146년부터 그리스를 정복한 로마는 그리스의 문화와 사상을 로마에 흡수시켰고, 그리스의 알파벳은 라틴어로 바뀌게 되었다.

그러나 로마는 군사적 · 정치적으로 승리하였을 지라도, 그리스의 영향은 로마의 문화와 사상을 지배하였다. 고대 로마인들은 천지의 삼라만상에 신령이 깃들어 있다고 생각하였으나 이 신령은 인간적 성격과 동기가 결여되어 있었다. 로마인이 그리스 민족과 접촉하자 로마의 신령의 성격도 일변하여 유사한 신격(神格)을 그리스 신들과 동일시하게 하여 주피터(Jupiter)를 제우스(Zeus), 다이아나(Diana)를 아르테미스(Artemis), 네프툰(Neptune)을 포세이돈(Poseidone) 등과 같게 만들어 놓았다.

초기 로마인들은 신의 능력이 절대적이라고 믿어 주피터는 도시의 안녕을 유지하고, 주노(Juno)는 여성의 수호신으로, 마르스(Mars)는 전쟁의 신 즉, 군신(軍神), 제네스(Janus)는 시작의 신으로 여겼으며, 그리스 신을 빌려와 다신교가 성행하였다.

신에게 자비를 구하면 행운이 따르고, 신을 분노케 하면 실패가, 신을 기쁘게 하는 것은 건강과 번영을, 신을 노하게 하는 것은 병과 죽음을 가져오는 것으로 믿었다. 로마인들은 그들의 영토점령의 성과를 얻어들였다. 그들은 그리스로부터 예술, 돈, 직물, 배를

항해하는 법과 종교를 받아들였고 그들의 군사를 돌보기 위해 제국 전체에 그리스 의사들을 보냈다.

히포크라테스의 관찰방법을 활용하면서 아에타에어스(Aetaeus)는 디프테리아, 폐렴, 간질, 파상풍, 당뇨병을 설명하였다. 페드니어스(Pedanius)는 약효가 있는 풀로, 600가지가 넘는 조제를 실은 일람표인 De Mateia Medica를 썼다.

셀서스(Corrnelius Celsus B.C. 25~40)는 히포크라테스의 사상에 많은 영향을 받았는데, 염증증상을 열, 동통, 발적 그리고 종창으로 설명하였으며, 그는 처음으로 의학역사를 저술하였으며 그리스에서 라틴어로 번역작업을 하였다. 학자들에 의하면 셀서스는 의사는 아니나 그의 저술 셀서스 의학전집(De Medicine of Celsus)에는 의학, 약학, 영양학, 정신건강학, 건강유지 및 수술에 관한 주제를 다루었으며 탈장, 절단술, 백내장 등의 수술을 시도하였다. 혈관결찰과 외과적 과정을 상세히 기술하였으며, 동물해부를 통하여 해부학적 지식을 넓혀 나갈 뿐만 아니라 기본적인 연구의 중요성도 인지하였다.

플리니(Caius Pliny)는 수은중독과 석면침착과 같은 직업병에 대한 기록을 남겼으며, 역사, 생물학, 철학, 마술, 식물, 민속학, 음식, 의학 등의 폭넓은 분야를 저술하였다.

갈렌(Galen, 130~200)은 그리스 출신 내과의로 해부학자, 실험생리학의 선구자로 알려지고 있으며, 플라톤의 사상에 의해 많은 영향을 받은 사람으로 현대사상과 철학에 공감하는 인물이었다. 161년에 로마에 와서 아우렐리우스(Marcus Aurelius)의 의사가 되었으며, 여기서 해부학과 의학을 설명하였다. 갈렌은 기관절개술과 제왕절개술을 포함한 수많은 외과의 절차를 설명하였다. 그는 원숭이를 해부하여 그 내부와 기능을 자세히 설명하였으며, 아리스토텔레스와 같이 뼈와 근육에 대해 정확히 기술하여 해부학을 발전시켰으며 그 분야에서 선구자적 업적을 이루었다. 그의 작품의 대부분은 현대적인 감각을 나타내었으며, 많은 사람들의 삶은 그들의 직업과 관련이 있다고 하였다. 그의 또 하나의 공헌은 일반질병의 개념으로 전염병의 주요원인을 대기와 환경, 개인의 민감성, 질병유발에 영향을 주는 행동의 세 가지로 보았다.

그 외 에베소(Ephesus)인 소라누스(Soranus)가 산부인과 의사로 활약하였다. 로마의 문화는 화폐시스템, 군대의 용병학과 같은 법이 유명하지만 당시의 다른 나라에 비하여 군대의학이 뛰어났다.

전장에서의 응급치료가 행해졌고, 야전병원 서비스와 앰블런스 서비스가 고안되었다. 따라서 병들고 부상당한 군인들을 수용하기 위한 군대병원(Valetudinaria)이 설립되었다. 로마에서는 공중보건에 영향을 미치는 건축기술의 발달이 두드러졌다. 배수시설,

수로, 도로건설, 중앙난방시스템, 적절한 매장제도, 목욕시설 특히 냉온욕, 치료목적의 스팀, 좌욕 등이 행해졌고 전문안마사도 있었다. 로마는 고대 어느 도시보다 깨끗하였으나 전염병이 많았다.

기원 전후 1세기 동안 시저(Julius Caesar, B. C. 100~44)의 통치기부터 로마의 전성시대로 부귀와 영화를 누렸다. 상류계층의 사치와 방탕이 극심하였고 노비제도가 성하였으며 각종 오락시설이 로마 도성의 특색을 이룰 정도였다.

로마 여성들의 지위는 높았고, 매우 독립적이어서 가정 외의 활동에 참여하였으며 이혼이 많았다. 여자들은 아픈 가족을 간호하고 조산사로서 조산을 도우며, 당시 다른 문화권의 여자들보다 더 자유를 즐기고 힘이 있었다. 이러한 상류층 부인들 중에 후일 간호사업에 종사하는 로만매트론(Roman Matron)들이 많이 출현하였다.

표 3-1 고대 국가의 의료와 간호형태

나라	의료 및 간호형태
바빌로니아	• 질병의 원인: 신과 악령의 천벌 • 치료법: 주문, 마술, 기타 방법 사용 • 함무라비 법전: 위생시설과 의료행위에 대한 구체적인 조문
이집트	• 인체 중 가장 중요한 부분인 뇌, 절개 · 봉합, 부목에 관한 기술 • 역사상 최초의 신부의사: 임호텝
팔레스타인 (이스라엘)	• 모세의 건강법: 식품 선택, 전염병 방지 • 피부의 상처돌보기, 쓰레기 처리 규칙 • 할례의식 거행
중국	• 혈액 순환 중시, 진맥의 이론과 기술 발달 • 장중경: 상한졸병론(급성발열성 질환 치료법)
인도	• 아소카왕: 역사상 최초의 병원 설립 • 힌두교경전 베다: 질병 · 상처 · 위생 · 건강 · 임신에 대한 치료 및 간호 • 간호원리나 실무에 대한 완전한 설명
그리스	• 의료의 신 에스클레피우스: 건강의 여신, 회복의 여신, 보건의 여신 • 카듀세우스: 지혜와 평화를 의미하는 권능의 지팡이, 의업의 상징 • 히포크라테스: 의학의 아버지 • magic of medicine → science of medicine
로마	• 그리스 출신 갈렌의 공헌: 해부학자, 실험생리학의 선구자 • 로마의 귀부인: 마르셀라, 파비올라, 파울라

2. 초기기독교 시대의 간호

1) 기독교 신앙의 영향

기독교 시대는 유럽의 일부, 아프리카의 일부 그리고 소아시아 전부가 로마의 영토로, 로마의 힘이 강력하였을 때 로마의 식민정책 아래 있던 유대나라 베들레헴(Bethlehem)에서 그리스도(Jesus Christ)가 탄생하면서 시작되었다. 그 당시 백성들은 학정과 많은 세금으로 신음하였으며 극히 가난하였고 소수의 사람들만이 부와 권력을 누렸고 사치와 방종이 극심하였다. 하느님의 선민으로 자처하던 유대 사람들은 구세주(Messiah)를 갈망하고 있던 중 예수 그리스도가 탄생하였다. 이 사실은 간호에 영향을 미칠 것이 예정되었으며, 획기적인 변동을 가져오게 하였다. 그리스도의 생애, 교훈, 십자가의 죽음, 부활과 승천은 병자들과 고통받는 사람들에게는 소망과 믿음의 대상이 되었다. 그리스도는 박애주의, 실천봉사, 계급타파 등의 정신으로 약하고, 고통받고 병들고 버림받은 자들을 위해 일하였다. 많은 병자들을 치료하고 불구자를 고쳐주는 기적을 보여주었다.

유대교의 선민사상과 형식적인 율법주의를 배척하고 민족과 신분을 초월한 신의 사랑과 이웃사랑을 강조한 정신은 간호 발달에 큰 영향을 미쳤다.

그의 사도들은 그의 부활을 선포하였으며 로마제국 전체에 그의 메시지가 전도되기 시작하였다. 누가(Luke)와 같은 의사, 바울(Paul), 페뵈(Phoebe) 등의 선교로 지중해의 동북연안을 연결하는 교회망이 구성되었다. 그의 사도 바울은 소아시아 지방은 물론 당시의 유럽의 세계적인 문화 도시를 순회하여 체계적이고 조직적인 전도를 함으로써 교세는 급속도로 확장되었다. 바울은 그의 여사도 페뵈를 로마에 파견하여 병자를 위로하고 돌보게 하는 방문간호사의 일을 하게 함으로써 가족 이외의 사람을 간호하는 사회봉사로서의 간호가 시작되었다. 페뵈(Phoebe)는 간호사상 최초의 여집사 방문간호사로 알려진 인물이다.

로마제국의 번영과 평화는 초대 로마의 황제 아우구스투스(Augustus, B.C. 63~14)의 즉위에서 180년 마르크스 아우렐리우스(Marcus Aurelius, 121~180) 사망 시까지이고, 그 후 제국 내에 무질서가 팽배하고 강압적인 세금징수가 이루어지고 경제적인 위기가 발생하였다.

4~5세기에는 전염병과 페스트가 만연하여 로마제국 쇠퇴에 한몫을 하였다. 그동안 기독교 교세는 유럽 전역에 퍼져나갔으며, 후기 로마제국의 기초를 세운 콘스탄티누스

대제(274~337)는 종교의 자유를 선포하고 기독교를 처음으로 공인종교로서 육성하였으며 기독교적 유럽의 길을 개척하였다. 그는 330년에 수도를 비잔티움(Byzantium)으로 옮기고 콘스탄티노플이라 고쳤다.

초대 교회 안에는 위로와 기도로 복음을 전하고 구제사업을 하며 몸과 시간을 바쳐 병자의 가정을 방문하여 간호를 해주던 여집사들이 많이 있었다. 이는 또한 후일에 간호사업이 여성사업으로 발전하는 데 기초가 되었다.

2) 초기 기독교와 간호

자기 가족 이외의 사람들을 간호하기 시작한 간호의 역사는 예수 그리스도의 생애, 교훈, 십자가의 죽음과 부활과 함께 이루어졌다. 기독교 윤리의 핵심인 사랑에 대한 그리스도의 가르침은 사회로 크게 퍼져나가 그 후 간호발달에 심대한 영향을 미쳤다. 당시 교회의 여집사를 중심으로 한 조직화된 간호는 그리스도의 가르침에 대한 실천이었으며, 휴머니즘과 관계없이 어떠한 보상도 바라지 않고 타인에게 헌신하는 순수한 이타주의에서 우러난 봉사였다. 이는 또한 인간성 중심에 자리잡고 있는 고통받는 사람에 대한 자비심의 발로로서 환자를 돌보는 것은 신을 기쁘게 하는 일이였고 이러한 일을 통해 개인들은 영원한 삶을 얻고자 하였다.

B.C. 300년 이후 여성들이 간호사업에 종사할 수 있게 된 중요요인은 다음과 같다. ① 로마의 상류층 여성들이 사회적 · 경제적 지위가 향상된 점과 ② 신 앞에서는 만인이 평등하다는 기독교의 가르침과 ③ 신은 고통받는 이들을 위해 행동한다는 것이다.

초기교회에서 봉사하던 여성들이 활동하였던 단체는 다양하며, 특별히 간호와 사회활동에 전념하여 오늘날의 공중보건과 지역사회간호를 가능하게 한 것으로 볼 수 있다.

(1) 여집사(Deaconesses)

교회가 조직화됨에 따라 성격과 사명을 달리하는 여집사단이 많이 생겨서 간호사업과 사회사업을 발전시켰다. 정식 임명을 받은 집사단도 있었고, 과부들이 다시 결혼을 하지 않겠다는 서약을 하고 가난한 자와 병든 자를 돌보는 데 헌신한 과부집사단(Order of Widows)이 있었다. 이들은 병원발달에서 중요한 역할을 하였다. 또 한편 순결한 생활을 서약한 처녀집사단(Order of Virgins)도 있어 환자를 돌보는 한편 사도들의 접대와 자선사업을 하였으며 후에는 수도회와 같은 공동생활로 흡수되었다. 그 당시 동정자들은 흰 베일에 의해 구분되었으며, 로마 초기에는 드레스에 금리본을 달아 처녀임을 나타냈다.

(2) 로마의 귀부인 간호사업가들

로마정부로부터의 기독교의 박해는 네로(Nero, 37~68)황제 시에 극에 달하여 많은 기독교 순교자가 발생하였다. 그러나 이러한 박해에도 불구하고 신자 수는 불어났다. 특히 많은 여성들이 남편과 가족을 신앙으로 이끌었으며, 병들고 가난한 자들로부터 시작하여 차츰 중상류 계층까지 확대되었다.

324년에는 콘스탄티누스(Constantinus) 대제가 기독교를 합법화함과 동시에 로마의 수도를 비잔티움으로 옮겨, 콘스탄티노플(Constantinople)을 건설하였으나 337년 다시 동서로 분할되었다.

410년 고트족이 로마를 침범 · 점령하여 각처의 로마인이 로마의 수복을 위해 노력하였으나, 455년에 다시 반달(Vandal)족이 이를 점령하였으며, 476년에 드디어 독일에 의하여 서로마제국은 멸망당하였다. 이리하여 로마의 전성기도 지나고 5세기 이후에는 북쪽 야만인(Barbarian)들의 공격으로 사회제도와 시설들이 무질서하게 되었으며, 중산층은 과도한 세금 등으로 고통을 받았다. 따라서 현실생활에 대한 회의가 커지고 영적 생활에 치우치게 되었다. 한편으로 전염병이 만연하고 자연재해가 자주 발생하였으며 무질서 속에서 범죄는 증가하고 빈곤층이 폭증하였다. 이러한 상황 속에서 많은 신자들은 산 속으로 들어가고 귀부인들 중에는 자신의 저택과 재산을 기독교적 사랑을 표방한 병원과 순례자를 위한 휴양소 · 진료소로 사용하는 일이 많았다.

기독교 박해가 끝난 뒤 많은 귀부인들이 철저한 신앙과 내세를 위한 준비로 자기들의 전 재산을 바쳐 환자 간호와 자선사업에 헌신하였다. 이들 귀부인들이 가졌던 높은 사회적인 지위와 부는 간호업무와 자선사업의 시초가 되었다. 신앙심이 깊은 로마의 귀부인들 가운데 마르셀라, 파비올라, 파울라 세사람은 간호발전에 공헌이 컸다.

① 마르셀라(Marcella)

마르셀라는 교리연구소로 사용하던 자신의 집을 수도원(Monastery)으로 만들어 수도원의 창시자로, 수녀들의 어머니로 불렸다. 그녀와 그녀 공동체의 가장 큰 관심은 가난하고 병든 자를 돌보는 것이었고 많은 여성들이 자신과 함께 일하도록 권유하였다. 그녀는 우수한 지적 능력의 소유자로 자신의 전 생애를 자선사업, 기도, 성서연구에 바쳤으며, 410년에 교회 안에서 외적의 습격으로 순교하였다.

② 파비올라(Fabiola)

파비올라는 품위 있는 절세의 미인이자 귀족출신으로, 독실한 기독교 신자가 된 후 390년에 그녀의 사궁(Private Palace)을 크리스찬 병원으로 만들었다. 이것이 기독교도가 로마에 세운 최초의 병원이다. 그녀는 스스로 로마 거리에 있는 가난한 환자를 찾아 나서서 그들을 직접 간호하였으며 특히 상처, 욕창치료에 탁월함을 보였다. 자신의 재산은 가난한 사람들에게 나누어 주었으며 많은 제자도 길러 그녀의 사후에도 병원이 계속되었다.

③ 파울라(Paula)

파울라는 전통 있는 귀족가문의 후손으로 많은 부를 소유하였으며, 다섯 자녀의 어머니로 지적 능력이 뛰어난 여성이었다. 이교도인 남편과 사별한 후 딸과 함께 기독교인이 되었다. 마르셀라와 같이 공부하고 당시의 많은 학자들과 교류하며 학문을 하였다. 성 제롬(St. Jerome)의 성서의 라틴어 번역을 도왔다. 385년에 그녀의 딸과 함께 팔레스타인의 베들레헴에 순례자를 위한 호스피스를 마련하고, 병자를 위한 병원을 세워 20여년간 그 기관을 관리하였으며 손수 여행에 지친 자나 병든 자를 돌보았다. 그녀는 최초로 체계적으로 간호사를 훈련시킨 여성으로 알려져 있다.

3. 공중보건

로마가 지중해를 정복해서 그리스 문화의 유산을 이어받자, 로마는 그리스 의학과 보건에 관한 사고방식도 받아들였다. 로마는 그리스의 풍부한 문화유산을 받아들일 뿐만 아니라 로마 자신의 특성을 살려 건강에 대한 섭생법과 공중보건활동을 전개하였다. 의학수준은 그리스에 미치지 못하였으나 하수도망, 목욕탕 건설, 상수도 및 각종 보건시설의 설치 등 위생공학 내지 보건행정 면에서는 커다란 업적을 남겼다. 특히 급수를 위한 수도망(水道網)의 도입은 로마인들에 의해 본격화되었으며, 그 완벽한 기술과 업적으로 보아 일찍이 역사상 유래가 없는 훌륭한 업적이었다.

아테네와 로마를 위시한 고대도시에는 하수도도 건설되었다. 그리스와 로마시대에 이미 많은 도시에는 거의 땅 아래로 흐르는 하수도망(下水道網)이 설치되어 있었다. 아우구스투스 황제 치하에서는 전문관리인으로 하수도 감독관과 티베르강 감시인이 임명되었고 그 후에는 하수도 장관이 새로이 임명되기에 이르렀다. 당시에 만들어진 배수관은 오늘날에도 로마의 하수도의 일부로서 이용되고 있어 로마의 급수시설과 함께 중요한 유산으로 손꼽히고 있다.

또한 콘스탄티누스 대제 시에는 로마에는 150개가 넘는 공중변소가 있었다고 한다. 건강과 환경이 밀접한 관계를 가진다는 생각은 히포크라테스 전집 중 〈공기, 물, 그리고 토지에 대하여〉라는 저술을 통해 더욱 강조되기에 이르렀다.

특히 로마인들은 낮은 늪지대에 말라리아가 많이 발생된다는 생각을 가지고 있었다. 1세기경 클로메라(Columella)는 "낮은 늪지대에는 공기 중을 떠돌아다니면서 입과 코를 통해 몸 안에 들어가는 작은 미생물이 많기 때문에 사람에게 무서운 질병을 일으키기 쉽다"고 하였다. 그 이전에 비투루비루스(Vitruvirus) 역시 건축론에서 보건적 관점에서 인간이 거주할 환경선택이 중요함을 강조하였다.

이상 사람들의 훌륭한 관찰에도 불구하고 로마인들은 당시 지중해 연안의 많은 사람들과 같이 여러가지 풍토병과 유행병을 가지고 있었다. 로마는 기원전부터 많은 전염병의 유행을 경험하였지만 관련기록의 부족으로 어떤 병이 유행하였는지는 분명치 않으나 중세기의 흑사병과 맞먹는 선페스트와 같은 전염병이 있었다는 것을 확인할 수 있다. 천연두의 유행은 서기 251~266년까지의 키프로스섬의 전염병 유행과도 관계가 있었다고 보며, 312년에 또 한 차례가 있었다.

전염병의 발생양상이나 경과로 미루어 말라리아, 디프테리아, 장티푸스, 이질과 인플루엔자도 유행하였던 것 같다. 결핵은 고대사회에 이미 흔한 질병이었고 인후염에 관해서는 여러 문헌에 기재되어 있다. 각종 문헌에서 특정직업에 따른 특정질병의 위험성에 대해 지적하고 있다.

4. 의료와 의료기관

로마인들은 의학이론이나 실천면에서 그리스인들보다 두드러진 업적을 남기지는 못하였지만, 의료봉사의 조직화 내지 의료제공 체계면에서는 중요한 공헌을 하였다.

로마공화국 초기의 의료공급은 주로 승려들에 의해 이루어졌으나 후에 노예들이 이에 참여하였고, 뒤늦게 자유인(비종교적 사람들)들이 의료업에 종사하게 되었다.

그리스 의사들은 B.C. 3세기경부터 로마로 이주하기 시작하였으며, 곧 이들에 대한 요구도 늘어났다. 로마공화국 및 초기제국 시대에는 의학지식이나 의료제공은 상류사회에 국한하여 그 혜택이 주어졌을 뿐 가난한 서민들에겐 민속의료나 신앙요법이 지배적이었다. 그 후 2세기경부터 공공의료봉사(公共醫療奉仕)가 제도화되기 시작하였다. 알키아트리(Archiatri)라고 불렸던 정부임명의 의사들이 여러 마을과 각종 시설에 배치되어 점차적으로 전 영토에 확대되어 나갔다.

초기 크리스찬 병원의 설립과 발달은 파비올라와 같은 여성의 자선활동에만 의존한 것은 아니며, 교회의 자유로운 설립에 따라 주교는 자선시설의 확장과 병든 자에 대한 간호의 책임도 지게 되었다.

4세기경에는 병자, 방문객, 노인들을 위한 집이 마련되었다. 손님접대와 병자를 간호하기 위한 장소를 다이아코니아(Diakonia)라 불렀다. 이 집은 여집사단이 자신들의 일을 하기 위해 설립하였으나 차츰 의료기관으로 바뀌어 휴게소, 보호소, 진료소의 역할을 하였다. 이는 오늘날 보건소나 병원의 외래 진찰소의 기능을 겸하였다. 기독교 신자들이 늘어남에 따라 그들의 봉사활동도 확대되어 처음의 다이아코니아가 좁아져 새로운 시설과 건물들이 생겨났다.

제노도키아(Xenodochia)는 다이아코니아보다 더 큰 시설로서 입원환자를 받을 수 있는 시설을 갖추었는데, 3세기경에는 자선병원(Charity Hospital)으로 이용되었다. 여집사들이 기관의 관리와 간호를 하고 주교(Bishop)나 신부(Priest) 중에서 의사들이 나왔다. 가장 유명한 기관으로는 소아시아 지방 카이사리아(Caesarea)에 성바실(St. Basil, 329~379) 제노도키움으로 일반환자와 구별된 나환자의 격리수용소와 직원기숙사 등 오늘날 종합병원의 규격을 갖춘 시설이었다.

마크리나(Macrina)와 올림피아(Olympia)는 콘스탄티노플(Constantinople)에 있는 초기 기독병원에서 간호한 유식하고 부유한 여집사들이다. 여집사 중에는 처음에는 제사장의 조수로 병약한 사람들을 돌보다가 후에 간호를 전문적으로 맡아서, 더러는 의료기관에서 오늘날의 임상간호사의 역할을, 더러는 가정을 방문하여 오늘날의 보건간호사의 역할을 하였다. 이렇게 기독교의 사도정신이 후일 간호사업에 미친 영향은 크다. 그러나 기독교인들은 신앙을 실천하는 방법으로 간호를 제공하였을 뿐 역사적인 기록들을 많이 남기지 않은 아쉬움을 주고 있다.

제4장

중세 간호

상고와 근세 사이의 천년 간이 중세에 해당되며, 전반기는 500~1000년 사이로 암흑기로 알려져 있으며, 사회는 사실상 교회에 의해 지배되었다. 교회의 조직은 로마정부조직에, 가톨릭교회의 교황은 황제에 상응하여, 교회의 주교는 자연스레 사회지도자로 역할하였다. 이러한 상황은 간호사의 이미지를 성자로 발전시키는 데 기여하였다.

5세기경 로마 북쪽 바바리안(이방인)들의 습격으로 인한 사회제도의 파괴로 혼란상태로 들어가자, 현실에 대한 회의와 불안감으로 깊은 기독교적 신앙심을 가진 남녀신자들이 무질서한 사회를 피해 산속으로 들어가 영적 생활에 치우쳐 금욕적인 수도원 생활을 하였다. 수도원 안팎에 무료진료소와 병원을 세워 병들고 가난한 사람들을 돌보는 일을 수도원 공동체의 주된 임무로 하여 중세 전반기에 많은 성자간호사가 배출되었다.

주종제도와 봉토의 수여를 특징으로 하는 봉건제도는 영국, 프랑스, 독일 등에서 봉건법이 실제 효력을 발휘한 9세기 중엽부터 13~14세기까지 성행하였던 제도로, 서양 중세사회의 이해에 중요한 부분이 된다. 농노제의 소멸과 자영농민의 출현을 야기시키고 봉건적 토지소유 재편을 가져왔다. 장원의 여주인은 장원의 병자들을 돌보는 것으로 의사와 간호사의 역할을 하였다.

기사도는 중세 서유럽의 봉건귀족들 사이의 풍습과 윤리로 이는 11세기에 발생하여 15세기에 형식을 갖추었으며, 충성과 무용을 내용으로 하였다. 서구사회에 여성존중의 풍습과 윤리로 신사도를 심어 여성의 직업인 간호에 영향을 미쳤다.

기원 초로부터 중세까지의 아라비아 제국은 아프리카 아시아 유럽으로 통하는 교통의 요로에 위치하여 그 세력을 크게 확장하고 문화를 가지고 있었으나, 여러 신을 신봉하고 뚜렷한 내세관도 신앙적 전통도 없었다. 570년에 마호메트가 교리를 선포하고, 신에 의한 신정정치를 결성하였다. 그리고 메카를 이슬람교의 근거지로 하여 전 아라비아에서 신앙과 정치를 통일하였다. 교주 마호메트의 후계자 칼리프는 의학과 과학에 관심이 컸으며, 이슬람교권의 확립과 더불어 수학, 천문학, 의학 등이 발달하였다. 의학은 아랍인들의 관심분야였으며 의학연구를 장려하였다. 규모가 큰 병원을 세워 수준 높은 의료를 제공하였으며, 라제즈, 아비센나, 메모니데 같은 뛰어난 의사들이 배출되었다.

로마의 식민도시가 기원인 이탈리아 남부 항구도시인 살레르노에는 의학연구가 왕성하여 중세유럽에 있어 의학의 중심지로서 살레르노 의학교는 의학교육의 중심이 되어 유럽의학의 부흥을 도왔다.

1. 암흑 시대(Dark Ages)

유럽에서 서로마제국이 멸망한 476년에서 콜럼버스(Columbus)의 신대륙 발견 혹은 마틴루터(M. Luter)의 종교개혁까지 천년동안이 중세에 해당되며, 전반기와 후반기로 나뉜다. 우리나라에서는 고려 건국 초로부터 공양왕(恭讓王) 4년 고려가 망하기까지의 기간이 된다.

중세 전반기에는 총체적으로 암흑의 시기로 알려져 있다. 북방 게르만족이 남침하여 모든 사회제도는 무질서하게 되고, 전염병은 만연하며, 중산층은 과도한 세금에 시달리고 자연재해와 동란으로 어지럽게 되면서 가난과 범죄, 고문과 투옥이 성하였다. 고대 그리스적 로마문화는 유린되었다. 많은 인구가 동부로 이주하면서 인구는 감소하고 서부에 남아 있는 로마인들의 태도는 변화되어 무법사회와 타협하면서 살았다. 사람들은 안전감을 잃었으며 안전을 추구하기 위해 보호집단의 형성을 필요로 하였다. 중세초기의 이러한 혼돈에 대한 가능한 해결책으로 생각되는 세 개의 운동이 자연스럽게 발전되었는데 이는 곧 수도원 제도, 봉건제도, 이슬람교이다.

암흑의 시기 동안 사회는 사실상 교회에 의해 지배되었다. 서로마제국이 서서히 몰락하였기 때문에 교회는 고도로 조직화된 기관으로 발전되었으며, 교회의 조직은 로마정부조직과 비슷하게 되어 330년에 황제가 콘스탄티노플로 옮긴 후 교황은 서유럽의 최대권력으로 남았다. 로마의 문화는 종교의 보호 하에 있었고 문화, 철학, 미술, 의료 등 모두가 종교적 색채가 농후하여 기독교는 유럽에 있어서 정신계의 지배자로 절대권력을 가지게 되었다.

이러한 시대상황은 많은 왕족, 귀족과 저명한 사람들이 영예롭게 간호활동에 종사하도록 되었고, 간호는 정죄와 정화의 수단으로, 신의 일을 하는 것으로 되었다.

유럽에서 중세 초기 사회를 이루는 세 개의 계층은 천시적 상황에서 생활하는 농노들로 이들은 최대다수를 이루고, 그 위에 귀족적이고 호전적인 영주계층과 나머지는 종교생활에 온전히 생을 바치기 위해 독신으로 생활하는 금욕적인 성직자 집단과 세속적인 교역자 집단이 있었다.

전반적으로 여성들의 지위는 낮았으나 교회의 여집사들의 직위는 남자교역자들과 마찬가지로 열려 있었으며, 여자는 수녀로서 존엄성을 가질 수 있었다.

서로 떨어져 살면서 남녀 수도원은 연결되어 있었고 여자상관이 관리하였다. 여집사 중 일부는 남녀환자 모두를 간호하였고 이러한 경향은 최초로 대규모 간호서비스를 여자들이 할 수 있도록 되어, 오늘날까지 간호는 주로 여성들의 분야로 여겨졌다.

암흑 시대란 넓게는 중세 전체 기간인 1,000 년간을 뜻하고, 좁은 의미로는 혼란이 많고 문화창조의 심한 침체기였던 5~11세기를 뜻한다.

세계 간호역사의 흐름이 유럽을 중심으로 일어났으며, 역사적으로 간호사 전체가 종교와 전쟁(군사)의 영향을 많이 받아 간호 단체가 결성되고 간호가 이루어졌으나, 특히 중세에는 종교와 전쟁이 간호사업과 단체의 특색에 영향을 많이 끼쳤고 전쟁의 동기도 종교에 기인하였다.

2. 수도원 제도(Monasticism)와 간호

1) 수도원 제도

5~6세기에 걸쳐 수차례 로마는 이방인(Barbarian)으로부터 약탈을 당해 극도로 황폐해졌다. 이탈리아나 그 밖의 여러지방에서도 대부분의 도시는 그 빛을 잃어가기 시작하였다. 교육, 산업, 의료제도와 시설들은 무질서하게 되고 더러는 파괴된 채 방치되어 있었다.

330년에는 콘스탄티누스황제가 비잔티움(콘스탄티노플)으로 이주한 후 로마의 쇠퇴는 가속화되었다. 로마인들은 동부로 많이 이주하고, 남아있는 로마인들은 무법사회와 타협하면서 살게 되었다. 사람들의 생활은 위험이 증가하였고 안전함을 추구하기 위해 새로운 보호집단의 형성이 필요하게 되었다. 이때 교회가 불안한 사람들에게 안식처를 제공하여 그리스도의 사랑으로 뭉치게 하면서 새로운 질서확립을 도모하였다. 한편 현실생활에 대한 회의와 불안감으로 영적 생활에 치우치게 되면서 어지러운 사회를 피해

산속으로 들어가 금욕생활을 하는 이들이 늘어났는데, 특히 상류계층 사람들이 많았다. 이것이 바로 중세를 특징짓는 기독교 수도원(Christian monastery)이며, 그 수도 많아지고 한적한 곳으로 들어갔다. 이 수도원은 가톨릭교의 수도자 즉, 수사(修士)나 수녀(修女)들이 각각 공동생활을 하는 곳으로, 수사나 수녀들은 수도원에 있어 순명(順命) · 정결(貞潔) · 청빈(淸貧)의 3대 수도허원(修道許願)을 생활신조로 삼고 복음(福音)에 따라 수도생활을 영위하여 가톨릭교적인 완덕(完德)에 이르도록 노력한다. 한편 수도원장은 그들의 노력을 돌보며 격려할 의무를 지닌다.

묵상생활을 위주로 하는 묵상 수도사(Monk)와 수도참사회원(修道參事會員 : Canon Regular), 장엄허원(裝嚴許願 : 盛大許願)을 받은 수녀(Nun)들이 함께 생활하는 장소를 모나스터리(Monastery)라 하며 베네딕트회 모나스터리가 대표적이다. 이러한 수도원은 대수도원장(大修道院長 : Abbot) 또는 여자대수도원장(女子大修道院長 : Abbese)에 의해 통치되고, 12명 이상의 수사 또는 수녀가 거주하는 곳을 대수도원(Abbey)이라 부른다.

가톨릭교회의 정당한 권위에 의해 인가된 공동생활을 영위하는 남자 또는 여자의 수도단체로 자유의지로 청빈 · 정결 · 복종을 맹세하며 공동생활을 하는 단체를 수도회라 하며 베네딕트회(묵상수도회), 프란시스코회와 도미니코회, 기사수도회, 간호수도회, 예수회 등이 있어 각각 맡은 바 활동분야가 다르다.

보통 수도원은 넓은 대지안에 농장, 과수원, 목장, 공장, 집회소, 학교, 병원, 침실, 식당 등 부속건물이 성당을 중심으로 배치되어 있다. 수도원이 이와 같이 지역사회(Community)를 이룬 것은 가급적 자급자족을 하기 위해서 이러한 시설들이 필요하였다. 이러한 시설들의 건축양식은 각 시대 각 지역의 건축양식을 반영하여 제각기 달랐다. 가장 대표적이고 규모가 큰 수도원은 베네딕트 수도원으로 엄격한 금욕생활을 실천한 너시아(Nusia)인 성 베네딕트가 529년에 로마와 나폴리 사이에 있는 몬테카시노(Monte Cassino)의 서쪽 크리스텐돔(Christendom)에 설립한 베네딕트 수도원(Benedictine monastery)이다. 성 베네딕트에 의해 만들어진 베네딕트 규칙은 적당한 수면, 휴식, 식사, 학습, 기도와 실내 · 외의 노동을 분별있고 절제있게 하게 하여 수도자들이 육체, 정신, 사회적으로 건강하게 생활할 수 있도록 하였고, 서구사회에 수도원 전통(Monastery tradition)을 적응시킨 점에서 이 규칙은 성공하였다. 베네딕트 수도원의 영향력은 컸으며 교육, 문화의 중심이 되었다. 이 수도원은 2차 대전 동안 나치의 본거지가 되어 연합군에 의해 폭파되었다.

수도사들은 농장, 과수원에서의 노동을 통하여 농업을 되살리고, 농기구를 개선하고, 생활용구들을 고안해 냈다. 영혼을 위해 일하는 한편 농사를 지어 잉여 농산물은 빈자들에게 주었다. 수도사들은 다방면의 유용한 지식을 쌓아, 학자로서 귀중한 법전과 경전의 번역과 해설을 하였다.

한편 의약(醫藥)에 관한 지식을 환자를 돌보는 데 적용하였다. 수도원은 집 없는 사람들에겐 안식처였고, 핍박 받는 이들에겐 피난처였다. 특히 베네딕트 수도회의 수도원들은 이교도 게르만인들의 개종(改宗), 북서유럽인들의 교화, 과학, 예술, 문화, 도서관 등의 교육사업확대 등 다방면에서 업적을 나타내었다. 수도원제도의 기본 개념은 사람의 영혼을 정화하기 위해 사회로부터의 탈출이며, 금욕주의 또한 이러한 영적 삶의 특징이었다.

수도원은 '병자를 돌보는 것은 모든 일에 우선한다'는 규칙이 있을 정도로 환자 간호가 중요한 임무 중의 하나였으며, 병원 시설은 별도로 하였으며, 특히 수녀 중 간호사의 수련을 받아 질적으로 훌륭한 간호를 하는 이가 많았다.

수도원이 한창 성장할 당시에는 많은 영주와 왕족들이 수련을 하기도 하였는데, 그 가운데는 간호를 직접 수행한 왕족들이 많았다. 그러나 수도원이 지나치게 발달하면서 종교지도자들이 교권문제는 물론 정치, 경제, 법률에까지 세력을 펴서 오히려 수도원 본래의 정신은 타락되고 여기서 나라와 영토를 다스리는 권력 행위를 자행하였다. 10세기 경부터는 수도원에서 부정과 부패가 자행되고, 레오 10세의 면죄부 판매의 강요 등으로 확대되면서 마침내 교리의 위신이 흔들리게 되어 뜻있는 신자들로 하여금 어떠한 새로운 운동이 필요하다는 자극을 받게 하였다. 이러한 생각들이 쌓이고 뭉쳐서 몇 세기 후에 종교개혁을 일으킨 계기가 되었다.

2) 수도원과 간호

(1) 의료기관과 간호

환자에 대한 간호는 수도원 공동체 생활의 주된 임무이며 기능이었다. "병자를 돌보는 것은 모든 일에 우선해야 한다."는 명령은 수도원 규칙이었다. 모든 수도원은 수도원 구성원들을 위해 진료소(Infirmarium)를 만들고 지역사회 빈자들을 위해 수도원 성문 안팎에 병원(Hospitalarius)을 세웠다. 이 기관들은 질병치료보다 가난한 사람들의 보호와 안식처였으므로 병원이기보다 최초의 구빈소 내지 간호소(Hospice)였다. 수도원의 경제력에 따라 도움이 필요한 사람들에게 음식과 안식처를 제공하고, 질병예방에도 힘썼다. 수도사(Monk)들은 왕과 귀족의 영지, 부자들의 집에 불려가기도 하였다. 원래의 구호소에서 후에 시립병원(City Hospital)으로 성장하고, 수도단(Monastic Order)의 책임으로 되었다.

이러한 기관에서의 간호는 수도원의 여자 수도회가 하였다. 이 최초의 수도원 병원의 간호요원에 대한 정보는 부족하다. 여집사(Deaconess)들은 오늘날 간호사와 같이 적극적인 간호가 가능하였다. 어떤 경우에 종교단체들은 특수상황의 요구를 해결하기 위해 설립되었다. 13세기 중엽에는 남자병동은 수도사가 여자병동은 수녀가 간호하는 것이 일반적이었다. 어떤 경우에 수녀들은 전 병원을 관리하였고, 같은 교단의 수도사들은 신부처럼 행동하였다.

암흑기 동안 병자에게 제공된 실질적 간호에 대해서는 거의 알려져 있지 않다. 비종교적 의학은 거의 사라졌고, 간호나 의술의 과학적인 진보는 거의 찾아보기 힘들었다. 실상 의학과 간호학 간의 차이는 거의 없었다. 수사나 수녀들은 간호와 마찬가지로 의술도 행하였으며, 오랫동안 유일한 전문가로 여겨졌다. 의료사가(醫療史家)들은 의료사업은 거의 전적으로 수도단 멤버들이 수행한 것으로 보고하고 있다.

적지 않은 민속과 약물전승, 신비주의, 종교적 신념, 미신이 병자간호에 적용되었다. 사혈(Bleeding), 식이요법, 목욕요법, 사혈기의 활용, 수포형성의 활용, 뜸술, 난절법(Scarification)과 관장법 등이 당시의 일반적 치료법이었다. 그러나 전염병은 신의 섭리라고 생각하여 병의 원인제거나 예방에는 관심이 없었다. 1349년에는 역사상 가장 비참하였던 전염병이 전 유럽에 유행하여 인구의 1/3 정도가 사망하였으며, 사망원인은 통제가 가능한 전염병인 흑사병(페스트)과 출혈성 천연두 등이었으며, 그 밖에 여러 종류의 병이 계속 유행하였다. 당시 간호에서의 주된 진보는 수도기관의 내적 조직과 운영과 대규모 형제 · 자매단의 협동적 업무수행과 엄격한 규율과 훈련을 통하여 이루어졌다. 당시의 간호는 부분적으로는 그들을 보조하는 사람들에 의해 수행되었다. 수사나 수녀 간의 업무 분할이나 어느 편이 공식적인 훈련을 더 받았는지를 알기는 어렵다.

(2) 수도원 간호사(Monastic Nurses)

6~7세기경에 수녀원의 수가 증가하였다. 수녀원에 들어간 여성들의 대부분은 부유하였고 지역사회에 커다란 영향력을 갖고 있었다. 여자들이 이들 단체에 입문한 일차적 이유는 개인이 선택한 직업적 삶으로 나아가는 기회와 보호에 대한 욕구 두 가지였다.

수녀원에서 여자들은 규칙에 의해 보호되고, 교회에 의해 인정되며, 지적인 공부나 실제적 관심분야를 추구하는 데 안전과 자유를 향유할 수 있었다. 중세초기의 많은 유명한 여성들은 수도원 생활과 연결되어 있었다. 그들 중에는 의학지식과 정치적 통찰력이 뛰어난 힐데가르데(Hildegarde), 아일랜드와 영국에서 복음 전파를 위해 독일로 간 리스바(Lisba), 월버가(Walburga), 버스지드(Berthgythe), 라틴고전을 알았으며 드라마를 만든 로스위사(Hrotswitha) 등이 포함되어 있다. 그외 유명여성들은 병원간호와 의료활동을 하였다.

거대한 하나의 공동체 즉, 수사나 수녀들이 각각 공동생활을 하는 수도원들은 초기 수도원 생활의 하나의 특징이었다. 이들은 여자 대수도원장(Abbess)의 통제 하에 있었다. 이 대수도원장은 중요한 직위였다. 수도승과 수녀들이 거처하였던 곳은 엄격하게 분리되어 있었다. 이들 종교단체 구성원들을 통합시킨 것은 공동 소유감과 공동체 의식이었다.

조직적인 간호는 이루어지지 않았으며, 정치와 정화의 수단이 신의 일을 하는 것이라고 생각하였으며, 가장 훌륭한 간호는 수녀들에 의해 행해졌다.

중세 전기에 활약한 간호지도자들은 다음과 같다.

① 성 라데군데(St. Radegunde, 519~587)

559년에 남녀 한 쌍의 유명한 수도원을 설립하고 규칙을 만들어 관리하였던 유명한 여자 대수도원장이 포이티어스(Poitiers)의 성녀 라데군데였다. 더리지안(Thuringian) 왕의 딸로서 젊은 시절 많은 비극을 경험하였다. 아버지는 삼촌에 의해 살해되고 그녀의 남편인 클롯티어(Clotaire)가 오빠를 살해하자 노얀(Noyan)으로 도피하였다. 그녀가 어렸을 때 숲속에서 놀다 이웃 클롯티어 왕에게 납치되어 그의 여섯 명의 왕후 중의 한 사람으로, 그의 다섯 번째 아내가 되었다. 그녀는 화려한 생활을 하였으나 잔인한 왕을 떠나 포이티어스에 있는 교회로 피신해서 그곳에서 안식과 그녀의 길을 찾았다. 그곳에서 약 200명의 수녀들의 종교적 안식처인 성십자 수도원(Holy Cross Monastery)을 설립하였다.

성경독서, 고전 문학의 연구, 원고 옮겨 쓰기, 중세 미스테리 연극 공연 등이 이러한 공동체의 중요 활동이었다. 그러나 병자간호는 이들의 주된 기능이었다. 라데군데는 그녀가 설립한 병원에서 손수 간호하였으며, 특별히 사회적으로 소외된 나환자들에게 세심한 관심을 보였다. 그리고 나환자들의 병든 몸에 입맞춤하는 것도 볼 수 있었다. 의사들이 이 병원과 관련되었다는 표시는 찾아볼 수 없다. 간호는 건강회복에 핵심기능임을 보여주고 있다. 그녀는 목욕실을 만들어 목욕을 시켰는데, 이는 기독교 수도원이 로마의 목욕형식을 깨뜨린 당시로는 의미 있는 일이며, 개인위생관념이 희박하였던 때의 일로는 의미 있는 것이다. 피부자극은 성적 욕구를 자극하는 것으로 비난하였던 당시는 금욕주의 시대였다. 이 시기는 간호의 기본 개념인 개인위생 개념이 시작된 것으로 본다.

② 성 브리지드(St. Brigid, 452~523)

브리지드는 일찍 5세기경 여자 수도원을 아일랜드(Ireland)에 도입하였다. 그녀는 울스터 왕자(Ulster prince)의 딸로서 성 패트릭(St. Patrick)의 제자였다. 그녀는 아일랜드에서 유명한 수녀장(abbess)이 되었고, 학자, 교육자, 상담자 및 치유술의 전문가로서 존경을 받았다. 브리지드의 기적에 대해 문헌이 만들어졌고, 병자간호와 나병치료에 관해 잘 알려져 있었다. 그녀는 치유의 수호성인(守護聖人)으로 알려져 있다.

3. 봉건제도(Feudalism)와 기사도(Chivalry)

1) 봉건제도

봉건제도는 봉건사회의 정치제도로, 9세기 이후 11~13세기 사이에 영국, 프랑스, 독일(신성로마제국) 등에서 성행하였다. 그리고 이 제도를 적용하였던 나라를 봉건국가라 한다. 이 제도는 서구 중세사회 이해에 중요한 면이 된다. 봉건사회의 기초는 영주와 농노의 지배 피지배 관계에 있으며 이 제도의 특징은 주종제도(主從制度)와 봉토(封土 : Fief)의 수수(授受)에 있다.

서유럽에 새롭게 자리잡은 로마인들과 바바리안들이 영토를 점령하고 대지주가 되어 토지소유자로서의 권리와 국가공권력과 재판권까지 행사하였다. 따라서 영주는 토지를 갖고 농노에게 토지를 대여하여 지대(地代)를 받고 경제외적 정치압력을 행사하여 잉여생산물을 착취하는 한편 농노에게 군역(軍役)의 의무를 부과하였다. 영주 상호 간에는 독립적 · 대립적 관계에 있어, 토지와 농노문제로 싸움이 그치지 않았다.

여러 영주의 영토 밖의 통일조직의 경제 및 법질서의 유지를 위해 영주의 하나인 국왕이 정점에 군림하였다. 봉건 영주가 각기 자신의 영토 내에서 독립된 주권을 장악하고 있었기 때문에 국왕의 권력은 미약하였다. 중세 말엽에는 영주의 봉건적 수탈에 대한 농노의 반항운동이 거세지고, 만연된 질병으로 인한 농업 노동력의 감소, 노인인구의 상승, 화폐가치의 하락 등이 실질 지대(地代)를 하락시켜 영주의 재산은 위기에 직면하게 되었다. 이를 타개하기 위한 방안으로 영주들은 농민경제억압의 방향을 택하였다. 따라서 영국, 프랑스, 독일 등지에서 농민 폭동이 일어나 그 결과로서 영국에서는 농노제의 소멸과 자영농민의 출현으로 봉건토지 소유의 해제가 시작되고, 프랑스, 독일 등지에서는 봉건적 토지 소유의 재편이 일어났다.

당시 대부분의 여성들은 본인의 의사와 상관없이 어린 나이에 결혼할 것을 강요받았고, 사회에 대한 여성의 주된 가치는 자녀양육과 가정관리였다.

당시 영주나 지주의 아내들의 삶은 고달팠다. 자녀의 양육은 물론 장원의 병자들을 돌볼 책임이 있었으며 이 돌봄은 의사와 간호사 역할의 결합이었다. 외과적 응급상황에는 응급조치를 하였고, 모든 질병에 대하여는 경험적 민간요법의 지식이 영주의 부인들에 의해 적용되었다. 당시 의사의 수는 극히 적었으며 그녀들은 주부, 아마추어 군인, 남편 부재중에는 집안의 남자역할, 의사의 부재중에는 의사역할, 하인의 선택과 관리 등 일체의 일을 도맡았다.

2) 기사도(Chivalry)

'Chivalry'란 라틴어 'Cavallus'에 어원을 둔 불어 Cheval', 즉 말(馬)이라고 하는 어의에서 유래한다. 이와 같이 기사제도의 기원에서도 알 수 있듯이 기사계급의 주요역할은 군사적 기능에 있었다. 기사도는 중세 서유럽의 봉건귀족들 사이에 존재하였던 풍습과 윤리로, 11세기에 시작되어 15세기에 형식을 갖추게 되었다. 기사교육의 목표는 사랑, 전쟁, 종교의 기본원리를 터득시키는 데 있었다. 기사를 지망하는 어린이는 7~14세까지 타귀족의 집으로 보내져 예의에 관한 수련을 쌓는데 이 기간은 시동(Page : 侍童)이라 한다. 여기서 시동은 귀부인의 감독하에 종교, 음악, 예의, 무용(武勇), 사랑, 명예의 존중 등에 관한 교육을 받는다. 14~15세에 종사(從士 : Squire)가 되면 사냥, 무기취급법, 승마 등의 엄격한 무술훈련을 거친 후 21세가 되면, 사제에게 칼을 제단에 바쳐, 교회를 보호하고 사악한 자를 물리치고 사제를 공경하며 여자와 가난한 자를 돌보며 국가의 평안을 유지하고 동료를 위해 마지막 한방울의 피까지 바칠 것을 서약받는 교회의 의식과 주군(主君) 앞에서 치르는 서임식을 통하여 기사(Knight)가 된다. 기사들은 귀부인을 존경함으로써 친절 · 관용 · 의협 · 절제의 예도를 중시하였고, 주군에 충성을 서약함으로써 용기, 명예, 의리의 무사정신을 고취하였으며 교회에 헌신함으로써 경건, 순결, 겸양의 기독교적 덕성을 함양하였다. 따라서 기사제도의 완성은 봉건사회의 이상이었고, 기사들이 지닌 긍지와 자부는 당시 무사정신의 모범일 뿐만 아니라 봉건사회 생활 전반에 걸친 도덕의 표준이었다.

그러나 시간이 경과함에 따라 기사도 본래의 충, 신, 용, 의의 건전한 정신은 흐려지고 허례허식화되었다. 더욱이 14세기 이후로는 백년전쟁, 장미전쟁, 종교전쟁 등의 장기간에 걸친 전쟁으로 기사계급의 손실이 막대한데다 보병발달, 새 전술의 도입, 화약의 발명, 무기의 발달 등은 기사제도의 몰락을 불가피하게 하였다. 고대 서양에 나타난 신사도(Gentlemenship)의 기풍인 명예존중, 관용, 봉사, 여성에 대한 예의 등의 미덕은 이같은 기사도 정신에 힘입은 바 크다고 하겠다. 서구사회의 이와 같은 여성존중의 풍습과 윤리는 여성의 직업인 간호에도 간접적으로 영향을 미쳤다.

4. 이슬람교와 아랍왕국

아람족(Aram)은 셈계(Sem系) 유목민족의 하나로 B.C. 14세기경부터 북시리아를 중심으로 하여 널리 오리엔트에 분포한다. 처음에는 만민이었으나 점차 개화하여 시리아를 중심으로 많은 소왕국을 건설하였다. 2~3세기경부터 중세까지 아랍왕국들은 스페인으로 세력을 확장하여 북아프리카, 서아시아 또는 인도와 중국에까지 세력을 확대하였으며 아랍인들은 정복지에서 다양한 토착문화를 접하였으며, 그리스인과 이집트인의 위업을 배웠다.

B.C. 9세기경부터 문화를 가지고 있었으며 아시아, 아프리카, 유럽으로 통하는 교통의 요로에 위치하였으나 종교다운 종교가 없었다. 그리고 부락마다 제각기 원시종교를 가지고 여러 신들을 제각기 섬겼다. 뚜렷한 신앙적 전통이나 내세관도 없었다. 이에 이슬람교의 교주인 마호메트(Mahomet)가 기독교와 유대교의 영향을 받아 이것을 교리로 받아들였다. 특징은 알라(Allah)신을 절대유일로 숭배하여, 마호메트는 유일한 예언자로 되어 있다. 오직 알라신에게 복종과 귀의가 곧 신앙이다. 계율이 엄하며 승속의 차이는 없다는 것이다. 그의 교리는 코란(Koran)이라는 경전이며, 그가 죽은지 30년 후에 기록되었고 시적(詩的)인 면에서 높이 평가되고 있다. 이슬람교의 창시자 마호메트는 아라비아의 메카(Mecca)에서 출생하였는데, 일찍 부모를 여의고 숙부 밑에서 자란 그는 메카로부터 다마스코에 이르는 대상에 가담하여 여러 곳을 여행하면서 유대교와 기

독교를 접하게 되었다. 그 후 오랫동안 그가 섬기던 부유한 미망인 카디자(Khadija)와 25세에 결혼하여, 메카에서 유수한 부자가 되었다. 그가 40세가 되었을 때 동굴에서 기도와 묵상 후에 그의 교리를 선포하였다. 처음에 그의 교리를 따르는 자는 소수였고, 메카의 귀족들로부터 박해를 받기도 하였다. 그 후 그를 돕던 부인 카디자가 세상을 떠나자 메카를 떠나 메디나(Medina)로 옮겼으며, 이때가 622년으로 헤지라(Hejrah)라 하며 교도들은 회교 기원 원년으로 삼는다. 이후 메디나에서 선교하였으며, 이곳에서 종교와 제국의 기초를 세웠다. 후에 무력으로 메카를 점령하고 무력과 탄압으로 선교를 강요하여 메카를 이슬람교의 근거지로 삼는 한편, 무력으로 전 아라비아에서 정치와 신앙을 통일한 후 632년에 세상을 떠났다.

교주 마호메트의 후계자인 칼리프(Caliph)는 의학과 과학에 관심이 많았다. 후에 이슬람교의 교권이 확립되고 종교적 세력이 확대되면서 의학, 수학, 천문학, 광물학 등의 학문이 널리 전해졌다. 의학은 아랍인들이 관심을 가진 분야였으며 의학연구를 장려하였다. 그들은 그리스인들의 저서를 아랍어로 번역하였는데, 특히 히포크라테스와 갈렌의 저서를 번역하여 의학발전을 도모하였다.

질병이나 불우한 환경에 처한 사람들을 사회적으로 도와주어야 한다는 생각은 이미 중세에도 존재하였다. 이 생각은 기독교 문화권은 물론 동방 회교권에서도 비슷해서 병원의 건설에서 잘 나타났다. 이러한 종교 내지 사회적 배려는 병원의 발전에 크게 공헌하였다. 중세 당시 회교지배권의 나라에서는 모두 34개의 병원이 있었다고 한다. 이러한 병원은 대체로 잘 조직되어 있었으며, 새로운 환자간호를 소개하였으며, 의학발전에도 크게 공헌하였다. 1283년에 세워진 카이로의 병원에는 열병환자, 외상환자 그리고 안질환자를 전문적으로 다루는 전문진료과가 있었으며 부인전문병실도 있었다.

알렉산드리아(Alexandria)와 다마스커스(Damascus)에도 전문 의사의 관리 하에 있는 시설이 좋은 병원이 있었다. 다마스커스 병원들은 3세기 이상 무료로 치료와 투약을 하였다. 바그다드의 병원은 60명의 봉급직 의사를 고용하였는데 이들은 봉급을 받는 최초의 직원으로 추정된다. 환자간호는 신체에도 주의를 기울였던 것처럼 영적, 정신적인 면도 포함시켰다. 분만 중의 산모간호와 부인과 질환자들의 경우에는 교육받지 못한 조산사의 손에 맡겨졌다. 당시 많은 저명한 의사들 중 특히 세 명이 뛰어났는데 바로 라제스(Rhazes), 아비센나(Avicenna)와 메모니데(Maimonides)이다.

사회적으로 여성의 지위는 낮았고, 교육의 기회를 주지 않았으며, 일부다처제로 4명의 부인까지 허용되었다.

5. 살레르노 학교(School of Salerno)

각 대학들의 설립 초기의 상황은 명확하지 않으나 최초의 대학들은 살레르노, 볼로냐(Bologna), 파리(Paris)에서 설립되었다. 그러나 대학들의 성장은 점진적으로 이루어졌다. 살레르노 대학은 의학센타로 시작되었으며 수도원 의료에서 비종교적 일반의료로 전환하는 데 중추적 역할을 하였다. 대학의 시초와 마찬가지로 설립일자도 불분명하나, 900년경에 시작된 것으로 알려져 있다. 유대인, 그리스인, 라틴인, 아랍인 네 사람의 의사들이 시작한 것으로 전해지고 있다. 나폴레옹 I세의 명령에 의해 1810년에 폐지되었다. 당시의 교회의학과는 별도로 일반인 의학도들이 유럽 각처에서 모여들어 로마의학을 전수받았다. 흔히, 유럽 최초의 의학교였다고 한다.

살레르노는 중요한 의학교육센터가 되었으며 유럽의학의 부흥을 도왔다. 여학생에게도 문호가 열려 있었으며 여의사도 교수가 되었다. 트로툴라(Trotula)와 아벨라(Abella)는 이 학교에서 가장 유명한 여성들이었다. 트로툴라는 산부인과분야의 권위자로 여겨지며 부인과의 과장이 되었다.

중세 초기 조산업무는 여성영역이었고, 타 의학 분야는 일반적으로 여성들에겐 금지되어 있었다. 여의사들은 타 진료업무를 수행할 수 있는 자격이 있어도 여성이나 어린이 질환을 보도록 제한을 두었다.

살레르노 의학교에 입학할 수 있는 자격기준은 의대 입학 전 대학수준에서 3년간의 논리학, 철학 및 문학수업 이수를 요구하였고, 5년간의 의학교육과 권위의사와 1년간의 수련을 가졌다. 1140년경에 제정된 법은 면허없이 의료행위를 하는 것을 금하였다.

살레르노 양생법(Regimen Sanitatis Salernitanum : 養生法)은 이 학교의 가장 큰 업적으로서 이 책은 오랜동안 삭제되고 첨가되어 13세기 경에 출판되어 19세기까지 영국, 이탈리아, 독일에서 발간되었다. 전편이 운시형(韻詩形)으로 되어 읽고 암기하기 편하도록 되어있다. 합리적 식이와 위생규칙을 포함한 이 미문(美文)은 여러 나라말로 번역되었고 300판 이상 간행되었다.

6. 중세병원(Medieval Hospital)

중세의 유명한 세 개의 병원은 리용의 호텔듀(Hotel Dieu of Lyone), 파리의 호텔듀(Hotel Dieu of Paris)와 로마의 산토스피리토 병원(Santo Spirito Hospital of Rome)

으로 수도원 밖에 건립되었고 아직 현존하고 있다.

간호제도를 다룬 가장 완벽한 기록은 리용과 파리의 호텔듀에 유용하게 되어 있다. 호텔듀라는 명칭은 신의 집(God's House)을 의미하며 일반적으로 중요한 프랑스의 지방 도시나 큰 도시병원을 말한다. 최초의 병원은 제노도키아(Xenodochia)나 사설구빈원(Almshouses)으로 설립되었으며, 병자와 빈자 그리고 허약자들을 돌보았다.

1) 리용의 호텔듀

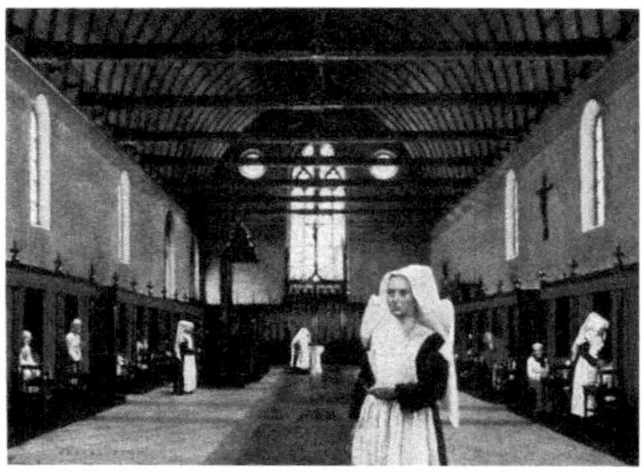

리용의 대주교인 사세도스(Sacerdos)의 요청에 따라 542년에 설립되었다. 본래는 사설구빈원으로 세워졌고 평신도 단체가 관리하였다. 간호 외에 다른 자선사업을 하였는데 순례자, 고아, 빈자, 허약자, 병자들의 안식처로 이용되었다. 그곳의 최초 간호사들은 고해하기 위해 모인 평신도 여성과 미망인들이었다. 처음에는 봉사자로 후에는 형제로 칭해진 남자들이 간호업무를 보조하였다. 이 특별한 병원은 당시의 타기관과 현저한 대조를 보였는데, 이는 성직자의 통제로부터 자유로웠다는 것이다.

2) 파리의 호텔듀

650 혹은 651년에 랜더리 주교(Bishop Landry)에 의해 세워졌고 병원뜰에 그의 상(像)이 서 있다. 이 하나님의 집(House of God)은 고통받는 모든 이들을 위해 문이 활짝 열려 있도록 건축되었다. 후에 구빈원 형태를 취하고 평신도 관리자들이 운영하였다. 호텔듀는 작은 병원으로 시작하였으나 대규모로 성장하였다.

병자를 간호하였던 애초의 평신도 여성단체는 교황 인노센트 IV세에 의해 종교집단으로 조직되었다. 그들이 성 어그스틴의 규칙을 택한 이유로 어그스틴 수녀회로 알려졌다.

형제단 역시 이 엄격한 단체에 속하였다. 이 수녀들은 가장 오래된 순수 간호수녀단으로 볼 수 있다. 간혹 일반 병동의 업무는 형제단에 의해 수행되었으나 여자 병동의 간호 업무는 수녀단이 행하였다.

이 어그스틴 사람들은 세가지 훈련을 단계별로 받았는데 이는 환자의 입퇴원 업무, 병동가정관리업무와 세탁(Ward Housekeeping and Laundry), 죽은 자의 장례 업무였다. 종교적 예식은 병원업무의 중요부분으로 행해졌다.

3) 로마의 산토스피리토 병원

이 병원은 교황의 명으로 717년에 세워졌으며, 지중해에 위치한 병원 중 가장 큰 병원이었던 것으로 추정된다. 병자에 대한 간호를 일차 목표로 삼았으며, 1500년까지 1,000개 가까운 병상을 수용할 수 있는 거대한 홀을 확보하였다. 여러 개의 병동이 있어 남자, 여자, 회복기 환자를 구분하여 받을 수 있었다. 중세 후반기에 이르러 평신도로서 직업적인 의료종사자가 다시 생겨나면서 이들이 병원의 의료업무를 맡았다. 이 병원에는 100여 명의 의사가 있었던 것으로 전해지고 있다. 이러한 제도는 중세기의 병원발전의 모습을 보여주는 좋은 본보기가 될 수 있다.

7. 중세 후반기와 간호(1000~1500년)

많은 상호작용하는 힘이 어둠의 시대가 끝난 중세 후반기에는 활성화되었으며 결과적으로 사회는 변하였다. 이 기간에 많은 이교도들은 토지 점유욕으로 유럽의 특정지역에 정착하고 이들 대부분은 기독교도가 되고 문명화되었다. 이 기간의 특징은 보호해 주는 단체로부터의 개인의 분리와 인구의 이동이다. 이 시기는 전쟁, 전염병, 기근, 불안정 등의 고통으로 거의 사라졌던 낙천주의와 열성이 다방면에서 나타났다.

상인, 은행원, 점포주, 소매상인 등 중산계급계층에서 상거래가 활발히 이루어졌다. 땅주인들처럼 장인들도 부유해지고 힘이 막강하게 되었다. 배움의 열정은 다시 되살아났으며, 대학교육은 중산계급의 특권이 되었다. 힘있는 사람들에 의해 농노들이 장원에서 자유롭게 되어 봉급을 받는 일자리를 찾아 도시로 이동하였다.

따라서 도시의 인구는 과잉되었다. 그러나 이에 비해 위생적인 식수와 식품공급을 위한 시설은 극히 제한되어 있었다. 빈민가에는 질병, 범죄, 폭력, 죽음이 난무하였다.

새로운 기독교 정신은 사람들의 삶에 막강한 영향을 미쳤던 가톨릭교회의 권위에 도전하였다. 이 정신은 내세를 위한 삶보다 지상의 것과 현세의 삶을 강조하는 데 특징이 있다. 교회는 더 부유해지고 막강해졌다. 이는 교회만큼이나 막강하였던 성직자나 수도회를 비판하게 되는 원인이 되기도 하였다. 중산계급은 더욱 지식이 있고 독립적이고 세련되게 변하였다. 종교적인 열정의 부활은 수도원과 성직자들의 개혁과 근동의 이교도들에 대항한 십자군 대원정과 성지순례자의 증가에서 그대로 증명되었다.

한편 밀집된 생활환경과 전염병의 만연은 환자간호에 대한 새롭고 다른 유형의 단체 설립의 필요성을 대두시켰으며, 이와 같은 상황들에 의해 간호는 영향받게 되었다. 도시의 성장과 인구의 재배치는 간호를 공공기관 밖으로 이동하게 하였으며 가정으로 되돌아오게 하였다.

간호선구자들은 높은 지적, 사회적 배경을 가졌으며 많은 훌륭한 남자들이 간호사가 되었고, 군대규율과 간호단의 이상이 간호에 스며들었다. 중세후기에는 성자간호사들이 많이 배출되었으며 이들은 존경과 폭넓은 지지를 받았다. 건강실천이나 특히 간호에 영향을 미친 이 기간의 중요세력의 발전중에는 십자군 대원정(Crusades), 군사간호단(Military Nursing Orders), 기사제도(Institution of Chivalry), 길드(Guilds)와 나아가 병원과 의학의 발달, 수도원제도의 쇠퇴, 탁발승간의 등장, 가공할 흑사병으로 인한 유럽의 황폐 등을 들 수 있다. 세계를 변화시킨 이러한 요소들 중 그 어떤 것도 평화와 분리해서 논의될 수 없는 것이다.

1) 길드(Guilds)

중세유럽의 길드는 도시가 성립 · 발전함에 따라 工 · 농 간의 분업관계가 생기고 도시가 상공업의 거점으로 발전하는 과정에서 도시경제의 골격으로서 중요한 역할을 한 상인 또는 수공업자의 동직(同職)조합이다. 상인길드와 수공업자길드는 동업의 발달을 목적으로 성립되었다.

사가(史家)들에 의하면, 길드에 대한 문헌은 영국에서 8세기경에 최초로 만들어졌던 것으로 되어 있다. 영국에서는 본시 공동제사(共同祭司), 상호부조적 성격으로 종교적 목적을 띤 고(古)길드는 자선기관과 함께 영국 사회생활에서 중요한 역할을 하였다.

최초의 길드는 길드멤버들의 영적, 현세적 욕구 모두를 만족시키려는 의도에서 출발하여 특별히 종교적 사회적인 면이 강하였다.

중세도시 경제에서 결정적으로 중요성을 띤 것은 상인길드(Merchant Guilds)와 수공업자 길드이다. 중세유럽도시는 상인과 수공업자들의 공동체이며 이는 상업인구가 시장을 중심으로 집중됨으로써 이루어졌다. 길드는 도시의 정치적, 경제적 실권을 잡았으며 중세도시는 길드에 의해 운영되기에 이르렀으나 근대산업이 발달됨에 따라 16세기 이후 쇠퇴하였다.

2) 십자군 원정(Crusades)

십자군 원정이란 11세기 말~13세기 말(1096~1271)에 걸쳐 유럽의 기독교도가 이슬람교도들에게 점령당한 성지 예루살렘의 탈환을 위해 일으킨 대원정이다.

10~11세기에는 유럽 봉건제도가 완성되고 사회는 안정되어 인구가 증가되었다. 따라서 해외로 나가려는 기운이 감돌았는데, 그것을 자극한 것이 터키족의 진출이었다. 예로부터 기독교도들은 성지순례를 동경하여 왔는데 특히, 11세기에는 예루살렘의 순례가 성황이었다. 11세기 전반까지는 동방을 지배한 사라센 제국은 순례자에게 관대하였으나, 11세기 후반부터 동방을 지배한 셀주쿠 터키(Seljuk Turky)가 성지를 점령하고 순례자를 학대하며, 소아시아를 빼앗고, 비잔틴 제국을 공격하였다.

비잔틴 제국은 로마교황에게 원조를 청함으로써 교황 우르바누스 2세가 성직자, 제후, 기사를 모아 대종교회의를 열고 성지 회복을 선언함으로써 참가자들은 감격하여 성지회복의 원정에 참여할 것을 호소하면서 다녔다. 이에 종교적 열정과 기사도 정신, 죄의 사함을 얻기 위해 참가한 사람과 더러는 경제적 이익을 목적으로 참가한 사람도 있었다. 이들 모두는 머리와 어깨 위에 붉은 십자가의 표식을 하였기 때문에 십자군이라는 이름이 생겼다. 이리하여 십자군 원정은 200년간에 걸쳐 여러 차례 행하여졌으며 대규모 원정은 7차로 알려졌다. 십자군은 몇 차례 예루실렘을 탈환하였으나 곧 터키에 점령당하기도 하였고, 연합원정군 간의 반목, 경제적 이해의 개입, 상인들의 개입과 농락, 전염병의 창궐 등으로 성지회복의 목적을 달성하지 못하고 실패로 돌아갔다.

그러나 십자군 원정의 영향으로 유럽 중세봉건사회의 붕괴와 새로운 시대로의 이행을 재촉하였다. 또한 동방무역이 현저해졌으며 이탈리아의 여러 항구가 발전하였다. 그에 따른 화폐경제의 발달, 시민계급의 대두, 사라센문화, 과학, 풍습, 전쟁술 등이 전해졌으며 종교권위의 실추에 영향을 주었다.

여러 차례의 원정 도중과 전후에 발생한 전염병과 사상자의 처리에 관한 문제가 발생함에 따라 이를 전담하는 단체가 만들어졌으며 위생에 관한 관심이 높아지고 병원과 건강을 돌봐주는 사람들을 향한 거센 요구가 일어났다.

3) 군사간호단(Military Nursing Orders)

군사간호단은 성지 예루살렘을 탈환하기 위한 십자군 원정의 산물이었다. 군사간호단은 군인남자(Brothers)들로 구성된 특수 유형의 간호단이다.

이 간호단은 기사도 정신, 신앙의 속성뿐만 아니라 군인 정신과 그들의 봉사 안에서 박애정신까지도 결합되어 있었다. 불행히도 이 기간에 있었던 사건들에 관한 기록에서 일차적으로 강조되었던 것은 군인 순례자들의 측면이었기 때문에 기사들이 어떻게 부상자나 병자들을 간호하였는지, 이 기간에 관한 역사 이야기는 찾아보기 힘든 것이 사실이다. 그러나 그들은 큰 병원을 건축하고 시설을 하고 환자를 간호하였다. 중요한 것은 이들 단체가 간호에 영향을 미쳤다는 사실이다. 이때 환자와 부상자를 간호하였던 기사간호단의 종교적 열성과 그들에 의해 설립되고 표준화된 간호업무의 패턴과 유럽병원의 조직과 구조가 후일 간호사업에 중요한 의미를 지녔다는 것은 의심할 여지가 없다.

이들 기사단에 관해 쓰여진 대부분의 기록은 훌륭하다. 그들 멤버들은 선량하고 용기있고 자애로웠다. 그러나 당시 지주들의 부의 축적과 방대한 토지의 소유는 결국 기사단의 멸망을 가져왔다.

성전(聖戰)이 끝난 직후 간호의 소명(召命)에 대한 열성이 감소되고, 자선사업도 줄었으며 비신자와의 전쟁이 하나의 초점이 되었다. 고황 우루바누스 2세의 명령에 따라 1096년에 시작된 십자군 원정은 물질적 정신적으로 제대로 준비되지 않은 상태에서 이루어져 도중에 뿔뿔이 흩어지고 수천명씩 길가에서 죽어갈 수 밖에 없었다. 원정한 군인 중에는 성지를 순례하는 순례자들이 많았다. 오랜 기간 동안 많은 사람들이 순례여행과 전쟁을 하였기 때문에 여행병자, 영양불량자, 부상자, 전염병 환자가 많았다. 십자군 원정은 사라센 제국의 무장된 힘에 의해 무너졌다기보다 전염병에 의해 무너진 것은 의심할 여지가 없었다. 십자군 원정의 역사는 전염병만큼 무서운 괴혈병과 함께 연속된 질병의 연대기처럼 읽혀지고 있다.

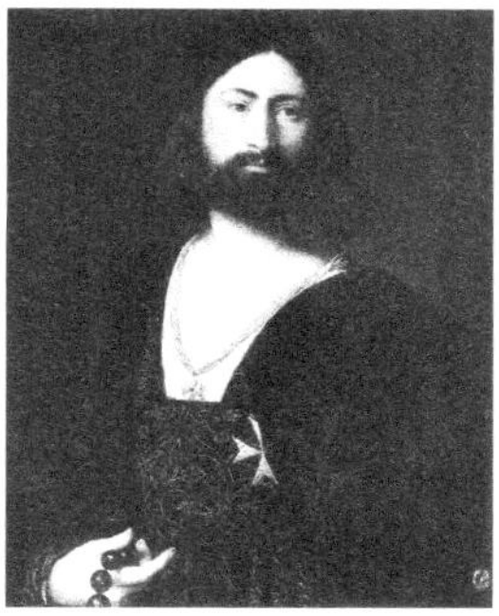

기사구호소(The Knights Hospitallers)가 전쟁터로부터 구호소로 부상당한 십자군을 후송하여 치료하기 위해 세워진 것은 첫 번째 십자군 원정기간 동안이었으며 이러한 것이 기사간호단으로 불리게 된 계기가 되었다. 네 개의 중요 군사간호단으로는 성요한 기사간호단, 튜톤 기사간호단, 성나자로 기사간호단, 성메리 기사간호단이다.

(1) 성 요한 기사간호단(Knight Hospitallers of St. John of Jerusalem)

이탈리아 아멜프의 부유한 상인들이 중심이 되어 1050년경 예루살렘에 두 개의 병원을 세웠다. 이 두 병원은 각각 남녀를 위해 설립되었는데 성 요한(St. John)과 성 메리 마그달렌(St. Magdalene)의 후원 하에 있었다.

초기에는 일반병자와 순례자, 정신병자들을 돌보았으나 예루살렘 탈환을 위한 안티옥(Antiock) 공격과 십자군 원정기간에 많은 부상자와 죽어가는 십자군들이 모여들었다. 높은 신분의 십자군들은 자신의 군대를 이끌고 와서 성요한 병원의 환자들을 돌보는 일에 도움을 주기도 하였다. 이것이 예루실렘에 성요한 기사간호단이 탄생하게 된 배경이다.

그 후 1099년 가드프레이(Godfrey)가 팔레스타인의 왕이 될 때까지 성요한 기사간호단은 피터 제라드(Peter Gerad)의 지휘 하에 움직였으며 이 단체에서 파생된 여성단원들은 성 메리 마그달렌(St. Mary Magdalene)병원에서 봉사하였다. 이들은 초기에는 남성 기사간호단과 마찬가지로 동등한 대우를 받으며 존경을 받았다.

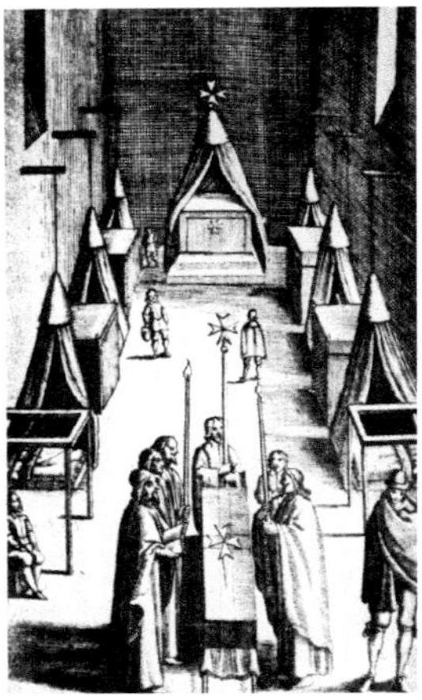

결국에는 이 두 단체가 합쳐져 하나의 종교단체를 이루었고, 가난한 자와 기독교인을 위한 봉사자로서 자신들을 바쳤다. 이들은 성 어거스틴(St. Augustine)의 규율에 따랐으며, 서서히 수녀단은 형제단에 종속되어 갔다. 이 단체의 활동은 후일에도 수정된 형태로 계속 이어졌으며 영국, 미국을 포함하여 몇몇 나라에서 지부로서 계속 발전되었다. 반군대적 전통(Semimilitary Tradition)을 계속 유지하면서 이 기사단은 유럽에서 전시에 의료서비스와 앰블런스 서비스를 제공하면서 단위로서의 기능을 발휘하고 있다.

그들의 고유기능(Orginal Function)은 지난 세기 동안 국제적십자사(International Red Cross)에 의해 광범위하게 이루어졌고 확장되었다. 성요한 기사단에 의해 설립된 병원건물은 로데스(Rhodes)와 말타(Malta)에서 아직도 볼 수 있다.

십자군 원정기간에 성요한 기사단에 의해 착용된 기사단의 십자(몰타 십자, Malter Cross)는 많은 환자를 간호하는 집단의 휘장의 한부분이 되었다. 이는 미국간호장교단(United Stated Cadet Nurse Corps)의 표상이 되어 간호사 제복의 어깨에 부착되고 있다.

십자가의 여덟 개의 점(Eight Point)은 기사들이 그들의 매일생활에서 자선사업을 함에 모범이 되기를 기대하는 진복팔단(眞福八端, 산상수훈의 일부, Beatitude, 마태복음 5:3~11)을 나타내는 것으로 ① 정신적 즐거움, ② 악의없이 사는 것, ③ 그대 죄에 대해 회개의 눈물을 흘리며, ④ 그대를 상처낸 사람을 위해 그대를 자책하며, ⑤ 정의를 사랑하고, ⑥ 자비롭고, ⑦ 성실하고 순수한 마음, ⑧ 박해를 견디기이다.

(2) 튜톤 기사간호단(The Teutonic Knights)

독일기사 간호단으로 1191년에 설립되었으며 독일간호단 혹은 튜톤 기사간호단으로 명명되었다. 3차 십자군 원정 기간 동안 독일 순례자들이 아크레(Acre)벽 옆에 임시병원을 세웠다. 그리고 방어를 위해 종교기사를 고용한 것이 이 기사단의 기원이다.

튜톤 기사간호단은 성요한 기사간호단의 병원규칙과 수도기사단(Templars)의 군대 조직구조를 따랐다. 최초의 멤버들은 귀족의 가족들이었다. 그들은 검소, 정결, 순종 외에 환자간호에 있어 그들에게 요구되는 네 번째 서약으로 신앙을 지키겠다는 서약을 하였다. 그들은 전사, 간호사, 영적 형제(Spiritual Brothers) 등 세 개의 층으로 나누어졌다.

튜톤 기사간호단은 시작 초부터 간호와 군사적 임무 두 가지를 가졌다. 그들은 까만 제복과 어깨의 금장에 까만 십자를 수놓은 하얀 외투를 입은 것으로 구분되었다. 명확하게 병원업무를 수행하는 여자간호단이 독일에서 설립되었다. 그러나 여성들은 병원 전임직원이 되지 못하였고 보조수녀로 불렸다. 그들은 서약은 하였으나 수도원 교구 밖에서 살았다. 튜톤 기사간호단은 독일에서 매우 강력한 힘을 갖게 되었고 많은 병원들이 그들의 휘하에 들어왔다. 그들은 시실리를 비롯한 많은 나라의 군주들로부터 거액의 재정적 지원을 받았다. 문헌에 의하면 그들의 역사는 성요한 기사간호단과 흡사하였으나 그들의 간호업무는 효과적이지 못하였으며 14세기까지 그들의 운명은 종지부를 찍었다.

(3) 성 나자로 기사간호단(The Knights of St. Lazarus)

사가들에 의하면 성 나자로 기사간호단이 모든 간호단들 중에서 가장 오래 되었다고 한다. 이 수도회 간호단은 이스라엘 북서부의 고대 항구도시인 카에사리아의 성 바실(St. Basil)에 의해 설립된 병원으로부터 시작되었다고 추측되는데 그 병원은 나환자를 위해 격리된 곳이었다.

이 간호단의 기원이 무엇이건간에 사회에서 항상 문제가 되었던 나병이 이 간호단 설립의 원인이 되었다는 사실에는 변함이 없다. 나환자들은 사회로부터 배제되었고 나환자를 위한 격리병원(Lazarettos)으로 알려진 건물로 감금되었다. 감금되지 않은 나 환자들은 독특한 옷을 입거나 그들의 접근을 경고하기 위해 목재 딱따기를 휴대하도록 강요당하였다. 그들은 고립되었고 나병은 불치의 병으로 간주되었다. 이 시대에 나병(Leprosy)이라는 용어는 매독이나 많은 만성 피부병에도 사용되었다. 성나자로 기사간호단의 구성원들은 십자군 원정에 참가하였던 기사뿐만 아니라 나병에 이환되었던 적이 있었던 사람들이었다. 처음에는 단순한 간호단이었지만 13세기에 와서 그 간호단은 회원자격에 무장한 전투원이 추가되었다. 그리하여 이들의 활동은 그자신이 나환자인 귀족단장이 이끄는 기사간호단(Hospitallers)과 전투 경험이 있는 전사의 두가지 범주를 만들었다. 교황 인노센트 4세(Pope Innocent IV)에 의해 비 나환자가 그 자리에 선출되도록 허가한 1253년까지 이 규칙이 적용되었다. 투쟁측면이 부가됨으로 해서 나환자 간호는 부차적으로 되고 이 단체는 군대의 성격을 띄게 되었다. 15세기에 교황 인노센트 8세가 이를 중지시킬 때까지 부패와 쇠락이 지속되었다. 이 단체는 1830년에 문을 닫았다. 이 간호단의 구체적인 업무는 명확하지 않다. 환자 혹은 나환자에게 제공된 진정한 서비스가 무엇이었든지에 대해서는 거의 알려지고 있지 않다. 그러나 십자군 원정 후에 나병 발생률은 감소되었고 이 간호단의 특수업무에 대한 요구는 감소되었다. 다른 기사간호단들과 더불어 성 나자로 기사간호단도 많은 재산과 후한 선물을 받았다. 최초의 나자로 간호단의 복장과 십자표식은 여러 나라에서 다양하게 나타났다.

원래의 십자색상은 잘 알려져 있지 않지만 그 모양은 끝부분이 벌어져 있고 네 개의 길이가 똑같은 것으로 구분되었다. 프랑스 십자는 모서리에 아주 작은 금색 백합문장으로된 여덟 개의 가지에 금색과 그린색 혹은 진자주색 십자였으며, 이탈리아 십자는 희거나 그린색이었다. 성 나자로 간호단의 상징은 독일 간호협회에 의해 채용되었다.

(4) 성 메리 기사간호단(Knights Hospitallers of St. Mary Magdalene)

성 메리에 의해 설립되었으며 여자들과 어린이를 위한 단체로서 특히 자선사업과 행려병 중에 있는 산모와 아기들을 많이 돌보았다. 이들은 원칙적으로 여자환자들만 수용되는 병원에서 그들의 봉사활동을 전개하였다.

4) 탁발수도단의 등장(Rise of Mendicant Orders)

질병의 급속한 만연과 페스트의 공포로 인해 간호를 위한 사회집단과 이웃을 돕는 일들이 나타났다. 종교적 열정은 고조되었으며, 수도원이 지역사회의 구심점이었을 때 요구되었던 것과는 다른 유형의 간호의 발달로 이끌었다. 소유와 재산을 버리고 빈곤하게 살 것을 자처하고 나서는 전도사업체들이 생겨나고 이들 집단은 근사간호단과 함께 발달된 속세적 경향을 띠었다. 자기를 부정하고 영적인 존재인 가난하고 병든 이들을 구제하는 것이 이 세상에서 이룩할 수 있는 최고의 성취로 보았고 이는 내세에서 커다란 보상을 받을 수 있다고 믿었다.

이들은 자기의 재산을 가난한 사람들에게 주면서 기독교의 가르침을 따라 전도와 간호를 하는 종교적 간호단체들이었다. 그들은 생계를 구걸하면서 맨발에 헌 누더기를 걸치고 다니면서 간호하였다. 이 탁발승단은 13세기 경부터 생긴 걸인간호단으로, 가장 유명한 탁발승단으로는 중부 이탈리아 아시시(Assisi)의 성 프란시스(St. Francis, 1181~1226)단으로, 그는 세 개의 종교적 간호단체를 만들었다. 그 첫째는 작은 수도단(Friars Minor) 혹은 작은 형제단(Little Brothers)으로 불렸으며 탁발수도승을 위한 단체였다.

두 번째 단체는 성 프란시스의 여제자 성 클라라(St. Clara)가 조직한 단체로 빈한한 클라라단(Poor Claras)으로 불렸으며, 수녀들을 위한 단체였다. 그는 여자 교역자로 그가 이끄는 교단은 나환자 간호를 지원하였으며 검은 색의 특이한 옷을 입고 다녀, 그들은 흑수녀단(Black Friars, Grey Friars)으로 불렸다. 이 성 프란시스의 제2교단의 사람들은 봉사를 위해 일생을 바치기 위해 가족을 떠나온 젊은 사람들이었다.

성 프란시스의 제3교단(Third Order of St. Francis)은 성 프란시스가 건립한 세 교단 중의 하나로, 속세의 삶을 계속하기를 바라는 남녀 평신도를 위한 단체로, 주로 나환자를 간호하였다. 그들은 빈한한 클라라교단 여자들의 도움을 받았다. 그들은 가정을 가지고 병원사업과 가정방문, 환자운반 등의 자원봉사 단체로서 지금도 이탈리아에 남아 있다고 한다.

(1) 아시시의 성 프란시스(St. Francis of Assisi)

아시시의 성 프란시스는 가장 잘 알려진 사람이자 사랑받는 성자이다. 그는 아시시의 옷감상인의 아들로 그의 가정은 부유하였다. 젊은 시절 그는 명랑하고 근심없이 살았다. 그러나 20대 초반 심한 질병으로 고통을 당한 후 그의 삶의 유형은 바뀌었다. 성 프란시스는 나환자의 옹호자가 되어 자주 나환자 집을 방문하였다. 나환자들은 그가 구호품뿐만 아니라 사랑도 함께 가져올 것으로 알고 항상 그를 기다렸다. 성프란시스가 나환자를 가까이 하는 것을 이해 못하는 사람들과 아이들은 그를 조롱하고 흙을 던져 놀리기도 하였다. 여윈 모습과 창백하고 흰 얼굴에 반짝거리는 그의 눈은 그를 미친 사람으로 보이게 하였다.

이와 같은 고통을 감내하면서 그가 나환자들에게 보인 사랑은 다른 이들에게 영향을 미치고 감동을 주었다. 서서히 그를 따르는 사람들이 아시시의 수도원 주위로 몰려들었다. 이들이 열두 사람이 되었을 때 수도자로서 금욕적인 삶을 허락받기 위해 교황 인노센트 3세(Innocent III)에게 갔다. 교황의 허가를 얻은 이들 프란시스칸(Franciscan), 즉 작은 탁발승단 혹은 작은 형제단(Order of Friars Minor)들은 급속히 성장해 갔다. 성프란시스와 함께 프란시스칸의 일상적인 옷차림은 짧은 제복에 벨트를 메었고, 색깔은 갈색이거나 회색 계통으로 그 옷을 입은 사람들을 회색의 수사라 불렀다. 프란시스단은 가난과 겸허를 강조하였고, 자신들이나 가난한 이들을 위해 구걸하였다. 성 프란시스는 1226년에 타계하였으며, 그의 단체는 완전한 청빈과 소박의 그의 본래의 수도사적 개념에서 이탈되었다. 리더십은 다른 이에게로 넘어갔고 새로운 규칙이 만들어졌다.

단체의 구조는 고쳐지고 재산도 불어났다. 단체 중 몇몇은 그의 강력한 반대에도 불구하고 성 프란시스가 타계하기 전에 이미 대학을 설립하였다. 성 프란시스와 클라라 모두 신성시되었으며, 이들 두 성인의 몸은 그들의 고향 아시시의 수도원에서 영면하게 되었다. 아시시의 성 프란시스의 축일은 10월 4일에 지켜진다.

프란시스칸들이 그들의 업무를 성공적으로 수행하는 동안 성 도미니크(St. Dominic, 1170~1221)는 도미니칸(Dominican)으로 불리는 전도사 단체를 만들었다. 캐스틸(Castle)지방의 구즈맨(Guzman)의 귀족가문의 일원인 도미니크는 영적 도움을 요하는 부자나 빈자들과 가까이 하기 위해 수도원에서 수도승이 되고자 하였던 그의 계획을 포기하였다. 그는 교회로부터 멀어진 사람들을 다시 교회로 되돌아오게 하였다.

남녀가 그의 주위로 몰려들었고 이들이 도미니칸(Dominican)으로 발전하였다. 그를 따르는 이들은 사람들을 크리스찬으로 만들기 위해 노력하는 선교여행을 멀리 떠났다. 이 단체는 개인적으로나 단체적으로도 검소한 삶을 살았다. 도미니칸의 복장은 흰색 모직으로 만들어졌고 두건과 함께 검은 케이프를 둘렀다. 두건은 머리를 따뜻하게 하기 위해 썼고 검은 케이프를 입어 이들을 검은 수사로 불렀다.

많은 학자들이 프란시스칸과 도미니칸에서 나왔다. 그들 중 다수가 파두아(Padua), 콜로네(Cologne), 비엔나(Vienna)와 프레그(Prague)와 파리(Paris)에 있는 유명 대학(Universities)에서 교편을 잡았다. 그들 중 도미니칸인 엘바투스 매그너스(Albertus Magnus)와 프란시스칸인 로저 베이컨(Roger Bacon)은 관찰과 실험을 강조하였으며 실험과학의 발달을 도운 귀납법(Inductive Reasoning)을 중요시하였다. 도미니칸인 성 토마스 아퀴나스(St. Thomas Aquinas)는 몬티카시노에 있는 베네딕트 교단(Benedictine)에서 공부하였고 그가 저술하여 완성한 신학대전(新學大典; Summa Theologica)은 위대한 저서로 알려져 있다.

(2) 아시시의 성 클라라(St. Clara of Assisi)

성 클라라(1194~1253)의 생은 성 프란시스의 삶과 밀접한 관련이 있다. 시피(Sciffi)의 기사집안의 아름다운 딸 클라라는 16세때 아시시의 교회에서 성 프란시스의 설교를 들었다. 그녀는 극도로 빈한한 프란시스의 삶의 방식이 그녀를 위해 하느님께서 바라는 그 무엇이라고 믿게 되었다. 그녀는 이같은 삶의 유형이 만족과 평화와 기쁨을 준다고 믿었다. 그녀는 18세까지 아버지의 보호 하에 있었고 그 후 프란시스의 교회로 도망가서 값비싼 옷과 보석을 거친 모직옷으로 바꾸어 입었다.

프란시스는 그녀의 긴 머리를 자르고 청빈과 순결 그리고 순종의 서약을 받았다. 클라라는 그녀를 위한 수녀회가 설립될 때까지 얼마간 베네딕트 수녀원에서 살았다. 이러한 검약의 생활을 함께 하고자 하는 여성들이 그녀와 함께 하였다. 이리하여 성 프란시스의 두 번째단(Second Order of St. Francis)이 시작되었고, 이는 바로 여자대수도원장인 클라라와 함께 빈한한 클라라단(Poor Clara; Clarisses)으로 알려졌다. 얼마 후 클라라단은 그녀의 여동생 아그네스(Agnes)가 이끌어 갔다. 빈한한 클라라단은 주로 산 다미아노(San Damiano)에 있는 그들의 수녀원 근처에 진흙과 윗가지로 엮어 만든 작은 오두막에서 사는 나환자들을 간호하였다. 그러나 그들이 제공한 실제적인 봉사에 대해서는 다양하게 평가되고 있다. 이들을 흑수녀단(Black Friats, Grey Friars)이라고 부르는데 이유는 검은색의 특이한 옷을 두르고 다녔기 때문이다.

클라라는 성 프란시스보다 25년 더 살았다. 그녀의 타계 후 이 단체는 많은 변화를 겪었다. 이는 다른 시대, 다른 나라에서 각기 다른 이름으로 알려졌다. 빈한한 여성단, 빈한한 클라라단(Poor Clarisses), 작은 클라라단(Minoresses)으로 불렸다. 그들은 엄격한 규칙 하에서 수녀원 단체생활을 하여 수녀원 담 밖을 나가지 못하였고, 종교개혁 이후까지 바깥 세계와 거의 접촉이 없었다. 원래의 단체 설립 이후 프란시스칸 규칙을 채택한 빈한한 클라라단과 수많은 수녀단들은 병자들을 위한 많은 병원과 그외 많은 기관들을 설립하였다.

(3) 성 프란시스와 성 도미니크의 제3단
(Third Orders of St. Francis and St. Dominic)

성 프란시스와 성 도미니크의 제3단은 일상적인 삶을 계속하기를 원하는 남녀 평신도를 위해 설립되었다. 그들은 종교적 단체(Religious Order)에서 행하는 것과 유사한 방법으로 신에게 헌신하고 자선을 행하였다. 몇몇 지역에서는 이 3단은 수도원에서 살지는 않았지만 수도승이나 수녀들과 비슷한 삶을 살았다. 이들 단체는 모든 계층의 수천 사람들을 이끌고 수년간 강력한 힘을 가졌다. 후일 지역사회에서 간호를 주된 사업으로 삼는 이들도 더러 있었다. 이러한 관념들이 대중화되어 많은 서비스 부문의 단체들이 만들어 졌고 이러한 생각들은 많은 3단들이 출현될 정도로 인기가 있었다. 이는 1272년 리용의 종교회의에서 성직자들이 이들 단체들을 도미니칸, 프란시스칸, 카멜리티스(Carmelites) 및 어그스티니안(Augustiniana)의 네 단체로 줄이도록 하였다. 이 3단은 성 프란시스의 이상의 전형이었으며 초기 기독교 정신의 소산이었다. 신앙심은 매일의 생활로 나타났고 이타적이고 유용한 봉사가 이루어졌다. 많은 유명한 성자 간호사들이 이 성 프란시스단에 입회하였다.

헝가리의 성 엘리자베스(St. Elizabeth of Hungary, 1207~1231), 프랑스의 성 루이스(St. Louise of France, 1214~1270). 포르투갈의 성 엘리자베스(St. Elizabeth of Portugal, 1271~1336), 프랑스의 성 이사벨(St. Isabelle of France), 보헤미아의 성 앤(St. Anne of Bohemia), 스웨덴의 성 브리젯트(St. Briget of Sweden) 등이 있었으며, 헝가리의 성 엘리자베스는 성 프란시스의 여성 3단 중 가장 유명하였다.

① 성 엘리자베스(St. Elizabeth of Hungary, 1207~1231)

성 엘리자베스는 산문, 시, 미술, 음악 등의 재능이 뛰어났다. 헝가리 왕 안드레아스 2세(Andreas II)의 딸로서, 열네살의 나이에 더린지아(Thuringia)의 왕 루더위그(Ludwig)와 결혼하여 네 아이의 어머니가 되었다. 그녀는 남편의 지원으로 더린지아에 병원을 설립하고 손수 환자들을 간호하였다. 병자와 부랑아, 배고픈 사람들을 먹이고 돌보았으며, 나환자를 간호하고, 신생아를 목욕시키고, 특별한 돌봄으로 산모들을 편안하게 해 주었다. 성 엘리자베스는 탁월한 조직가, 행정가였으며 간호사였다.

1226년 기근 시에 성 엘리자베스는 음식을 기부하는 단체를 조직하였고, 그녀의 삶과 힘을 병들고 가난한 이들을 돕는 데 바쳤다.

십자군 원정 시 그녀의 남편이 죽고 그녀는 남편의 성에서 쫓겨났다. 그녀는 성 프란시스 제3단의 멤버가 되었고, 마버그(Marburg)에 프란시스칸 병원을 설립하고 거기서 그녀의 나머지 짧은 생애를 병자 간호에 바쳤다. 평소 병약하였던 그녀는 24세에 타계하였다. 1932년 헝가리에서는 엘리자베스 서거 700주년을 기념하여 4종의 우표를 발행하였다. 간호의 수호성인(守護聖人)이며, 11월 19일이 축일이다. 그녀는 20세기의 방문간호사 보건간호의 개척자로서 존경을 받고 있다.

성 프란시스의 제3단인 13세기의 흑수녀단(Gray Nuns) 역시 성 엘리자베스를 그들의 수호성인으로 삼았기 때문에 성 엘리자베스 수녀(Sisters of St. Elizabeth)들로 불리고 있다.

② 성 루이스(St. Louis)

성 루이스 15세(St. Louis) 역시 나환자에 헌신한 것으로 잘 알려진 성인이다. 나 환자의 요구에 따른 그의 특별한 간호는 잘 알려졌고 국민들로부터 존경을 받았다. 십자군 원정 시의 그의 죽음에 대하여 국민들은 깊이 애도하였다.

프랑스는 루이스의 통치 하에 번영을 누렸고 평화롭고 융성하였다. 루이스는 병자들을 인간적으로 돌보고 개개인들을 인도적으로 대우하였다. 그는 특히 의료인 교육에 관심을 가졌고, 의료인 양성에 노력하였다. 그의 노력은 파리에 성 채플(St. Chapelle) 성당과 파리대학교 소르본대학(Sorbonne college)을 설립하는 결실을 보았다. 루이스 역시 프란시스의 제3단에 속하였다.

성 도미니크의 제3단(The Third Order of St. Dominic)은 원래는 교회의 번영을 회복하기 위해 설립되었다. 그러나, 이 3단은 다른 업무를 수행하였고, 그들의 종교적 임무의 정규활동으로서 가난하고 병든 이들을 도왔다. 그들은 성 프란시스의 제3단을 본받았다. 두 그룹 사이에는 어느 정도 경쟁이 있었다는 암시도 있다. 성 도미니크 3단의 최초의 멤버들은 만텔레이트(Mantellate)로 알려져 있다. 그들은 도미니칸의 복장을 하였는데, 하얀 튜닉을 가죽 벨트로 묶고, 흰 베일을 쓰고, 까만 망토를 입었다.

메톨라의 마가렛(Margaret of Metola)은 만텔레이트에 참여한 최초의 젊은 여성으로, 외모가 흉하고 맹인이어서 그녀의 부모로부터 버림받았으나 다른 사람들을 위해 희생의 삶을 산 여성이었다. 죄수들을 매일 방문하고 그들에게 옷과 약과 침구 등을 제공하였다. 또 다른 훌륭한 사람들이 성 도미니크의 제3단에 동참하였는데, 시에나의 성 케서린(St. Catherine of Siena, 1347~1380)은 환자들에게서 악마를 내쫓으려는 행동을 하는 모습으로 그려지기도 하고, 백합, 가시, 책과 같은 황홀한 말로 묘사되기도 하고, 때로는 등불을 든 여인으로 그려지고 있다. 그녀는 등불을 들고 라 스칼라병원(La Scala Hospital)을 방문하였는데, 그녀의 등불은 후일 나이팅게일 등불만큼 유명하였다. 케서린 베닌카스카(Catherine Benincasca)는 부유한 상인의 딸로서, 스물 다섯 명의 아이들 중 막내였다.

그녀의 쌍둥이 자매는 태어나면서 죽었다. 일곱 살의 나이에 성 케서린은 기독교 신자가 되고, 열여덟살에는 성 도미니크단의 일원이 되었다.

기록에는 그녀가 병원 및 방문간호사(Hospital & Visiting Nurse), 사회복지가(Social Welfare Worker), 사회 및 교회개혁자(Reformer of Society & of the Church), 평화창조자(Peacemaker), 당당한 여성(Stateswoman)이며 신앙인임을 입증해 주고 있다.

흑사병이 시에나에 창궐할 때 케서린은 개인적으로 희생자들을 간호하였다. 일년 이상 거의 집에 가지 않고 밤낮없이 라 스칼라 병실에서 괴로워하는 환자들을 간호하면서 지냈다. 그녀는 시에나시 전체의 환자들을 그녀가 간호하는 병원으로 수송하기 위해 젊은 남자들로 구성된 환자운반그룹을 조직하였다. 케서린은 정책적인 면에도 뛰어남을 보였는데, 당시 그 나라의 고관들을 만나고, 로마 교황을 설득하기도 하였다. 케서린은 모슬렘들로부터 성지 예루살렘을 탈환하기 위해 또 다른 십자군을 출발시키려고도 하였으며, 제노바에서는 유명한 가족구성원 간의 불화를 조정해 주는 등의 다양한 역할을 하였다.

5) 병원의 성장(Growth of Hospitals)

중세 후기 교황 인노센트 3세(Pope Innocent III)는 유럽 도시병원의 발전을 위해 노력하였다. 교황을 방문한 교회 행정자나 영향력 있는 시민들에게 모델병원인 산토스피리토 병원(Santo Spirito Hospital)을 연구하도록 하였고, 그들이 살고 있는 지역에 산토스피리토 병원과 비슷한 병원을 설립하도록 요구하였다. 이 시립병원에 관한 아이디어는 찬성과 지지를 받았고, 병원에 따라서는 성직자와 평신도의 관리가 통용되었다. 병원의 수는 급격히 증가되고 규모도 다양하였다. 기존의 병원들은 여행자나 병자들을 위한 안식처, 구빈원, 고아원과 같은 것으로 설립되어 있었다. 따라서, 전염병은 통제되지 못하였고, 도시 생활은 급속히 발달되고, 밀집생활은 전염병의 확산을 촉진하였다.

일반적으로 병원은 빈한한 환자들을 돌보기 위해 세워졌다. 병실은 매우 컸고, 개인의 프라이버시는 때로는 칸막이를 하여 유지하였다. 병원의 구조는 모든 건축물이 예술작품이었을 시대이므로 대개 아름다웠고, 큰 병원은 당시의 교회의 건축형태와 비슷하였다.

병원의 관리와 위생상태는 병원에 따라 다양하였다. 좋을 때도 나쁠 때도 있었다. 대개 기부금이 잘 기탁된 병원은 세심히 배려된 위치에 세워졌다. 중세 병원들은 환자치료하는 곳이 아니라 보호하는 장소였다. 치료면은 서서히 발전되었고, 19세기 말까지 널리 확산되지 못하였다. 간호는 24시간 계속 제공되었으며 때로는 도와주는 보조인력을 활용하기도 하였지만 원래는 수녀와 수사가 주로 간호를 시행하였다. 업무의 분화가 실제로 일어난 곳을 알아내기는 어려운 일이다.

몇 세기가 지나도 항시 간호사는 충분치 못하였다. 환자들은 지저분하고 식사의 질도 나빠졌다. 간호사 수의 부족을 보충하기 위해 낮은 지위에 있는 사람들을 흔히 활용하였다. 간호의 쇠퇴가 나타나기 시작하였고 이는 환자들의 고통으로 이어졌다.

환자의 기분전환용 치료방법으로 병원에 그림을 전시하는 것이 당시의 관행이었으며, 이 방법을 시행한 대표적인 병원으로는 벨기에의 브루게스(Bruges in Belgium)에 있는 성요한 병원이었다.

최초의 영국병원은 936년경 아셀스탄(Athelstane)에 의해 설립된 요크(York)에 있는 병원이 확실하다. 이 병원 역시 구빈원이었고 나환자 병동도 있었다. 성 길리스병원(St. Gile's Hospital)은 40명의 나환자들을 위해 마틸다여왕(Queen Matilda)이 설립하였다. 여왕은 1148년 런던에 있는 성케스린(St. Katherine)병원 신축에도 도움을 주었다. 귀족 출신 여성들에 의해 이들 병원에서 두 가지 유형의 간호가 이루어졌다.

성 바돌로뮤병원(St. Batholomew's Hospital)은 대영제국의 그 어떤 병원보다 가장 오래 지속된 서비스 기록을 가지고 있다. 이는 1123년에 헨리 1세의 어릿광대로 유명하게 된 레히러(Rahere)가 설립하였고 후에 어그스틴수도회에 합병되었다. 원래는 구빈원과 고아원이었던 성 바돌로뮤 병원은 13세기까지 오로지 유일한 병원이었다.

성 토마스병원(St. Thomas Hospital)은 버몬지(Bermondsey) 수도원장인 리차드(Richard)가 1213년에 설립하였다. 이 병원은 19세기에 플로랜스 나이팅게일이 간호학교를 설립하여 유명하게 되었다. 이 병원은 로마와 다른 도시로 통하는 중요 길목과 런던의 인구밀집지역에 위치하여 여행자와 순례자를 위한 휴식소, 빈자들을 위한 안식처, 환자들을 위한 병원이었다. 나환자들은 받지 않았고 근처의 록병원(Rock Hospital)으로 보내고 성 토마스병원에서 병원비를 지불하였다. 남녀 전염병동도 있었고 어린이들도 입원하였다. 또한 유명한 리차드 워팅톤(Richard Whittington)이 기부하여 설립한 미혼모의 분만실도 있었다.

베들레헴병원(Bethlehem Hospital)은 영국 최초의 정신질환자를 위한 기관이었다. 이 병원은 1247년 런던시장인 핏즈메리(Simon FitzMary)가 수도원으로 설립하였다. 원래는 베들레헴의 성메리(St. Mary) 구호소였던 것이 1330년에 병원으로 설계되었다. 14세기 동안 이곳은 정신질환자의 수용소가 되었고 중증입원환자의 치료로 수치스러운 곳으로 알려졌다. 일단 치료에 차도를 보이면 생계를 위해 구걸하러 거리로 내보내야 한다고 생각하였다. 그들은 스스로가 정신질환자임을 알리기 위해 금속 팔밴드를 착용하고 이를 "톰오베드람(Tom O'Bedlam)"이라 불렀다.

난폭한 환자는 방에 묶어 놓았고, 그들은 18세기에 런던여행자들의 인기 볼거리 중의 하나였으며 관람료는 병원 수익이 되었다. 병원의 이름은 베드람(Bedlam)으로 점차 좁혀졌으며, 이 말은 오늘날 바보들이 조잘대는 곳을 묘사할 때 사용되고 있다.

오스페달 산타 마리아 디글리 이노센티(Ospedale Santa Maria Degli Innocent)는 1451년 버림받은 어린이들을 수용하기 위해 건립되었다. 이 어린이들은 죽거나 아이들을 발견한 사람들의 자산이 되기도 하였다. 이 아이들은 수차례 넘겨지고 팔리기도 하였다. 플로렌스에 있는 인노센티 병원은 비단상인 길드의 기금으로 건립되었으며 건축구조는 아름다웠다. 이 고아들을 자신의 아이들처럼 취급하겠다고 양부모들이 약속한 일종의 양부모 계획이 시작되었다. 병원이나 양부모 모두 아이들에게 무역을 가르쳤다.

6) 중세 후반기의 의료(Medicine in Late Middle Ages)

(1) 의료상황

12~13세기까지도 중세교회는 인체 해부를 허락하지 않아 중세 의학의 취약부분은 외과였다. 간단한 수술은 이발사가 이발 도중 자연스럽게 실시할 수 있도록 허락되었으며, 이들은 이발사 외과의(Barber Surgeon)라고 불렸다. 오늘날 이발소 상징 마크인 붉은 색은 동맥혈을, 청색은 정맥혈을, 흰색은 거즈(붕대)를 뜻한다고 한다.

유럽의 여러 도시에 병원이 설립되고 있을 즈음 의과대학을 가진 종합대학들이 발전하고 있었다. 비종교적 의학전문가들의 부흥은 중세 후반기에 의사들을 병원으로 오게 하였다. 훌륭한 의사들은 대학에서 주목을 받았고 닥터학위를 받았다. 의사들과 병원간의 연결의 시작은 환자를 보고 진찰하기 위해 의사들이 병원으로 불려갔을 때 일어났다. 의사들은 정규적으로 불림을 받았을 때엔 고정급을 받을 수 있었다. 당시에는 많은 잘못된 지식과 미신이 지속되었다. 이의 대부분은 고대세계와 과거로부터 전해 내려온 것이었다.

연금술과 점성술의 활용이 실무에서 받아들여졌으며, 의사들은 의학서적이 치료를 결정하였던 것처럼 그들 환자의 점성술에 의존하기도 하였다. 체액요법이 여전히 신뢰받았고 체액이 별들에 의해 조정된다고 추측하여 점성술적 신호들이 투약과 수혈시기 결정에 활용되었다. 기타 여러 방법들이 개발되어 당시 의사들에 의해 실무에 적용되었다. 그들은 들소뿔, 마취용 마약흡입, 약용 향신료 등을 이용하고, 방혈용 거머리 사용과 소변검사 등 별난 의술을 활용하였다.

중세 후기에 활약한 간호지도자로 성 힐데가르데(St. Hildegarde, 1098~1179)는 라인의 여자 예언자로 알려졌으며 당시 의학의 권위를 이끌어갔다. 그녀는 보켈하임(Bockelheim)의 부유한 귀족집안의 신앙심이 돈독한 부모에게서 태어났다. 그녀는 8세에 디시보트덴베르그(Disibordenberg)에 있는 베네딕트수도원 부설학교에 입학하였고 이 수도원에 들어가 결국 30세에 수녀원장이 되었다. 드디어 그녀는 라인강의 비겐(Bigen)근처에 또 다른 베네딕트수도원 부설학교를 설립하였다. 그녀의 생애 81년간 많은 업적을 남겨 12세기 가장 위대한 여성 중의 한 사람으로 알려졌다. 그녀는 신비주의자, 시인, 의학자, 정치가, 예언가, 영성 종교 철학자로 알려진 위대한 인물이었다. 그녀는 비범한 지력을 타고났으며 이따금 영적 황홀상태에서 일종의 계시를 나타내 보이곤 하였다.

힐데가르데는 독일황제의 몰락과 종교개혁, 교황권의 쇠락과 같은 사실을 예언하기도 하였다. 그녀는 계속 왕이나 왕자와 대화하였다. 순례자들은 자주 그녀의 충고와 상담을 구하고 병약자들은 치료받기 위해 그녀를 찾았다.

힐데가르데의 지식은 의학, 간호학, 음악, 향료재배, 자연과학 영성 및 종교철학 등을 포괄하고 있었다. 신학, 생리학 등을 포함한 여러면에 많은 저술을 남겼다. 그러나 그녀의 위대한 성취는 의학지식에 있었다. 그녀의 업적에서 의학, 간호학 양쪽의 기술을 다 가졌지만 간호사로서 보다 의사로서 더 드러나 보였다. 그가 실제로 보인 의술, 간호술이 어떤 것이었는지에 대해선 잘 알려져 있지 않으나 그녀가 광범한 지식을 가졌다는 것은 확실하다. 그녀는 1151년과 1159년 사이에 두 권의 의학서적을 집필하였는데 거의 60세에 이르렀을 때였다. 저서 중의 한 권이 〈Liber Simplicis Medicinae〉으로 9권으로 되어 있는데 16세기에 "Physica St. Hildegardis"라는 제목으로 편집되었다. 또 다른 것은 "Liber Compositae Medicinae"으로 5권으로 되어 있는데 질병의 원인, 증상, 치료법과 정상과 비정상 심리학도 논하였다. 힐데가르데는 불안, 강박증, 백치, 정신질환 등에 관해 언급하였다. “두통, 망상, 현기증이 환자를 동시에 공격하면 이성을 흐리게 하며 환자를 바보로 만든다고 하였다. 이를 두고 많은 사람들은 악령이 침습하였다고 생각하지만 사실은 그렇지 않다”고 말하였다.

그녀의 또다른 중요업적은 해부, 생리적 주제를 다룬 〈Liber Operum Simplicis Hominis〉였다. 이 저술에 포함된 주제의 범위는 놀라울 정도라 힐데가르데는 자가감염(Autoinfection)을 예고하였고, 뇌를 핵심과정의 조절장치(Regulator)로 인식하였으며, 신경계통의 영향도 이해하였다. 또한 정맥에서의 혈액의 맥박과 진동(Vibration)에 관하여도 논하였다. 그녀의 탁월한 정신적 식별능력은 그녀가 관심을 두었던 분야의 권위자로 인정받기에 충분하였다.

(2) 산과(Obstetrics)

임산부와 유아에 대한 간호는 사회진보의 민감한 지표가 되어 왔다. 일반의 생각에 반하여, 출산은 문명발달에 비해 더 나아지는 것이 없었다. 이는 특히 도시 인구 사이에서는 사실이었다. 과거 원시시대 여성들이나 봉건시대 농노부인들의 단순한 옥외생활이, 도시에서 몸의 일부분만을 활용하는 보다 단조로운 작업으로 바뀌었다. 여기에 더하여 도시생활은 여러면에서 비위생적이었다. 구루병이 만연된 나라에서는 이따금 여성골반의 기형이 나타났으며 산모와 아기를 구하기 위해 제왕절개술이 필요하였다. 중세에는 외과술이 조잡하여 때로는 산모가 죽기도 하였다.

십자군 원정에서 돌아온 남자들이 매독을 퍼뜨려 아기와 때로는 산모치사의 중요 원인이 되기도 하였다. 근친결혼(Intermarriage)이 일어났고 종종 다른 신체구조의 남녀의 결합이 나타나기도 하였다. 따라서 산모의 골반크기에 비해 지나치게 큰 아이가 되기도 하였다. 중세기에는 의사 아닌 조산사가 아기분만을 개조하였다. 난산인 경우에만 이발사 외과의(Barber Surgeon)가 분만을 돕도록 요청받았다.

출산되지 못한 아기는 때로 죽기도 하였고, 몸체는 조잡한 기구로 질을 통해 제거하였다. 산모가 귀족출신이거나 왕후일 경우에는 명망있는 의사가 다소 거리를 두고 분만을 개조하였다. 산과영역에서 의사의 업무는 가치있는 일이 아니었으며 그들의 업무활동에 대비하여 강력한 금지령이 발효되었다. 함부르크의 베렛트 의사(Doctor Wertt of Hamburg)는 여장을 하고 분만을 개조하였다는 이유로 1522년에 화형에 처해졌다. 수없이 많은 그림에서 조산사가 산과업무를 수행하는 것이 나타나고 있다. 다양한 분만장면과 분만방법이 사실적으로 그려져 있다.

1500년이 된 직후 산과간호에 영향을 미친 몇몇 사건이 발생하였다. 브런즈윌 공작(Duchess of Brunswicle)의 요청을 받아 1513년 루카리우스 로즐린이 쓴 〈임산부를 위한 장미정원(The Garden of Roses for Pregnant Woman)〉이 산과에 관한 최초의 서적으로 알려져 있다. 자궁 내 태아의 회전술은 파레(Ambroise Pare')에 의해 프랑스에서 소개되었다. 이 방법은 정상분만을 위해 태아가 적당한 위치에 있지 못할 때 행해졌다. 자궁 내로 외과의사의 손을 넣어 태아의 발을 붙들어 돌렸다. 조산사 학교는 16세기에 파리에 있는 호텔듀(Hotel Dieu in Paris)에 개설되었다. 챔버린 형제(Chamberlen Brother)가 1588년에 산과용 겸자를 발명하였다. 이 기구는 비밀로 하였고, 형제 중 한 사람의 아들에게로 전해졌다.

7) 양생법(養生法)

보건교육과 개인 위생면에서 볼 때 중세인들은 건강을 중요시하여 엄격하게 양생법을 지켰다. 현세보다 내세를 더 중요시 하였으나 신이 부여한 천수인 70세를 다해야 한다는 신념도 지녔다. 따라서, 고전으로부터 인용된 건강유지 규칙을 가지고 있었고, 일반인의 생활양식에 크게 영향을 미쳤다. 일반적으로 개인위생에 관한 책들은 건강하게 살기 위한 충고를 윗사람에게 올리는 형식을 취하였다. 12~15세기 사이에 라틴어나 여러 나라 말로 출판되었다. 이 중 가장 유명한 것이 〈살레르노의 양생훈(Regimen sanitatis salernitanum)〉으로서 13세기경에 출판되어 19세기까지 영국, 이탈리아, 독일 등에서 발간되었다. 시 형식으로 쓰여져 암기하기도 쉬웠고 미문(美文)으로 알려져 있다.

이와 같은 개인위생에 관한 서적은 인쇄술의 발달과 더불어 유럽각국에 알려지고 보편적인 양생법으로 적용되었다. 중요 내용으로 주거, 음식 및 신체청결 문제를 다루었다. 위생적인 주거문제보다 식생활을 더 중요하게 다루었다. 절제있는 식사와 규칙적인 수면은 질병의 예방과 체액의 올바른 구성을 도와준다고 보았다. 필요한 경우에는 건강유지를 위해 방혈(防血) 조치를 권고하였는데 이는 이발사나 목욕탕 종사원들이 담당하였다.

8) 흑사병과 유행성 질환 및 검역(Plague, Epidemic and Quarantine)

(1) 흑사병

아직도 확실치 않은 부분이 많으나, 14세기 흑사병의 세계적 대유행은 중앙아시아 초

원지대에 살던 들쥐에 보균상태로 있던 흑사병균이 서부로 확대되어 1346년 흑해에 이르렀고, 이곳에서 콘스탄티노플, 제노아(Genoa), 베니스(Venice) 등의 유럽의 여러 항구로 옮겨져 1348년 초에는 유럽내륙까지 확대되어 최악의 상태에 이르렀다. 그 후에는 1388년까지 작은 규모의 산발적 유행이 반복되었다. 흑사병의 출현은 사람들로 하여금 무서운 공포에 떨게 하였으며 이 악성 전염병으로부터 피하기 위해 급급하였으나 모든 사람들이 피할 수도 없었다. 이 병은 하느님의 노여움으로 발생하였다고 믿어서 성소(聖所)에서 기도하고 단식하면서 회개하였다.

'페스트'라는 병명은 이 질환자의 피부 밑에서 보이는 검은색의 출혈반점에서 유래되었다. 이 페스트라는 병은 인류에게 혼란을 가져왔고 도덕체계, 예절, 인간성의 제한선을 파괴하였다. 부모, 아이들, 평생의 친구들을 저버렸다. 이 병의 가장 중요한 예방법은 감염을 피하기 위해 격리를 해야 한다는 원칙이 급속히 보급되었다. 식품이나 생활용품은 시 당국의 주선으로 공급되고 시체는 창을 통해 마차에 옮겨져 시외로 운반되어 매장하여 전염병의 유행을 막는데 힘썼으나, 많은 시체는 급하게 파여진 구덩이에 내던져졌고 부패된 시체는 집과 거리 곳곳에 널려 있기도 하였다.

(2) 기타 유행성 질환

발한병 혹은 속립병(Sweating Sickness)은 영국에서 발생하여 대륙으로 전파되었다. 많은 사람들이 초기증세를 보인 지 수시간 후나 하루만에 사망하였다. 초기 증상으로 오한, 발열, 두통, 무감각, 피로, 구토, 흉통, 다한증(多汗症)을 보였다. 이 질환의 간호법 중에는 환자의 죽음을 재촉한 것도 있었던 것 같다. 발한증 환자는 계속 땀을 흘리지 않으면 안 되는 것으로 알았다. 따라서 창문을 닫고, 난로에 불을 지피고 모피 옷을 입혔다. 간호하는 사람이 환자 곁에서 환자가 정신을 유지하도록 돕기 위해 환자를 때리거나 눈에 식초를 떨구는 방법을 사용하였다. 발한증 환자는 익어서 죽었다고 표현되기도 한다.

(3) 검역(檢疫)

나환자의 격리에서 시작된 전염병 관리대책은 중세기에 가장 무서웠던 전염병인 페스트의 대책에서도 또 다시 이용되었고, 전염병 예방에 대한 엄한 법규가 시행되었다.

8세기 초 성 오트마르(St. Otmar)는 그의 관구내(管區內)에 발생된 나병환자를 모아 수도원 부근 병사에 수용하였고, 8세기 말경인 카를로대제 시에는 나환자를 격리하여 시민에서 제적하여 살아있는 사자(死者)로 취급하였다. 나환자의 격리는 매우 엄격하고 까다로웠다. 환자는 사람들이 쉽게 알아볼 수 있도록 특이한 옷을 입혔고, 호루라기나 깡통을 두드려 환자가 가까이 가는 것을 알리도록 의무화하였고, 시장, 여관, 술집에 드나드는 것도 금하였다.

흑사병이 출현하자 흑사병 지역사회의 조치와 함께 외부로부터의 페스트의 침입을 막기 위해 의심되는 사람과 물건도 일정기간 엄격히 격리해서 관찰하게 되었다. 이러한 조치는 오늘날 실시되는 검역제도와 흡사하여 현대적인 검역제도는 나병과 흑사병의 대유행을 거쳐 발달되었다고 볼 수 있다.

나병이나 페스트 외에 발진성열병(發疹性熱病), 결핵, 단독(丹毒) 등에 대해서도 시당국이 시외퇴거를 엄명하였으며 환자의 음식물 취급의 영업을 금지시켰다.

당시 페스트의 침입은 배편으로 오염물질에 의해 이루어진다고 보았기 때문에 베니스인들은 의심나는 배, 물품, 사람들을 검역하는 제도를 만들었다. 1348년 지역사회 위생문제를 다룰 공중보건관계 위원회를 만들어 오염된 선박, 물품, 사람을 항구 밖 외딴 섬에 격리시키는 권한도 갖게 하였다.

이와 같이 시작된 검역제도는 더욱 발전되고 강화되었다. 오늘날 항만검역에 사용되는 쿼란틴(Quarantine)이라는 용어가 생겨났다. 이는 항만으로부터 떨어져 있는 곳에 상륙소(上陸所)를 설치하고 페스트 유행지로부터 온 사람들에게 30일간의 격리를 강제화시켰다. 이 30일 간의 기간은 Trentine이라 하였으며, 그 후 30일 간의 기간은 불충분하다고 보아 40일로 늘어나고, 이 40일간을 Quarantine이라 하였다. 이것이 오늘날 검역의 시초가 되었다. 오늘날 이 항만검역제도는 중세가 의료발달에 기여한 훌륭한 업적으로 보고 있다. 이러한 검역제도는 르네상스 시대와 그 후 더욱 발전하여 공중보건 활동의 중요분야로 발전되었다.

제5장

근대와 간호

1. 르네상스와 종교개혁

십자군 원정 직후의 세기는 커다란 사회적 변화로 특징지어진다. 이러한 변화는 1250년경에 이미 시작되어 1450년 경에는 가속화되었고, 1750년 경에 이르러 유럽에서는 근대의 주된 특징이 되었다. 1453년 콘스탄티노플(Constantinople)의 멸망과 1815년 워터루(Waterloo)전쟁 사이에 일어났던 수많은 혁명들로 인해서 우주와 인간 삶의 의미에 대한 사람들의 생각이 확대되었다. 그러나 이러한 세력들은 또한 당시까지 이루어져 왔던 사회복구를 파괴하려고 위협하기도 하였다. 혁명은 경제, 산업, 지식, 정치, 종교는 물론, 빈곤한 환자의 치료와 병원관리와 간호의 지위를 포함한 삶의 모든 면에 영향을 미쳤다. 이러한 움직임은 대부분의 유럽국가에서 긴장을 고조시켰던 서민감정의 흐름을 증명하였다. 혁명은 상당한 정치적 권력을 가지고 있었던 지배적인 교회의 세력은 쇠퇴하였다. 지식인들은 지나친 교화중심주의의 교리를 비판하였다. 노동자 계급은 농노제도와 억압에 심히 반대하였다. 종교인들은 보다 더 의식을 엄수하고 순수한 신앙심으로 돌아가기를 간절히 바라고 있었다. 시대는 변화가 무르익고 있었다.

16세기는 두 가지 큰 움직임이 있었는데 르네상스와 종교개혁이다. 각각은 혁명적 변화의 정신의 산물이고 새로운 지식과 미에 대한 인간의 탐구의 결과였다. 르네상스라고 알려진 지적 운동을 일으킨 동일한 사회적 세력은 교회 내의 분열을 가져왔고, 결국 기독교 신앙은 서로 적대하는 여러 종파로 나뉘어지게 되었다. 또한 이런 움직임은 콜럼버스가 발견한 신대륙, 근동과 극동의 구 세계, 뉴턴의 새로운 법칙과 그리스, 로마 시대의 오래된 학문에 대한 의식은 이 사회를 근대로 이끌었다. 과학적 탐구방법이 시도되었고 세속주의 내지 비종교적 도덕론은 근대정신이 되었다. 이미 확립되어 왔던 모든 제도는 이 과도기적 기간 동안에 영향을 받게 되었고, 낡은 제도들은 수정되고 새 제도들이 생겨났다. 환자간호와 관련된 부분이 가장 큰 영향을 받게 되었다.

종교개혁은 가톨릭 국가에서는 병원에 직접적인 영향은 없었고 프로테스탄트 국가에서도 몇몇 병원들은 실제로 살아 남았다. 가톨릭 종교단에서 운영하던 대부분의 병원들은 문을 닫거나 프로테스탄트에서 운영하였다. 수사나 수녀들은 프로테스탄트 국가에서는 의료기관에서 축출되었고, 이는 병자와 빈자 간호에 종사하던 사람들의 어이없는 부족의 원인이 되었다. 자질없는 집단이 간호종교단(Nursing Religious Orders)의 위치를 대신하였기 때문에 병원은 공포의 장소가 되었다. 가장 심각한 결과가 영국에서 발생하였는데 영국에서 헨리 8세(Henry VIII)는 모든 종교단(Religious Orders)을 억압하고, 약 600개의 자선단체의 재산을 몰수하였다.

간호하는 사람을 채우기 위해 여러방면으로 여성들을 모집하였다. 이들 여성들의 대부분은 죄수로서의 복역 대신으로 간호업무를 하기도 하였다. 이 간호의 암흑기는 1550~1850년까지의 기간으로 간호가 최악의 상황에 놓였던 기간이었다.

개신교 국가에서의 병자와 빈자들을 향한 양가적인 면은 두 개의 갈등적 영향의 결과였다. 즉, 돈을 벌고 부자가 되며, 권력을 갖고자 하는 욕구와 은총의 상태를 만드는 일을 함으로써 신의 선민이 되고자 하는 욕구 두 가지였다. 법률과 관습은 억압받고 힘없는 사람들에 대한 인간적인 간호를 쇠퇴시켰다. 이러한 이중성은 간호에 중대한 영향을 미쳤다. 변화하는 사회의 요구에 의해 촉진되었던 개혁들은 어떤 경우에는 서서히 진행되기도 하였지만 변화가 일어나기 시작하였다.

1) 르네상스

중세 시대의 혼란은 르네상스로 알려진 전대미문의 현상으로 진정되었다. 역사상 이 시기를 변화를 위한 주된 동기가 고대 로마와 그리스 문화로 되돌아가는 것으로 믿었던 이탈리아 중부 플로렌스의 화가이자 건축가였던 지오르지오 바사리(Giorgio Vasari, 1511~1574)가 "rinascita or rebirth"로 불렀다. 이는 바로 재생을 의미한다. 중요한 것은 현실의 문제에 있어 교회의 권위가 쇠퇴하였고, 세상의 사건들에 대해 세속적인 관심이 증대되었다는 점이다. 르네상스의 중요정신은 신과 관계되지 않은 속세의 문제들에 대한 관심이었다. 이러한 하느님과의 관계에 대한 상실감과 함께 이교도의 미신적인 관습과 주술의 부활을 가져오게 되었다. 그러나 이 시기동안 기독교적 인도주의자들이 출현하였고, 유명한 성인들이 모범적인 삶을 살았다.

르네상스는 실로 은총과 저주 두 가지로 조명되었다. 그것은 고전주의 문학, 인문주의, 아름다움을 표현하는 학문분야에 대해 다시 엄청난 관심을 불러일으켰다. 그러한 까닭으로 르네상스는 인문주의 또는 문예의 부흥시기로 알려지게 되었다. 예술과 과학에 대한 관심의 부활은 르네상스 시기의 의학발전에 긍정적인 영향을 미쳤다. 그러나 학문은 사람들에게 물질적이고 비종교적이고 개인주의적 풍토를 야기시켰다. 사회는 두 계층으로 나뉘어 졌는데, 하나는 지식계급으로, 그들은 사치스러운 생활을 누렸고, 다른 하나는 노동자 계급으로 억압받았다. 그리하여 지적인 우월심과 도덕상의 방종이 나타나게 되었고 이는 유럽인들의 정치적 종교적 특성에 많은 영향을 주었다.

르네상스는 1400년경에 이탈리아에서 시작되어 그 다음 서유럽으로 퍼지게 되었다. 새로운 정신상태가 문학, 예술, 조각 및 건축에 반영되었다. 또한 부의 증가로 예술이 중산층에까지 보급될 수 있었다. 기독교적 전통으로부터 주제가 이상화되고 종교적 주제로 한정되었던 미술분야는 그 당시의 삶을 묘사할 정도로 확대되었다. 그러나 이탈리아 르네상스 미술에서는 여전히 종교적인 주제가 지배력을 가지고 있었다. 르네상스시대의 미술은 인간의 본질에 주목하여 사실주의적이었고, 대상을 보이는 그대로 재현하여 그리려고 시도하였다. 이 기간의 뛰어난 혁신적 예술가들은 투시화법과 채색의 기술을 발전시켜 실제 사람들의 초상도 그리게 되었다. 플로렌스 학파들은 이 분야에서 대단한 명성을 남겼는데 레오나르도 다빈치(Leonardo da Vinci, 1452~1519), 시스틴성당(Sistine Chapel)에 프레스코화법의 그림을 그린 미켈란젤로(Michelangelo, 1475~1564)와 라파엘(Raphael, 1483~1520)이 이에 해당한다. 티티안(Titian, 1477~1576)은 베네치아 학파의 제2그룹(Second Group)을 이끌었다. 플로렌스 학파는 화선의 윤곽과 세련으로 유명하였고, 베네치아 학파는 뛰어난 채색기법으로 유명하였다.

레오나르도 다빈치는 르네상스 시대의 예술가들 중 가장 다재다능하였던 화가로 평가되고 있다. 그의 대작인 "최후의 만찬(The Last Supper)"은 밀라노(Milano)에 있는 수도원 식당의 벽에 그려졌다. 다빈치는 해부학에 대하여도 깊은 조예가 있었던 최초의 화가였다. 그는 그의 주제를 표현하는 데 있어 굉장한 변화를 시도하여 그렸는데, 두려움, 좌절, 고통, 기쁨, 행복의 감정이 자연스럽고 생생하게 표현되었다.

북부지방의 미술학파, 그 중에서도 특히 네덜란드와 플랑드르에서는 피터 폴 루벤스(Peter Paul Rubence, 1577~1640), 앤소니 밴 딕(Anthony Van Dyck, 1599~1641), 렘브란트 반 린(Rambrant Van Rijn, 1606~1699)과 같은 화가들이 배출되었다. 네덜란드의 거장들은 종교적인 주제에서 벗어나 상인, 왕족, 일상생활의 광경을 그리는 데 몰두하였다. 그들은 인간의 해부에 관심을 가졌고, 렘브란트(Rembrant)는 해부학에서의 고전적 학습(Classic Lesson in Anatomy)과 같은 뛰어난 표본도 남겼다.

르네상스는 여성들에게 문학, 예술, 학문 등 다양한 분야에 관심을 갖게 하였다. 부분적이나마 여성의 사회적 진출이 허용됨으로써 간호사업에 헌신하는 상류층 여성의 수가 급감하였다.

르네상스의 인간성 회복 운동도 여성의 지위 향상에는 별 도움이 되지 못하였으며, 산업혁명 이후 여성의 사회참여로 사회개혁과 함께 간호사업 발전에 기여하였다.

2) 종교개혁(Reformation)과 간호의 암흑기

1517년 개혁으로 시작된 종교개혁은 반란으로 끝났다. 이는 기독교의 분리로 끝난 종교운동이었다.

종교개혁은 두 가지 중요 요인으로 촉진되었는데 그 하나는 면죄부 판매, 교회 성유물에 대한 숭배, 성직자들의 타락, 무지 등과 같은 교회생활과 업무의 한 부분으로 자리잡은 만연된 악습과 다른 하나는 교리의 어려움(교리 해석의 곤란성)이다. 이는 초대교회에서 지배적이었던 성 어그스틴의 철학과, 13세기에 우세해진 성 토마스 아퀴나스 철학간의 대립이 그것이다. 아퀴나스의 보다 자유로운 교리에서 인간의 자유의지는 선과 악 사이에서 선택할 수 있고 선한 일과 신앙 양자를 통하여 은총에 도달할 수 있다는 것이다. 개혁은 몇 세기 동안 교회 안팎의 영향력 있는 개인들로부터 지지를 받아왔다.

에라스무스(Erasmus)는 이 우스꽝스런 악습을 조소하였고 토마스(Tomas)는 내적 변화를 위해 더 많이 기도하였다. 그러나 교회는 행동으로 옮기지 않았고 결국은 격렬한 방법이 개재되었다. 그때 마틴 루터(Martin Luther, 1483~1546)는 1517년 10월말 위텐버그(Wittenburg) 성곽교회 문에 95개조의 반박문(ninety~five these)을 부착하였다. 많은 사람들이 기존 제도에 반대할 준비가 되어 있었다.

교황과 교회의 주교 규칙에 대한 반대를 마틴루터가 주도하였다. 한때 독일의 탁발수도사였던 루터는 가톨릭교회에서 떨어져 나온 불만세력의 리더가 되었다. 이 이탈자들을 “프로테스탄트”라 불렀다. 루터 추종자들을 루터란(Lutherans)이라 하였고 오늘날 루터란 교회는 그의 교리를 철저히 따르고 있다.

루터파들은 교황으로부터 독립적으로 그들의 집회를 가질 것과 가톨릭교회와 신교교회를 자유롭게 선택할 권리를 신속히 천명하였다. 하나의 유럽은 그때부터 둘이 되었다. 서방세계는 교회의 지시자로서 그리스도의 가르침을 따르는 가톨릭과 교회의 권위에 반기를 든 프로테스탄트 둘로 나뉘었다.

수년 내에 북부 독일, 노르웨이, 스웨덴, 덴마크는 루터란이 되었다. 또한 루터주의의 성공은 가톨릭 권위에 대항하는 다른 반대파들을 고무하였다.

몇 세기를 거치면서 재세례파, 메노나이트파, 퀘커파, 칼뱅파, 장로파, 청교도파 및 성공회가 생겼다. 각각의 종파는 교리해석에 약간의 차이가 있을 뿐이었다. 이러한 종파의 나뉨은 개신교를 약화시켰으나 각자 자신들을 의해 생각하는 개인의 권리를 주장함으로써 사회를 한층 강화한 측면도 있었다. 결국 교회 내의 악습과 부패의 교정을 위해 1545년 이탈리아 트렌티노(Trentino)에서 교회대표자 회의가 열렸다. 이 회의는 비판의 원인을 제거하는 방법을 확인하고 교회의 위치를 확고히 하기 위하여 1563년까지 18년간 단속적으로 열린 로마 가톨릭교회 회의였다.

그러나 가톨릭과 개신교 간의 화해의 노력은 실패하였고 유럽은 이 두 집단 간에 비극적 싸움으로 빠져들었다. 이는 결국 30년전쟁(1618~1648)으로 알려진 국제적 갈등상황으로 나아갔다. 사람들은 종교면에서 진정한 자유를 누릴 수 있는 새로운 세계를 향해 떠나가기 시작하였다.

종교개혁은 간호의 암흑기를 초래한 직접적인 원인이 되었으며, 종교개혁이 간호에 미친 영향은 다음과 같다.

① 가톨릭교의 세력이 약해지고 교회가 운영하던 간호사업, 구호사업이 중단되었으며, ② 기관의 폐쇄로 질적으로 우수한 수녀요원들이 병원을 떠나게 되었다. ③ 병원이 설립되어도 준비된 간호요원의 부족으로 간호 수준이 격하되었으며, ④ 신교도들의 병원운영이나 간호사업에 대한 계획과 관심이 부족하였으며, ⑤ 신교도들의 여성에 대한 인식 부족과 소극성이 여성의 사회활동과 지위를 제한시키는 방향으로 나갔으며, ⑥ 의료기관의 운영권이 국가 행정부서로 이관되어 교육받지 않고 사명감 없는 여성이 간호에 종사하는 계기가 되었다.

2. 의학의 새로운 발달 및 방향

과학적 탐구방법의 출현은 르네상스의 의학발달에 심대한 영향을 미쳤다. 타 분야의 과학자들과 마찬가지로 의학자들도 실험의 발달로 많은 이익을 얻었다. 실제로 당시의 과학자들의 대부분은 의사들이었다. 그러나 과학과 마술 사이의 선은 불분명하였다. 그러나 의료인인체 하는 유형의 가짜나 돌팔이 의사들은 그들에게 의지하는 가난하고 무지한 사람들에게 계속 어필하였다. 이는 의사들은 당시로서는 엘리트 집단에 속하였고 상류층만을 진료하였기 때문에 이러한 현상이 빚어졌다.

1) 베살리우스(Andreas Vesalius, 1514~1564)

플랑드르 해부학자(Flemish Anatomist) 베살리우스는 해부학 분야의 선도자였다. 인간해부에 기반을 두었던 그의 업적은 조잡한 중세기적 개념들을 바꾸어 놓았고 갈렌(Galen)의 업적에서 나타난 200개가 넘는 오류를 바로 잡았다. 1543개에 관한 베살리우스의 인체구조론(De Humani Corporis Fabrica; The Fabric of the Human Body)은 인체의 해부단면(Dissected Parts)을 언어적 시각적 양면으로 정확하게 설명하였다. 여기서 골격, 근육, 혈관계와 복부 등은 혁명적이었으나, 그의 작업에 대해 무지하고 그를 비웃던 그의 동료들에 의해서는 잘 받아들여지지 않았다. 베살리우스의 사후에 그의 제자들이 이 작업을 계속하였다. 그들 중에는 나팔관(Fallopian Tube)을 발견한 가브리엘 팔로피오(Gabriele Fallopio, 1523~1562)도 포함되어 있다.

2) 파레(Ambroise Pare, 1510~1590)

파리의 외과의사로 과학적인 방법으로 해부학적 지식을 적용하여 외과실무를 바꾸어 놓았다. 그는 그의 생업을 이발사의 도제(Apprentice)로 시작하였고 호텔듀의 조수가 되었다. 결국에는 군대외과의가 되었다. 그 당시 그의 동료들은 총상을 끓는 기름으로 치료할 때였다. 파레는 대학의 외과의사들과 대중의 신임을 받는 이발사 외과의를 맺어주었다. 그의 실무적 천재성은 인공 팔다리, 탈장대(Trusses), 탈장수술(Hernia Operation), 의안(The Glass Eye)술의 진보를 가져왔다.

3) 호헨하임(Theophrastus Bombastus Von Hohenheim, 1493~1541)

파라셀서스(Paracelsus)로 더 잘 알려진 인물이며, 의학역사에서 가장 비범한 사람 중의 하나였다. 그는 인간 신체를 찬미로운 레토르트(화학적 증류기)의 일종으로 보았으며 생리학에 화학적 접근을 시도하였다. 그는 연금술사들이 금 만들기를 중지하고 의약품 만들기를 시작해야 한다고 주장하였다. 따라서 그가 점성술과 화학약품을 결합시킨 사실에도 불구하고 약리학의 아버지라는 호칭을 얻었다. 파라셀서스는 이탈리아에서 수련한 스위스 의사로 전통적인 권위에 일관되게 반박하였다.

그는 공개적으로 갈렌의 서적과 또 다른 고전적 연구물들을 불태웠다. 파라셀서스는 화농(pus)은 치유과정에서 정상적인 현상이라는 기존의 이론을 거부한 당대의 몇 명 안 되는 외과의사들 중의 하나였다.

4) 하비(William Harvey, 1578~1657)

해부학을 생리학으로 전환시킨 새로운 방법의 가치는 심장과 혈관영역에서 이루어진 업적에서 명백히 나타났다. 그는 중심 펌프로서 심장이 활동하고 혈액이 순환한다는 체계를 발견함으로써 생리학 연구에 자극을 주었다. 이러한 발견으로 〈동물에서 심장과 혈액의 움직임〉이란 제목의 책이 발간되었으며 이는 가장 중요한 의학과 생물학의 업적 중의 하나였다. 불행히도 그의 생애 동안 그에게 주어진 보상은 'Circulator'란 명칭과 비웃음이었다. 한편으로 그의 중요한 기여가 생리학적 실험의 확립에 있었으므로 현대 의학의 아버지(The Father of Modern Medicine)르 알려져 있다. 해부학적 연구의 가치는 르네상스 기간 동안에 확실히 보여 주었다. 이는 또한 병리학 분야에도 가속도를 보이는 결과를 가져왔다.

3. 병원과 개혁자(Hospital & Reformer)

종교개혁은 마틴루터와 영국의 헨리 8세(Henry VIII)에 의해 주도된 수도원을 억압하는 운동으로 확산되어 나아갔다. 수도원 해체의 즉각적인 결과는 수도원에서 설립한 병원과 기숙사를 오랜기간 그것에 의지해 온 대중으르부터 분리하였다. 이는 병들고 가난한 자들을 위한 간호의 질을 급속히 저하시켰다. 종교적 견해차이로 인한 전쟁이 병들고 가난한 자들을 저버리게 되었다. 종교적 간호단의 이타적인 헌신은 개신교 국가에서는 더 지속되지 못하였으며 이들 단체들은 억압을 받았다. 냉담하고 비인도적인 이 시대에 국가기관이나 의사들 모두 병원의 상태 개선이나 간호의 발전에 관심이 없었다.

1) 병원과 간호의 쇠퇴(Decay of Hospital & Nursing)

종교개혁 후 자선활동은 종교계통과 비종교적 공공사업단체에 위임하는 두 가지 형태로 나누어졌다. 종교적 투쟁은 스페인, 이탈리아 등의 가톨릭 국가에서는 병원에 직접적인 영향을 미치지는 않았다. 그러나 개신교 국가에서는 간호단체가 억압을 받았으며 소규모 기관들은 폐쇄되었고 이는 대도시에서는 변형된 의료기관 설립이나 시립병원 설립의 필요성을 대두시켰다. 당시의 시립병원은 감옥과 흡사하였다. 도무지 장식이라곤 찾아볼 수 없는 벽과 작고 어두운 병실, 작은 창문, 햇빛도 들지 않았고 음산한 병실에는 50~100명의 환자가 밀집해 있었다. 안위나 일용필수품까지 어느 것 하나 찾아볼 수 없었다.

이들 병원에 만연되어 있던 비위생적인 환경은 전염병의 출현을 야기시켰다. 침상 사이는 청소가 불가능할 정도로 좁았고 침상은 거의 맞붙어 있었다. 따라서 모든 종류의 쓰레기들은 침대 밑에 있었다. 침상목욕은 엄두를 낼 수 없었고 방혈과 불순물 제거가 모든 상태의 일반적인 치료법이었다. 잘못된 관리, 부적절한 인사행정, 착취는 이들 기관 내에서 일상화되어 있었다. 민간인으로 지명받은 남성이 리더십을 가졌고 여성들에게 권위를 행사하였다. 여성에 의한 간호의 통제는 찾아볼 수 없었다. 이는 사실상 간호역사에서 전반적으로 가장 완전한 남성 우위의 시기였다. 병원관리나 간호조직 어느 곳에도 여성의 목소리는 들을 수 없었다. 당시의 간호사의 전형은 사회에서 멸시받고 부도덕하며 음주자, 교양없는 자로 묘사되었다.

이와 같은 간호의 암흑기는 200여 년간 지속되었다. 이는 간호역사상 간호의 수준이 가장 저하된 시기였다.

2) 영국의 상황

건강관리면에서 가장 중대한 결과가 영국에서 일어났다. 영국, 특히 런던에서는 헨리 8세가 수도원을 가시적, 외적 형태로 합법화하기 훨씬 전에 내적 · 종교적 혁명이 일어났다는 것을 기억해야 한다. 많은 영국 국민들은 로마 가톨릭 교회와 단절, 헨리왕과 캐더린 왕비 간의 이혼으로, 수도원을 억압할 준비가 되어 있었다. 헨리왕은 로마 교황청이 그의 이혼을 거절하는 것을 구실로 자신의 자유를 위해 종교개혁을 이용하였다. 저의는 수도원의 재산이 그의 왕국의 1/5을 차지한다는 사실에 있었다. 헨리 8세는 수도원 재산을 차지하려고 수도원을 해산하고 600여 개 이상의 자선기부금 단체의 재산을 압수하였다. 이 자선기부금은 대부분 중한 병에 걸린 사람뿐만 아니라 거지, 고아, 의지할 곳 없는 노인, 가난한 이들을 위해 쓰여지는 것이었다. 정부는 가난한 일반 대중을 구제하는 역할을 맡았고 이것은 결국 엘리자베스 1세의 통치 기간에 제정된 "구빈법(Poor Law)"제도가 되었다.

모든 런던 병원들은 작은 병원의 경우에는 1538년에, 큰 병원은 1540년에 일제히 문을 닫았다. 큰 병원들의 업무가 순전히 환자 간호와 치료로 제한되어 있었기 때문에 큰 병원들의 거취는 매우 심각한 사안으로 받아들여졌다. 이러한 결과는 궁극적으로 의학과 간호 양측의 장래에 영향을 미치는 것이었다. 이로써 유럽 국가 중 영국만이 유일하게 병원제도가 없는 나라가 되었다. 1547년에 런던시는 1547년에서 1553년까지 통치하였던 헨리 8세의 아들 에드워드 6세(Edward VI)에게 당시 영국에서 제일 큰 병원인 성 바르돌로뮤, 성 토마스, 브라이드웰, 베들레헴, 그리스도 병원 등을 양도받기 위해 인가를 청원하였다. 런던시는 병원운영을 위한 기부금을 더 추가하고 개인기부금과 세금으로 병원을 운영하고 하나의 사회적인 문제해결을 위해 각 병원에 특수책임을 부과할 것 등을 정부와 협의하였다. 성 바르돌로뮤와 성 토마스병원은 중세의 보호관리기능과는 대조적으로 일반병원과 같은 치료위주로 점차 나아갔다. 브라이드웰은 구빈원과 교정시설이 되었다. 베들레헴은 정신병자의 치료에 대한 지식이 부족하였던 탓으로 "베드람(Bedlam)"으로 알려졌다. 그리스도 병원(Christ's Hospital)은 영국의 선도(先導) 학교의 하나가 되었다. 이와 같이 민간인 관리 병원과 민간인 간호가 영국에서 시작되었다. 이들 기관에서의 병자간호는 영국이 간호계층을 갖지 못하였던 탓으로 점차 질이 저하되었다. 다른 신교나라들은 도시병원들의 재편과 함께 영국과 비슷한 경향을 따르고 있었다.

3) 종교적 간호단체(Religious Nursing Order)

16세기 역시 교회 자체 내에서 새로운 간호활동을 보여 주었다. 다양한 종교적 간호단들이 이 시기에 시작된 이 운동에 전념하였다. 100개 이상의 여자간호단들이 간호를 위해 특별히 설립되었다. 사실 간호단들은 지나치게 급히 다양하게 만들어졌고, 몇몇 간호단은 그들에 관한 정보를 제대로 알 수 없을 정도로 오래 지속되지 못하였다.

4) 종교적 자선간호단(Religious Nursing Orders of Charity)

16세기는 역시 교회자체 내에서 간호활동이 다시 일어났다. 가장 유명한 종교적 자선간호단은 남자들로 구성된 단체로 하느님의 성 요한 형제(The brothers of St John of God) 혹은 자비의 형제단(Brothers of Mercy) 이었다. 이 단체는 하느님의 요한(John of God)으로 알려진 포르투갈 사람 진 시우다드(Jean Ciudad, 1495~1550)에 의해 1538년 스페인에서 설립되었다. 그는 군인 생활을 18년간 한 후, 그가 전장에서 받은 상처를 회복한다면 신에게 그의 삶을 바칠 것을 맹세하였다. 1540년 요한은 그라나다(Granada)에 병원을 개설하였고 간호를 도와줄 수 있는 일단의 친구들을 초빙하였다. 처음 이들 형제들은 수사가 아닌 평신도였으며 그들은 1570년까지 별다른 규칙없이 일하였다. 그들은 간호와 병원일, 약 분배, 정신병자에 대한 따뜻한 돌봄, 버려진 아이들 돌보기, 가정에 있는 병자들을 방문간호하는 일로 자신들을 바친 '탁발수도승'들이었다. 빈곤한 사람들은 지극한 애정과 특별한 방법으로 간호를 받았다. 집 없는 방랑자, 활동이 불가능한 사람들, 심지어 그 사회의 낙오자들도 따뜻한 돌봄을 받았다. 성 요한 역시 병원에서 걸을 수 없거나 기어 다니는 불구자를 등에 업고 옮기기도 하였다. 성 요한 형제들은 마드리드(Madrid), 코르도바(Cordova), 톨레도(Tolredo), 나폴리(Naples)와 파리에 병원을 개설하였다. 이 단체는 단체 설립 50년 내에 개발된 나라의 여러 곳으로 퍼져 나아갔다. 이들 구성원들은 18세기까지 가톨릭 독일에서는 가장 잘 알려진 간호형제단들이었다.

또 다른 훌륭한 남자간호단은 병자를 돌보는 성직자 간호단으로, 성 카미루스 데 렐리(Camillus De Lellis, 1550~1614)에 의해 설립되었다. 이 이탈리아 간호단은 병원에서 일하였고 특히, 1590년 로마에 페스트로 괴로워하는 사람들을 간호하였다. 성 카미루스의 젊은 시절의 삶에 대한 정보는 확실하지 않다.

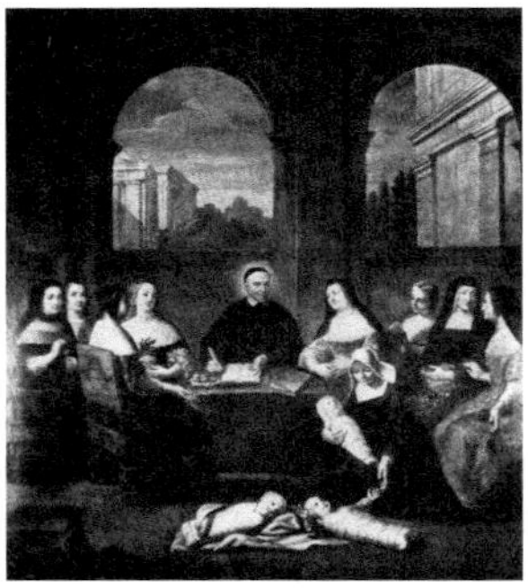

오늘날까지도 중요한 간호단으로 알려져 있는 흥미있는 이들 후기 조직으로는 1634년 프랑스에서 성 빈센트 데 폴(St. Vincent de Paul, 1576~1660)이 창설한 자선수녀단(Sisters of Charity)이 있다. 이 수녀단은 프랑스에서 계속되었던 전쟁과 빈곤이 극복되기 시작하면서 동시에 발전하였다. 당시는 정치적인 불안 또한 매우 컸다. 빈센트는 혁명적이고도 이상적으로 이들 문제의 해결방안을 제시하였다. 그는 조용한 프란시스칸 가톨릭 사제로 겸손한 성직자였다. 그의 초기 삶은 인류가 수난을 극복해 나갈 수 있도록 돕기 위한 준비의 시간과도 같았다. 특히, 비망록에는 아프리카 북부 해적들에게 생포되고 터키(Turks)에 노예로 팔려갔던 기록이 있다. 성 빈센트는 개인편지에서 당시 그가 경험한 비인간적인 기막힌 경험을 기술하고 있다. 결국 성 빈센트는 파리로 되돌아 올 수 있었고 파리 같은 거대한 도시에서 극빈한 환자와 가난한 사람들의 처지를 보고 놀라움을 금치 못하였다.

그는 파리에 있는 자선병원에서 환자 간호를 하면서 하느님의 성 요한 형제들을 돕기 시작하였다. 그러나 그의 관심은 곧 지역사회로 뻗어 나갔다. 그는 영혼의 구원과 빈곤의 타파를 동시에 해결해야 된다고 생각하고 집단농장을 개설하고 젊은이들에게 수공과 실업과목을 가르쳤다. 한편 그를 후원하는 부인들로 자선부인회(Dames De Charity)를 조직하고 병원을 방문하고 도왔으며 간호와 영적 구제를 위해 가정에 있는 환자들을 방문하였다. 이는 가능한 보다 많은 사람들에게 중복을 최소화하면서 서비스를 제공하기 위한 최초의 조직화된 사회봉사단체였다. 11명의 이 여성회원들은 종교적으로 어떤 서약도 하지 않았으며 1년간의 봉사를 한 후에 결혼하든 계속 직무에 종사하든 선택은 자유였다. 이러한 단순한 시작으로 이 조직은 도시나 농촌지역에서 많이 생겨났다. 처음에는 모든 지회(Branch)가 여성들로 구성되었으나 후일 폴레빌(Folleoville)에서 남자지회도 창설되었다. 가난한 자들을 위한 동정이 조직화된 개혁을 의한 지혜와 결합하여 스스로 돕는 자들을 돕기 위한 방법과 사회적 서비스의 체계를 발전시켰다. 이러한 자선간호단의 사업은 프랑스 국내는 물론 유럽 각국과 미국과 캐나다에도 분회활동이 전개될 정도로 실효를 거두었다.

그라스(Mile Le Gras, 1591~1660)는 이들 지역사회 간호사들의 최초의 감독자였다. 그녀는 후에 성 루이스 데 마릴락(St. Louise Marillac)으로 알려진 인물이다. 이 자선간호단을 지휘한 그라스는 놀라운 지도력을 발휘하였는데, 그녀는 사업을 평가하기 위해 지방의 간호단을 찾아가 간호의 개선을 도왔다.

세속적(비종교적) 간호단을 자선숙녀단(Les Filles de Charity or The Sisters of Charity)이라 불렀는데, 1633년에 창설되었고 성 루이스(St. Louise)가 이 단체의 지도자가 되었다. 이 자선숙녀단은 처음에는 문서화된 아무런 규칙없이 그라스가 요구한 몇 개의 규약에 따라 활동하였다. 젊은 독신 여성들을 고집하였는데 그들에게는 지적이고, 순수할 것과 가난한 환자들에게 진실되게 관심을 가질 것을 요구하였다.

그들에 대한 교육 프로그램에는 병원경험, 가정방문, 환자간호가 포함되어 있었다.

오늘날 유명한 자선숙녀단의 시작은 이처럼 겸손하고 순수하였다. 자선숙녀단이 만들어진 1년쯤 후인 1634년 3월 25일에 성 루이스는 이 생활에 전념할 것을 공식적으로 서약하였다. 1642년 처음 네 명의 자매들이 1년간 헌신할 것을 서약하였다. 이 간호단은 수도원에서 해방되어 적극적으로 사업을 할 수 있었기 때문에 엄청나게 많은 개혁을 하였다. 이 자선간호단의 영적 훈련은 빈센트가 직접 맡아 하였고 주별로 컨퍼런스를 제공하였다. 강의내용은 기록되었으며 약 160여 개가 보존되어 오고 있다. 이는 간단하고 평이하며 명쾌한 강의의 모델로서, 가장 훌륭한 간호윤리의 강연 시리즈인 동시에 최초의 것으로 남아 있다.

자선숙녀단의 복장은 뚜렷이 구별되었는데 칼라와 코넷이라 불리는 머리장식이 있는 희고 큰 모자를 썼다. 간호의 기술과 종교의 의식을 혼동하지 않는 원칙에서 일을 함으로써 종교와 간호를 구분하였다.

1809년 이 단체는 미국 출신으로는 최초로 시성된 마더 엘리자베스 세톤(Mother Elizabeth Seton, 1774~1821)에 의해 미국에 소개되었다. 공동체는 메릴랜드의 에미처버그에 설립되었고 프랑스에 있는 모관에서 행해진 규칙을 따랐다. 이 단체의 사업은 새로운 분야로 확대되어 나아갔다. 하나의 중요한 역할은 버려진 아이들을 간호하는 특수 기술의 개발이었다. 성 빈센트의 격려와 함께 이 여성들이 이 비운의 어린이들을 구하기 위해 행동을 개시하였는데, 그들은 어두운 거리를 헤매며 버려진 아이들을 데리고 왔다. 이 자선숙녀단들은 병원과 기아구호소, 정신병자가 있는 가정에서도 그들의 임무를 다하고 또한 일반적인 교구의 업무에도 전념하였다. 그들은 학교에서 가르치고, 수많은 전쟁기간에는 영웅적인 서비스를 제공하였으며 나환자도 간호하였다. 또한 현대적 방문간호의 원리와 당시의 사회적 봉사를 보여주었다. 이 단체는 병원 개선과 자선간호를 통해 사회개혁을 실시한 체계화된 단체로, 근대 직업교육의 효시가 되었다.

5) 인도주의 활동(Humanitiation Efforts)

몇몇 인도주의자들이 고통스러운 18세기의 사회현상에서 일어난 변화를 위한 활동을 개시하였다. 19세기 이전에 살았던 이들 개혁자들 중 가장 잘 알려진 사람은 하워드(John Howard, 1727~1789)였다. 영국인 박애주의자인 하워드는 형무소, 지하감옥, 전염병 환자의 격리병원, 병원 및 보호시설의 상태를 조사하고 보호하는 것으로 그의 삶과 재산을 모두 바쳤다. 그의 잇따른 조사활동은 이 시대에 공공기관들의 개선에 가장 강력한 요소로 작용하였다. 하워드의 글은 가끔 엮혀진 인간에 대한 타락의 이야기를 묘사하고 있다. 비록 감옥과 나환자병원이 그의 주된 관심사였지만, 그가 관찰한 병원에 대한 도표식 기록을 남기기도 하였다.

병원에 관한 그의 보고는 당시로서는 가장 신뢰할 만한 것이었고, 신선한 공기와 청결의 필요성을 강조하였다. 하워드는 자선숙녀단(Sister of Charity)과 베긴간호단(Beguines)의 활동에 대해 극찬하였다. 그의 이야기는 다양하여 때로는 몇몇 문장에 한정되었고 때로는 말타에 있는 성요한 기사간호단(the Knights of St. John's Hospital of Malta)의 경우에서와 같이 사실을 길게 기록하기도 하였다.

하워드의 글은 계속 발표되었고 효과도 발휘되었다 그러나 사회에 아주 천천히 퍼져나갔으며 병원과 간호 양측에 부끄러운 상태가 지속되었다. 하워드의 노력을 통해서 궁극적으로 광범한 감옥의 개혁이 일어났고 감옥의 상태도 광범하게 개선되었다.

개혁에 대한 관심이 증가되었으며 건강관리와 간호에 영향을 미쳤던 많은 변화의 움직임이 일어났다. 인도주의 지도자들이 타인의 복지에 대한 사회적 책임감을 강조하였다. 이러한 사람들 중의 하나로 훌륭한 사회개혁자인 엘리자베스 프라이(Elizabeth Gurney Fry, 1780~1845) 여사는 실제적인 개혁을 단행하였으며 간호를 부흥시킨 인물로 알려져 있다. 프라이 여사는 독실한 퀘이커(Quaker) 신도로 프라이(Joseph Fry)와 결혼하여 런던에 정착하였다. 그녀는 아름다운 웅변가였으며, 열 한 명의 아이를 가진 어머니였다. 그녀는 하워드가 행하였던 것과 비슷한 원칙에 따라 형무소 개혁운동을 전개하였다. 그는 1813년 뉴 게이트 감옥에 수용된 여죄수들의 상태 개선을 위한 협회를 설립하였다. 그녀는 어린이들을 위한 교육 프로그램을 시작하였다. 여성들을 위해서는 재봉실을 마련하고, 독서를 원하는 경우에는 책을 제공하였다.

그녀는 감옥소 내에서 물건을 만들어 바깥에 내다 팔 수 있게 하고 그 수입은 노동자들에게 나누어주었다. 1818년 그녀는 영국에 있는 다른 감옥소를 방문하였고, 감옥상태에 대한 그녀의 조사가 널리 알려지게 되었으며, 일반 대중들의 주의를 환기시켰다.

프라이 여사는 자선가로서 널리 알려지게 되었고 그녀는 감옥소 사업에 바탕을 둔 방문간호사회를 창설하였다. 이 열성적인 집단을 개신교 자선간호회(Society of Protestant Sister of Charity, 1840)라 불렀다. 이 멤버들은 가정에 있는 모든 계층의 환자를 간호하고 독간호를 하기 위해 준비하였다. 이 여성들은 정식수업이나 이론교육을 받지 않았고 한 달에 몇 번, 하루 몇 시간씩 런던에 있는 거이병원(Guy Hospital)에서 실제 경험을 하였다. 후일 필라델피아의 퀘이커 교도들 사이에서 비슷한 조직이 설립되었다.

엘리자베스 프라이는 인도주의 이념을 가진 다른 지도자들과 긴밀한 접촉을 가졌다. 이들 중에는 시버킹(Amalie Sieveking, 1794~1859)이 있었는데 그는 독일 함부르크 사람으로 여성운동가로 잘 알려져 있었다. 시버킹은 개신교 자선간호단과 비슷한 단체로 발전시키고 싶어하였으나 성공하지 못하였다. 그러나 그녀는 가난하고 병든자들이 가정에서도 간호를 받을 수 있는 빈자들의 친구인 자원봉사단체를 만들었다. 애초에는 이 조직에 남녀 모두가 포함되었으며, 여성들은 여집사(daeconess)라기보다 간호사로 불렀다. 그녀는 빈자들을 위한 또 다른 사회봉사 유형으로 경제적으로 무능한 자에게 고용을 창출하고 식품을 분배하고, 저소득층을 위해 보다 나은 주거를 마련해 주는 데 관심을 가졌다. 이 때부터 사회사업과 간호가 여성운동과 긴밀하게 연관을 맺게 되었다.

1세기 후 미국에서는 딕스(Dorothea Lynde Dix, 1802~1887)의 노력이 하워드와 프라이의 업적에 비교할 만한 것이었다. 그녀는 죄수간호와 정신병자 간호 두 가지 문제 해결에 전념하였다. 딕스는 대부분의 죄수들이 실제로는 정신질환자들이라는 것과 그들의 치료가 등한시되고 있음을 발견하였다. 그녀의 나이 39세에 시작된 그의 노력으로 결국 미국의 하워드라는 명칭을 얻게 되었다. 메사추세츠의 정신병자와 죄수들의 요구조사에서 보여준 그녀의 열성적인 노력은 미국에서 30개가 넘는 정신병원의 설립을 가져오게 하였다. 이 병원들 중의 하나인 버틀러병원(Butler Hospital)이 버틀러(Rhode Butler)라는 이름을 가진 부유하고 영향력 있는 신사의 후원으로 로데섬(Rhode Island)에 설립되었다. 딕스의 업적은 많은데, 뉴저지의 트렌톤에 최초의 주립정신병원의 설립과 미국과 캐나다에서 정신질환자들을 위한 간호표준을 높이기도 하였다. 또한 인도적인 정신질환자 치료를 위해 지지를 끌어내도록 법률안에 제시할 체계적이고 철저한 관찰기록을 만드는 일 등이었다. 딕스는 이들 정신질환자와 관련된 믿을 수 없는 처사에 대하여 환자를 개별적으로 관찰하였다. 어떤 정신질환자는 우리모양의 구조물이나 헛간이나 지하실에 감금하였고, 어떤 환자는 쇠사슬에 묶어 발가벗겨 놓기도 하고, 환자에 따라서는 순종을 강요하며 막대기나 다른 방법으로 때리기도 하였다. 그의 혁명은 약 20년간 계속되었고 결국 정신병원체제가 정부의 통제 하에 들어갔다. 법적 구류는 의학적 진단, 억제 폐지에 기초하였고, 감독의 전문성은 이들 기관의 핵심적 기능으로 중요시되었다. 딕스는 미국에서 정신질환자들을 위한 혁명가였다. 그의 이러한 노력 이전에는 정신질환자를 인도적으로 대우해야 하고 법률에 의해 범죄자와 같이 분류되고 있다는 것을 인식하고 있는 사람은 거의 없었다. 딕스는 이 용서받지 못할 잘못된 상황을 바로잡는 운동을 시작하였다.

4. 사회개혁과 간호

위대한 학문의 부흥에도 불구하고 환자간호의 개혁에는 손도 대지 않은 채였으며 개선되는 면이 전혀 보이지 않았다. 이는 간호가 지적 직업이기 보다 종교적인 면이 더 강하다는 생각이 만연하였기 때문으로 보인다. 과학적 진보에도 불구하고 간호의 필요성이 대두되지 못하였다. 종교개혁 이후 환자간호를 위해 고용되었던 교육받지 못한 사람들에게서는 종교적 동기부여가 결여되어 있었다. 지적인 사람들이 이 열악한 지역병원에서 환자간호를 하기에는 너무나 병원상태가 나빴다.

1) 간호의 암흑기(Dark Periods of Nursing)

종교개혁은 병원간호에 어려움을 가져왔다. 간호는 고대의 간호업무 위치로 퇴보하였다. 1500년대 후반기에서 1860년대 사이가 최악의 간호상태를 보인 시기였다. 즉, "간호의 암흑기(Dark Periods of Nursing)"가 도래하였다. 전반적으로 당시 간호에 종사하였던 사람들은 무식하게 거칠고 신중하지 못하였고 때로는 비도덕적이고 술꾼이기도 하였다. 도박이나 나쁜 버릇으로 더 이상 생계비를 벌 수 없을 때 간호하는 사람이 되기도 하였다. 간호사는 교양이나 교육면에서 사회의 최하계층인 퇴원한 환자나 죄수들과 같이 취급받았다. 그들은 닦고 씻고 청소하고 장시간 일하였다. 때로는 24시간 내지 48시간 계속 일하며 비천한 삶을 살았다. 봉급은 보잘 것이 없었고 때로는 가능한 다른 방법으로 보충 받기도 하였다. 간호사는 받을 수만 있다면 뇌물을 받기 원하였고 또 실지로 받기도 하였다. 이와 같이 비참한 간호사의 지위와 간호가 이 기간 동안 내내 계속되었다. 간호와 관련된 조직이나 그 어떠한 사회적 지위도 없었다. 어떤 방법으로든 생계를 유지할 수 있었던 사람은 간호에 들어가려 하지 않았다.

18세기 사회부조리에 관한 연구에서 간호에 관한 문제가 포함되어 있었다. 호가스(Hogarth)의 풍자만화와 디킨스(Charles Dickens)의 소설에서 간호사에 관해 풍자적으로 묘사하고 있다. 1844년에 출간된 디킨스의 소설 〈Martin Chuzzlewit〉에 등장하는 주인공 갬프(Sairy Gamp)와 프리그(Betsy Prig)의 부도덕한 특성을 통하여 간호상태가 묘사되기도 하였다. 갬프부인은 환자에게 고용되어 개인간호를 하는 사람의 대표이며, 프리그 부인은 병원간호사로 생생하게 묘사되었다. 갬프는 허구가 아닌 실제 인물로서, 디킨스의 친구가 그의 가족들을 위해 고용하였던 실제 간호사였다. 이 두 여성은 그들 고용주를 속이고, 그들 환자들을 기만하고, 그들의 음식과 물건을 훔쳤다. 그들은 여분의 하찮은 서비스로 환자에게 돈을 요구하였고 또한 그들이 자비스럽게 돌봐야 할 환자들을 심하게 다루기도 하였다.

이러한 간호의 문제 상황은 이미 널리 퍼져 있었고, 이를 개선하기 위한 필요성이 대두되기 시작하였다. 또한 일반 대중들도 이러한 간호상황에 대한 관심이 다양한 집단 사이에서 일기 시작하였다. 의사, 성직자, 인도주의 시민들이 다른 성격의 간호체제의 설립을 주장하였다. 혹자는 종교기관 산하에, 한편에서는 간호사에게 봉급을 지급하는 비종교적 간호체제를 원하였다. 이같은 대중의 관심은 간호에 단호한 개혁을 지시하는 의미 있는 변화의 시작으로 나타났다.

간호의 암흑기가 간호에 미친 영향은 다음과 같다.

① 종교개혁으로 인한 병원간호의 어려움으로 환자간호와 관련된 부분이 가장 큰 영향을 받았다. ② 이교도의 미신적인 관습과 주술 부활로 고대의 간호업무 위치로 퇴보하였다. ③ 간호사의 질이 사상 최저로 떨어졌으며, 여성에 의한 간호통제가 불가능하였다.

2) 근대간호의 탄생

간호의 재건에서 가장 중요한 요소 중의 하나는 1836년 프리드너 목사(Pastor Theodor Fliedner, 1800~1864)에 의해 설립된 독일 카이저스베르트 간호사 양성소(The Deaconess Institute at Kaiserswerth, Germany)였다. 여집사단은 초기 기독교 시대에도 존재하였었는데 19세기 개신교 교회에 의해 다시 재건되었다. 이 운동은 여성들의 서비스에 대한 요구의 인식에 의해 활기를 띄기 시작하였다. 대개의 경우, 여성들은 종교적 동기에 의해 사회적 서비스를 행하도록 자극 받았고, 병자간호가 그들의 주된 업무가 되었다. 카이저스베르트는 간호업무를 위한 가장 의미 있는 개신교 집사단의 조직이 되었다. 이는 최초의 근대 여집사 간호단의 창설로 인정되고 있다. 초기 기독교 시대의 여집사 운동을 새로이 계승하여, 간호사업의 새로운 발전을 일으켰다. 단체적인 규칙과 분담제 간호실시로 조직적인 간호훈련을 시작하였다.

이 기관은 그다지 크지 않은 규모로 시작되었으나 간호전반에서 본받을 만한 지울 수 없는 인상을 심었고, 짧은 기간동안 머문 적이 있었던 플로렌스 나이팅게일과 같은 개인들에게 간접적으로 영향을 미쳤다. 1822년 카이저스베르트 교회에 부임하기로 되었

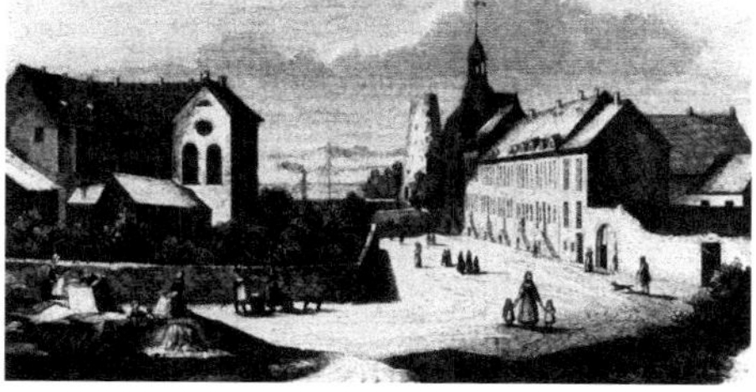

던 프리드너 목사는 1826년에 독일 감옥협회(German Prison Association)를 설립함으로써 그의 사회활동을 시작하였다. 그는 이미 영국과 홀랜드에서 감옥소 개혁이 이루어진데 감명을 받아 독일에 최초로 이 협회를 세웠다. 그는 재정난으로 허덕이는 그의 교회를 위해 모금여행을 하였을 때 이러한 감옥소 개혁을 알게 되었다. 그는 프라이 여사를 만났고 뉴게이트 감옥에서의 그녀의 사업에 크게 감명받았다. 그는 영국에서는 병원과 구빈원을, 홀랜드에서는 감옥소를 시찰하였는데, 그 곳에서 역시 여집사단을 관찰하였다. 그는 1828년 문스터(Friderike Munster, 1800~1842)와 결혼하였고, 형무소 개혁에 있어서의 그들의 합동사업이 1833년 형무소 퇴소자들을 위한 소규모 보호시설을 시작하는 계기가 되었다. 명칭처럼 이 보호시설은 기관으로 된 많은 단체들 중 최초의 것이었다.

다음으로 프리드너 부부는 그들의 관심을 환자간호에 돌렸고 여집사들을 위한 양성소가 있는 작은 병원을 개원하였다. 이 병원은 하나의 집에서 시작되었고 의사의 딸로서 첫 번째 여집사 라이카더트(Gertude Reichardt)가 1836년 입소하였다. 그 첫 해 말경에 여섯 명의 또 다른 여성들이 훈련받기 위해 그녀와 합세하였다. 이들 여집사들은 서약은 하지 않았고, 단순히 그리스도를 위해 일할 것을 약속하였다. 비록 봉급을 받지는 않았으나, 모관제도(Motherhouse System)로 알려진 체제에서 삶을 영위하였다.

여집사들은 영구적으로 주거와 보호를 제공받을 수 있었기 때문에 이 제도는 수도원제도의 소산이었다. 그들은 지역으로, 병원으로 개별 간호업무를 부여받았고, 전도단으로 멀리 파견되기도 하였다. 그들의 복장은 순수한 옥색 면 가운 위에 흰색 에이프런을 덮었고 크게 목 전체를 두른 칼라를 하였다. 주름잡힌 흰 무슬린 천으로 만든 캡은 얼굴을 감쌌으며, 크고 하얀 끈으로 턱 밑에서 매듭을 짓는 형태였다. 옥외에서는 긴 검정 케이프와 턱 아래에서 끈을 매는 모자를 캡위에 썼다.

이 기관의 운동은 급속히 확장되었고, 1840년까지 카이저스베르트 병원사업은 두 개의 인접해 있는 주택을 구입할 정도로 성장하였다. 1842년경에는 200개 이상의 침상을 확보하였고, 기관 자체에 모든 여집사들이 거처하기에는 너무 적어 재건축을 해야만 하였다. 여집사들의 훈련은 교육과 간호를 제공할 수 있도록 설계되었다. 간호프로그램은 전염병 병동, 회복기환자 병동뿐만 아니라 남자 및 여자 병실과 어린이 병실을 두루 돌면서 경험을 쌓도록 되어 있었다. 방문간호교육과 환자간호에 대한 이론 및 침상교육, 종교교육, 윤리교육이 이루어졌고 약리학은 약사들이 치르는 주 시험에도 합격할 정도로 충분히 교육되었다.

이 학습 프로그램은 3년간 실시되었다. 하나의 흥미로운 원칙은 간호사들이 의사 처방을 명확히 시행하도록 되어 있었으며 결과에 대해서는 의사 단독으로 책임지도록 되어 있었다.

이 조직의 업무는 네 분야로 나누어졌는데 일반 간호, 빈민구호, 어린이 간호, 수감생활을 하였던 불행한 여성들 사이에서의 업무였다. 이 기관은 많은 사람들이 그 곳의 방법을 공부하기 위해 찾아오는 곳으로 유명해졌다. 카이저스베르트의 열성적이고 강력한 설립자인 프리데릭(Friederike) 여사는 1842년 사망하였다. 그녀의 사후 프리드너 목사는 베르테우(Caroline Bertheau, 1811~1892)와 결혼하였다.

그녀는 함부르그병원 여자 외과분야에서 3년간 감독자로 일하였다. 그녀의 간호경험이 그 기관 사업의 지속에 지극히 가치 있다는 것을 증명하였다. 네 명의 여집사들과 함께 펜실베니아주 피츠버그로 가서 거기서 피츠버그 진료소(오늘날의 파사반트 병원)를 맡았고 또 다른 지소들을 예루살렘, 스미르나(Smyrna), 콘스탄티노플, 베이루트 및 알렉산드리아에 설립하였다. 이 프로그램의 졸업생들은 지구의 구석구석에 가서 환자간호를 도왔다. 이러한 시작은 그녀의 개혁이 지구상에 간호를 극적으로 변화시킨 플로렌스 나이팅게일에 의한 새로운 간호제도의 확립을 위한 무대를 마련해 주었으며, 간호의 암흑기에서 직업적 간호로 전환된 계기가 되었다.

제6장

나이팅게일의 혁명과 현대간호의 태동

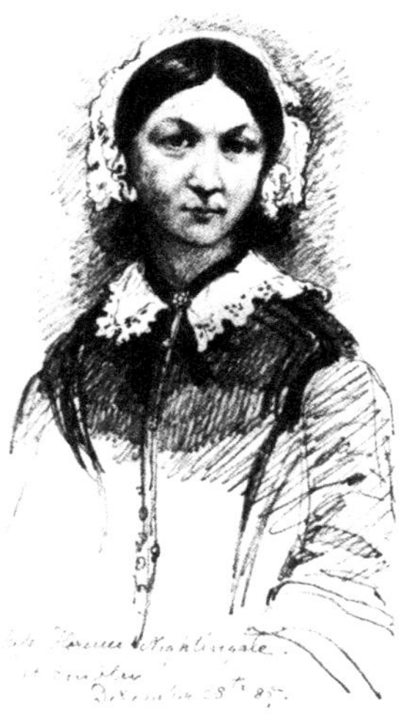

근대 간호학의 확립은 플로렌스 나이팅게일에서 비롯되었다. 나이팅게일 이전에 있었던 신교간호사의 훈련과 조직은 그녀로 하여금 간호계에 공헌하게 하였으나, 그녀의 강력한 개성과 안목과 실천적 조직능력은 간호혁명을 주도해 왔다. 또한 조직과 건전한 교육원리와 높은 윤리적 수준의 확고한 토대 위에 간호를 정착시켰고 간호사업이 지속될 수 있도록 강력한 힘과 정열과 이념을 불어넣어 주었다.

나이팅게일 이전에는 전문간호는 없었고, 그녀가 타계할 즈음에야 간호가 전문직으로 올라섰으며, 여성들에 의하여 관리되었다.

그녀는 그녀의 생애를 간호에 헌신한 것 못지않게 군 관리제도의 혁신과 군대위생의 혁신에도 공헌하였으며, 인도와 영국의 공중보건 사업에 기여한 공은 지대하였다. 특히 크리미아 전지에서의 활동은 간호사업에 대한 편견을 타파하고 여성의 힘과 지위에 대한 새로운 관념을 갖게 하였다.

나이팅게일은 그녀의 재력 못지않게 학구적이고 지성적인 인물이었으며 당시의 어떤 사람보다도 훌륭한 교육을 받았고 탁월한 지위의 소유자였다.

나이팅게일은 상황분석 및 지휘 능력이 탁월하였으며 인간 관계면과 지도자로서의 자질면에 천부적 재능을 가졌다. 고상한 외모 뒤에는 불굴의 정신력을 소유하였으며, 순종적이거나 부드럽지는 않았으나 그녀의 사상이나 뜻을 관철시키는 비상한 재능과 강력한 역동적 힘을 가진 인물이었다. 그녀가 지닌 본질적인 두 가지 면은 그녀를 반대하는 자의 기를 꺾는 무서운 힘과 고통받는 자에 대한 동정심을 들 수 있다. 그녀는 간호의 질을 높혔으며 간호를 품위있는 직업으로 올려놓았고 근대 간호교육을 확립시킨 인물이다.

1. 나이팅게일의 업적 및 배경

1) 유년시절과 교육

1820년 5월 12일 영국 명문 출신으로 막대한 재력과 높은 사회적 지위를 가진 윌리엄 에드워드 나이팅게일의 둘째 딸로, 양친이 긴 별장 생활을 하던 이탈리아 플로렌스에서 태어났으며 출생지명을 따라 플로렌스 나이팅게일로 명명되었다.

유년 시절 그녀는 매우 높은 이상과 신사도를 중히 여기며 딸들의 교육에 관심이 지대한 부친으로부터 광범한 교육을 받았다. 부친으로부터 고전, 희랍어, 라틴어, 불어, 독일어, 이탈리아어, 역사, 철학, 수학 등을 수학하였다.

그녀가 5세 때 나이팅게일 일가는 영국에 돌아와 영국 남부지방인 햄프셔의 엠블리 공원에 새 집을 짓고 대부분의 시간을 그 곳에서 보내거나 북부 드비셔의 리허스트에 있는 옛집의 정서적 환경에서 안락한 생활을 하였다.

매해 철따라 마차를 타고 런던을 방문하여 어린 숙녀들이 고급 사교활동을 익히는 기회를 갖고 자라도록 하였다. 어린 시절부터 그녀는 병든 동물을 돌보았고, 9세 때는 "병든 사람을 위해 유용한 사람이 되어야겠다"고 말하였으며, 10세 때 이미 병들고 가난한 이웃을 방문하여 그들을 도우려고 하였다.

17세가 되던 1837년 가족과 함께 유럽 전역을 여행하면서 병원에 관한 견문을 넓히고 다음에 영국에 돌아왔을 때 그녀는 어린 숙녀로서 사교계에 등장하는 것으로 되어 있었다. 그러나 그녀는 그러한 생활에 만족하기에 너무나 진지하였다. 이때부터 간호사가 되기 위한 가능성을 탐색하였으며, 집에서 멀지 않은 살스베리 병원에서 간호사가 될 것을 밝혔으나, 모친의 완강한 반대는 19세기 중엽 당시의 병원의 상태와 간호사들의 도덕 수준을 안다면 놀랄 일이 아닌 것이다. 이때 그녀의 계획은 실현되지 않았으나 그녀의 결심은 확고하게 되어갔다. 그녀는 신앙심이 돈독하였으며 인도주의 사업에 종사하므로 신을 가장 잘 섬길 수 있다고 믿었다.

1844년 24세의 그녀에게 "간호라는 생활을 천직으로 느낀다면 나는 당신에게 간호사가 되라고 말하겠습니다. 하느님께서 당신을 도와주시기를 빕니다."라고 말한 한 미국

의사와의 만남이 그녀가 간호사가 되기 위한 결심을 굳히는데 지대한 영향을 미쳤다.

1845년까지 그녀는 부드러움, 동정심, 선의, 인내 등이 간호사에게 요구되는 자질의 전부로 믿었으나 질병에 이환된 가족들을 간호하면서 지식과 기술이 필요함을 알게 되었다. 이는 교육과 훈련을 통해서만 얻어질 수 있다고 보았다.

1847년 로마 방문은 그녀에게 중대한 두 개의 경험을 갖게 하는 계기를 주었다. 그녀가 방문한 수도원 교회에서 깊은 영적 감화를 받고 깊은 신앙을 갖게 되었다. 그러나 그녀는 개종하지 않고 전통에 의해 영국 국교에 그대로 남게 되었다.

그녀의 두 번째 중요 경험은 후일 그녀의 생애에 크나큰 영향을 미친 시드니 허버트 부부와의 만남이었다. 시드니 허버트를 통하여 크리미아 전지로 가게 되었고 그와의 의례적인 사귐에서 간호에 관한 대화가 자연스럽게 이루어졌고 허버트 부처 친구들까지도 간호나 병원 개혁에 관심을 갖게 하였다. 그녀가 여러 해 동안 공중보건과 병원에 관한 자료를 모았고 이 정보를 그들에게 제공함으로써 여론을 일깨웠다.

1848년 그녀가 28세 때 영국으로 돌아와 심각하게 결혼을 고려하였으나 결국 이를 실현시키지 않았다.

이듬해 다시 한번 그리스로 갔으며 여행 도중 유럽 여러나라의 병원을 방문하고 귀국 후 영국의 병원도 돌아보았다. 그녀는 영국 병원의 간호 상태에 불만족해 하였으며 17세기 프랑스의 성 빈센트 데 폴이 경영한 자선수녀단과 같은 단체가 영국에도 필요함을 알았다. 또한 그녀는 교육 받은 부인들이 간호사업을 위한 자선 단체를 설립할 것을 갈망하였다.

그녀는 18세기 말에서 19세기 중엽 사회개혁 운동에 이바지한 시버킹과 프라이 여사와 여집사 간호사업 지도자인 프리드너 목사의 업적을 알고 있었으며 그 곳에서 훈련받기 위해 카이저스베르트 신교 여집사 간호단의 연감을 받았다.

1850년 드디어 그녀의 메카인 카이저스베르트에 도착하여 8월의 2주간을 그 곳에 머물면서 간호 상황을 관찰하고 프리드너 목사의 계획과 포부를 들었다. 카이저스베르트 방문 후 〈여집사들의 실제 훈련을 위한 라인강변의 카이저스베르트 기관〉이란 팜플릿을 만들었다. 이 소책자는 그녀의 100권이 넘는 많은 저서 중 최초의 것이었다.

다음 해 1851년 가족들로부터 3개월간 카이저스베르트에서 훈련 받을 것을 허락 받았다. 이것이 그녀가 정규교육을 받은 전부였으며, 그곳에서 그녀는 간호학에 대한 실제 훈련의 꿈을 실현시켰다. 그 기관에서도 시정할 많은 점들을 발견하였으나 그녀가 보았던 간호 중 가장 훌륭한 것으로 느꼈고 그곳에서의 생활을 매우 행복해 하였다. 프리드너 목사는 그녀의 인내심에 감탄하였고 그녀는 고된 일을 잘 감당하였다.

1852년 아일랜드의 더블린 병원을 돌아보고 그 후 얼마간을 파리에서 보내면서 자선수녀들과 일하고 훌륭한 의과의들의 업무를 관찰하였다.

프랑스, 오스트리아, 이탈리아 및 독일의 간호 제도들에 대해 해석과 비교표를 이 시기에 저술하였다.

그 후 자선병원에서 일할 때나 미들섹스병원에서 콜레라 환자를 간호할 때 그녀의 간호에 대한 욕망과 천부적인 지도력은 놀라운 것이었다.

그녀가 32세 되었을 때 그녀의 가족은 그녀가 결혼을 포기하고 그녀의 생을 마음대로 결정짓도록 허락하였다. 부친은 매해 그녀에게 2500불을 줄 것을 약속하였다.

2) 최초의 직위(First Executive Position)

1853년 파리의 자선간호단에서의 견습은 나이팅게일 자신이 홍역에 걸리고 그녀의 할머니의 중병 소식으로 1개월만에 끝났으며, 귀국한 후에는 그해 8월 런던 헤리가 1번지에 있는 부인 병원의 원장겸 간호원장 직위를 맡게 되었다.

이때 그녀의 나이는 33세였고 비로소 17세 이후 계속 준비해 왔던 평생직으로 들어서게 되었다. 부인병원에서 그가 이룩한 변혁과 행정은 성공적이었다. 그러나 그녀는 보다 큰 기관으로 가기를 열망하였으며 1854년 1월 왕립대학병원의 간호원장으로 초빙받아 옮겨가기 위한 계획과 준비를 하고 있을 때 크리미아 전쟁이 발발하였다.

3) 크리미아 전지에서의 병원상황과 그녀의 활동

크리미아 전쟁은 영국, 프랑스, 터어키 동맹군이 러시아 군에 대항한 전쟁이었다. 프랑스는 자선수녀단이, 러시아에서는 자비수녀단이 자국의 병들고 부상당한 군인들을 간호하였다. 그러나 영국에는 이러한 간호단은 없었다. 이는 영국 군대 의무제도의 미흡함의 증거였다. 신문들은 전지에서의 군인들의 비참한 상황을 보도하였다.

1854년 10월 21일 나이팅게일 여사가 인솔할 38명의 간호사를 선출하여 전지로 향하였다. 그들은 로마 가톨릭 간호사, 성공회 간호사, 성요한간호사, 기타 여러 병원에서 온 간호사로 구성되었다. 그들 중 몇 사람은 성공하지 못하고 약간의 봉사 후 되돌아갔다. 간호사들은 세계에서 가장 아름다운 곳의 하나인 콘스탄티노플을 거쳐 스쿠타리에 도착하였고 네 개의 큰 병원에 배치되었다. 1,700명 정도를 수용할 수 있는 병원에는 3,000~4,000명의 환자가 들끓었으며 18인치 간격으로 침대가 4마일이나 뻗어 있었고 나이팅게일에게는 1,500명의 환자가 맡겨졌다. 간호사들의 숙소는 협소하고 불결하고 쥐와 빈대가 들끓었다. 5~6명의 간호사가 같은 방에서 기거하고 같은 방에서 식사도 하였다.

(1) 병원상태와 그에 대한 저항

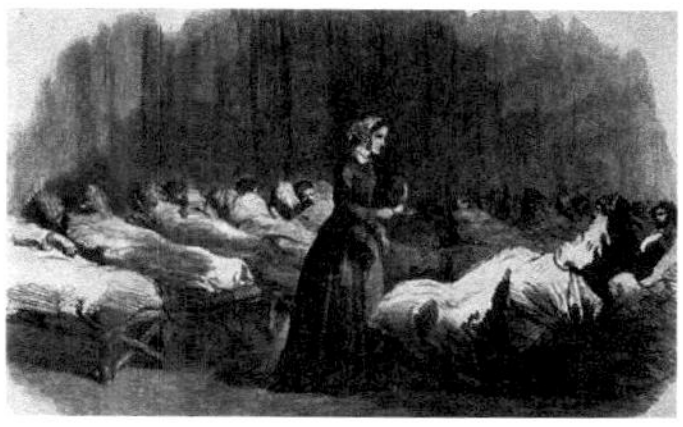

병실은 오물로 꽉 차 있었고 환기도 불량하였다. 피 묻은 군복을 그대로 입은 부상병들 사이로 쥐와 이와 벼룩이 들끓었다. 음료수는 부족하고 불량한 식수 공급으로 콜레라와 전염성열로 고통받았고, 식사는 먹을 수 없을 정도로 질이 나빴다. 포크도 나이프도 없어 손가락으로 식사를 하였으며 대야, 타올, 비누, 환의, 홑이불 어느 것 하나 제대로 없었으며 위생시설이나 공급시설이 전혀 안 되어 있었다. 한번의 식사 제공에 4시간이나 소요되었다. 이러한 상태에서 많은 부상병들이 죽어가고 있었으며 사망률은 42%나 되었다. 간호사들을 맞이하는 의사들은 냉담하고 적의에 차 있었으며 그들은 간호사들을 업무를 방해하는 불편한 존재로 여겼으며 전시 간호는 남자 조수들이 맡는 것이 더 적합하다고 믿었다. 물품 창고는 군관리들의 허락 없이는 아무것도 손을 댈 수 없었다.

(2) 나이팅게일의 혁신과 성과

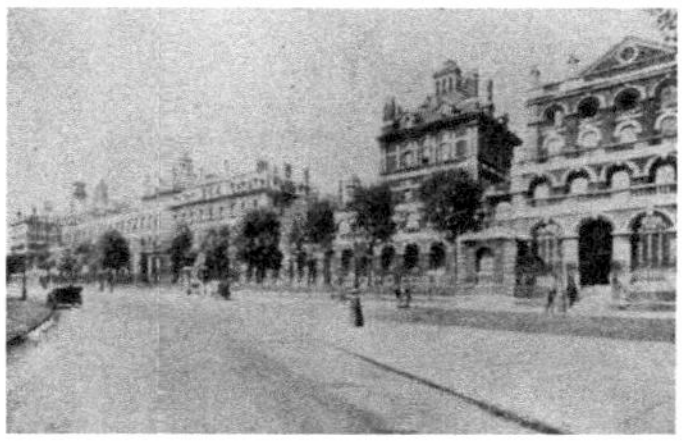

이러한 상황에서 간호할 수 없음을 안 나이팅게일은 사재로 세탁시설을 설치하고 군인 부인들을 채용하였다. 그녀는 막사 병원의 여러 곳에 5개의 주방을 만들어 중환자에게 영양식을 제공하였다. 그녀는 관리자들에게 건물 상태를 보고하고 조속히 수리토록 하였다. 그녀는 간호사들에게 성실히 의료봉사를 하는 의사간을 돕도록 지시하였다. 그녀는 인내심을 가지고 성실히 업무를 수행함으로써 그들의 방법이 승리할 것임을 알고 있었다. 간호사들에게는 엄한 규칙을 적용하고 성적이 좋은 자는 격려하였다. 간호사들은 잘 훈련되어 있지 못하였으며 그들에게 적절한 교육이 필요함을 알게 되었다. 그녀는 복종하지 않거나 음주하거나 비도덕적인 간호사는 집으로 되돌려 보냈다. 그녀는 하루 중 대부분의 시간을 환자 곁에서 보냈다. 그녀는 은닉된 군대 물자를 이용하고 사재를 내고 친지들에게 편지를 써 원조를 받았다.

2개월간 나이팅게일은 야전병원을 변혁시켜 그녀의 도착 6개월만에 사망률을 42%에서 2.2%로 감소시켰다. 그녀는 막대한 사재를 내어 의사들을 위해 의학 실험실을 설치하였으며 후에 군의학교 설치에 큰 역할을 하였다. 그녀는 군의관들의 시기와 간섭에 굴하지 않고 위신과 능력을 과시하면서 소신대로 개혁을 단행하여 군대위생제도의 혁신과 군대 관리제도를 개선하였다. 그녀의 활동은 초인적인 것이어서 밤중에도 늦게까지 사무실에서 업무를 보았고 밤마다 등불을 들고 환자들 사이를 순회하면서 그들을 보살피고 위로하여 "등불을 든 귀부인(Lady with Lamp)"이란 성스러운 칭호를 얻었다. 그녀를 비난하고 비협조적이던 군행정관들도 그녀의 투지와 행정능력에 감탄하여 병원문제뿐 아니라 군대 내 다른 부서의 조직관리에도 자문을 구하였다. 그녀의 가장 큰 관심사는 영국군인들의 복지문제였다. 군인들의 휴게소 설치, 군인가족돕기 운동 전개, 군인우편제도 확립, 군인의 저금제도를 실시하였다.

1855년 여름, 업무가 자리를 잡자 세 사람의 가톨릭 수녀들과 함께 크리미아 지역 발라크라바의 병원 시찰길에 올랐다. 그곳에서의 격렬한 업무 도중 크리미아 열병에 이환되어 생사의 기로를 헤매었다. 이 소식을 들은 군인들은 소리내어 울었고 온 영국 국민들은 그녀의 병환을 걱정하였다. 몇 주일 후 병세가 호전되자 계속 휴양을 거부하고 스쿠타리로 돌아갔다. 1855년 초에 평화가 찾아오고 간호업무는 가벼워졌다. 병원은 하나씩 문을 닫고 간호사들은 영국으로 되돌아 왔다. 그녀가 크리미아 전역(戰域)을 떠나기 전에 영국군 전사자들이 잠들어 있는 공동묘지를 찾아 그들의 죽음의 원인과 투쟁할 것을 서약하였다. 나이팅게일은 1856년 7월 마지막 일행과 함께 귀국하여 크리마아에서 전사자들에게 서약한 일을 지속적으로 수행하였다.

4) 크리미아 전쟁 이후의 업적(Post War Activities)과 간호 이념(Idea of Nursing)

(1) 나이팅게일 간호학교(Nightingale School of Nursing)

나이팅게일 간호학교는 나이팅게일 기금으로 1860년 6월 영국 의사당 건너편의 템즈강변의 성 토마스 병원(St. Thomas Hospital)에 설치되었다. 이 학교는 경제적으로 독립한 최초의 간호교육 기관이었다. 이 학교의 개설에 따라 지덕을 갖춘 영국 여성들이 입학하였으며 1860년 15명이 입학하여 새로운 제도에서 공부하여 독일, 미국, 북유럽 여러 나라와 캐나다, 인도, 오스트레일리아 등에서 간호사를 양성하였고 나이팅게일 제도를 적용하였다. 이로써 선진국에서는 간호의 혁명이 일어났다. 이 학교의 설립목적은 병원 간호사를 양성하기 위하여, 간호사를 가르칠 간호사를 양성하기 위하여, 병들고 가난한 지역주민들을 간호할 간호사를 양성하는 것이었다. 이 학교가 간호교육에 전환점을 가져온 두 가지 면은 비종교적인 배경에서 교육을 시킨 점이고 다른 하나는 세계 최초로 독립된 기금으로 운영되었다는 점이다.

(2) 군대위생(Army Sanitation)

나이팅게일은 평화시에도 영국군 사망률이 민간인의 2배가 되는 것에 관심을 가졌다. 1856년 10월 빅토리아 여왕, 콘서트 왕자, 허버트경의 후임자인 팬뮤어경과 긴 면담을 가지고 후에 여왕과 단독 면담을 가졌다. 이러한 노력의 결과로 1857년 5월 군보건에 관한 칙령위원회가 만들어졌다.

1857년 〈영국군에 관한 일들〉이란 책을 사비로 출간하여 배부하였으며 이때부터 예방의학이 중시되었다. 그녀는 이 책을 보완하여 〈평화 시나 전시에 있어 군 병원에서의 여성 간호를 소개하는 책자〉를 펴냈다. 전쟁 후 16년간의 긴 기간 동안 주로 군대 위생 행정 개선을 위한 일에 관심을 쏟았다. 시범 군병원 건축과 음료, 난방, 조명, 환기 등의 좋지 못한 시설을 바꾸기 위해 군병원이나 막사를 개조하는 데 그녀의 조언이 받아들여졌다. 그녀의 노력으로 군병원의 식사 및 위생조건이 혁신되었다.

(3) 병원과 간호의 혁명(Reform of Hospital and Nursing)

나이팅게일은 좋지 못한 건강에도 불구하고 군병원과 마찬가지로 민간병원의 혁신에도 관심을 가졌다. 그녀는 계속해서 논문과 저서를 발표하였다.

1859년 〈병원에 관한 일들(Notes on Hospitals)〉이란 책을 발간하였다. 그녀는 많은 사람들에게 보다 나은 병원환경위생, 보다 정확한 통계, 병동가정관리에 대한 새로운 생각, 간호에 관해 변화된 생각을 통하여 병원 관리를 알리기 위하여 이 책을 출간하였다. 병원개혁을 원하는 많은 사람들에게 읽혀졌으며 권위지로 인정받았다. 같은 해 〈간호에 관한 일들(Notes on Nursing)〉이 출간되고 곧 베스트셀러가 되었다. 이 책은 가정문제들 중의 하나를 새롭게 취급하였기 때문에 영국 사회에서 광범위하게 읽혀졌을 뿐 아니라 그녀가 설립한 나이팅게일 간호학교에서 교재로 사용되고 여러 나라 언어로 번역되었다. 이 책에서 그녀가 주창한 것은 환경위생과 개인위생, 정신건강의 중요성, 증상관찰의 중요성, 간호원장의 감독상의 책임과 윤리적인 지도 등 현대 전문간호사의 역할을 다루고 있다.

(4) 인도의 위생(Sanitation in India)

나이팅게일은 1859년 인도에 있는 영국 군인들의 건강을 위한 일을 시작하였다. 이로부터 20년 이상 인도의 중요 보건문제 해결을 위한 구체적 계획안에 열중하였다. 인도인들의 생활조건 향상을 위해 영국 관민들이 보다 많은 관심을 갖도록 자극하였다. 인도의 건강혁명을 위한 그녀의 계획은 영국을 방문한 중요 인도관리나 영향력 있는 영국 친구들과 논의되었다. 이러한 노력의 결과로 위생법규는 점차 제 기능을 발휘하였다. 병원, 형무소, 기타 기관들은 개선되었다. 대도시에는 상하수도 시설이 갖추어지고 기타의 수단으로 전염병은 감소되었다. 그녀는 인도에는 가보지 않았으나 인도 국민의 보건 향상을 위해 토지문제, 수리문제, 심지어는 세제 및 고리대금업에 이르기까지 광범한 연구조사 결과를 인도 총독에 전달하였다.

(5) 기타의 업적(Other Activities)

나이팅게일은 구빈병원 개혁에 한 몫을 담당하였다. 구빈병원 진료소에 있는 조산사와 간호사를 훈련시켰고 리버플 구빈병원을 모범병원으로 성공시켰다.

미국 남북전쟁 시 군인의 구호사업을 위한 참고자료를 제공하였으며, 병원보고를 도표식으로 하는 방법과, 병원과 사망의 합리적 분류도 최초로 시도하였고 농촌위생과 방문간호사 양성을 주장하였다. 1862년 공창제도를 없애는 방법에 관한 논문을 썼으며 1858년에는 통계학회의 회원이 되었다. 여성의 참정권을 강력히 주장하고 복지 후생사업이 정치와 연관됨을 역설하였다. 그녀는 100여권이 넘는 저서를 남겼으며 그 대부분이 간호와 병원과 위생문제에 관한 것이었다. 그녀는 적십자사의 창건에 큰 힘이 되었다.

(6) 간호이념(Ideas of Nursing)

근대간호의 확립자인 플로렌스 나이팅게일의 간호이념은 간호는 직업이 아니고 사명임을 강조하였고 조금도 양보할 수 없는 주의(Uncompromising Doctrine)를 주장하였으며 간호란 질병을 간호하는 것이 아니고 병든 사람을 간호하는 것임을 강조하였다. 간호사업은 비종교적일 것이나 간호사는 신앙인일 것을 원하였고 간호사는 어디까지나 간호사이지 의사는 아니라고 하였다. 간호의 일체는 간호사에 의해 관리되어야 하며, 간호사끼리의 연락과 단결을 촉구하였으며, 피간호자에 대한 차별없는 간호를 주장하였고, 간호사 면허등록제도를 반대하였으며, 간호는 더 좋은 것을 원하는 상태, 예방 간호의 중요성과 정신건강의 중요성을 역설하였다.

(7) 그녀의 최후

나이팅게일은 1857년부터 허약한 몸으로 주로 런던에서 살았다. 해가 바뀌도록 침상에서 최고위층에서부터 최하위층에 이르는 수없이 많은 방문객을 맞았다. 그녀는 특정 장기의 질환(Organic Illness)을 보이지는 않았지만 그녀의 허약함은 부분적으로 신경성이었으며 부분적으로는 의도적이었다고 전한다. 이 확실한 전략으로 그녀는 쉽게 자신의 일에 몰두할 수 있었으나 시력이 점차 약해져서 1901년에는 완전히 보이지 않게 되었다.

1907년 영국 국왕은 나이팅게일에게 메릿훈장(Order of Merit)을 수여하였으며, 그녀는 이 훈장을 받은 최초의 여성이었다. 플로렌스 나이팅게일은 90세를 일기로 1910년 8월 13일에 서거하였다. 그녀의 장례를 국장으로 국가적 공훈이 있는 사람의 장지인 웨스터민스터 성당(Westminster Abbey)에 안치하려는 제의는 그녀의 생전의 유언에 따라 정중히 거절되었다. 그녀의 관은 여섯 명의 영국군 하사에 의해 그녀가 어린 시절을 보냈던 햄프셔 이스트 웰로(East Wellow in Hampshire)의 교회 뜰에 있는 가족 묘지에 안장되었다. 묘지 한 편에는 작은 십자가와 성과 서거 날짜가 적혀 있을 뿐이다. 세계 각곳에는 그녀의 업적을 기리는 기념건조물이 수없이 많다. 런던, 더비(Derby), 밀뱅크(Milbank), 플로렌스, 캘커타, 성 바울 대성당, 성 토마스 병원, 로얄진료소(Royal Infirmary), 워싱턴 D.C.에 있는 에피스코팔 대성당 등에 있다.

2. 적십자사의 탄생

1) 뒤낭(Jean Henri Dunant, 1828～1910)

간호개혁을 위한 강한 자극은 국제적십자사 조직의 발전으로 이르게 되었다. 창설자는 스위스 제네바에서 온 은행가 앙리 뒤낭(J. Henri Dunant, 1828～1910)이었다. 인도주의자인 뒤낭은 제네바 출생으로 프랑스의 나폴레옹 3세(Napoleon III)와 만나기 위해 이탈리아로 여행하던 중 쏠페리노(Solferino)에서 프랑스와 오스트리아 사이의 처절한 전쟁의 참상을 목격하였다. 그는 약 6,000명의 부상자에게 단지 두 명의 의사뿐인 열악한 의료진에 충격을 받았다. 뒤낭은 전쟁터에서 조금이라도 간호를 제공하고 도움을 줄 수 있는 지역 주민들을 모집하였다. 그는 전장에서 자원 간호봉사를 제공할 국제기구의 설립을 유럽 각국의 정부에 호소하였다.

뒤낭은 계속해서 플로렌스 나이팅게일을 참고하였고 크리미아에서의 나이팅게일의 훌륭한 업적에 감명을 받았다. 나이팅게일의 활동은 뒤낭의 국제기구 설립을 가능하게 하는 신념을 확고히 하였다. 그는 1862년에 적십자사의 창설의 아이디어를 담은 유명한 〈쏠페리노의 회고(Recollection of Solferino)〉를 출간하였다. 그는 먼저 그의 계획을 1863년에 제네바의 공익협회(The Society of Public Utility)에 알렸다.

뒤낭은 5년의 힘든 작업 후 다른 전쟁이 발발 시에 자원 봉사하는 방법을 숙고하도록 제네바 국제회의를 소집하는 일을 맡게 되었다. 1864년 8월 22일 오늘날 제네바 조약(Treaty of Genova)으로 알려진 협약에 서명하였다. 그 조약은 전쟁에서 부상자는 보호받아야 하고 그들을 치료할 의약품을 제공할 것과, 부상자에게는 단일화된 표식을 사용한 의료진이 돌볼 수 있게 한다는 원칙이 포함되었다. 적십자사의 본부는 영세 중립도시인 제네바에 두기로 하고 조약성립을 기념하기 위해 스위스 국기와 색이 반대되는 흰 바탕에 붉은 십자가가 적십자 기구의 깃발로 정해졌다. 이슬람 국가의 적십자기는 흰 바탕에 붉은 초승달이 그려져 있다. 이란은 붉은 사자와 태양을 깃발에 그리고 있다. 이스라엘은 붉은 별을 사용하였다. 뒤낭은 세계기독청년회(YMCA) 창시자 중의 한 사람이며, 기독교적 인도주의를 바탕으로 노예해방을 주장하였다. 각국은 비전투원으로서 적십자 간호사들에게 경의를 표하고 그들의 일하는 병원과 기타 시설물을 보호할 것을 동의하였다. 이에 추가로 중립국 적십자사는 주변국에 인도주의적 원조를 하기로 하였다.

국제 적십자사는 많은 나라에 창설되었고 적십자사가 시작되기 전 19세기 초에 구호활동을 수행한 이전의 단체는 적십자사에 합병되었다. 1870년 영국이 제네바 조약에 서명하였다. 미국은 클라라 바톤(Clara Barton)의 힘겨운 가입승인 노력으로 1882년에 이르러 가입하였다.

2) 적십자의 제네바 협약과 국제기구

(1) 제네바 협약(Treaty of Genova)

1864년 12개국의 조인으로 제네바 협약이 성립된 후 그 후 확대 수정되어 전시나 평화 시에 필요한 여러 원칙과 계획을 포함하였다. 1899년에는 제2차 협정으로 해상교전에 대한 부분이 추가되고, 1909년에 제3차 협정으로 전쟁포로에 대한 대우가 규정되었다. 그 후 이상 세 협정의 완성과 개정 외에 전시 민간인에 관한 문제들을 성문화하기 위해 계속 협의하였다. 그 후 제2차 세계대전의 발발로 종전 후인 1949년에야 4차 협정을 위한 회담이 이루어져 대규모의 "제네바 협정"으로 인준되었다. 이때가 우리나라 6 · 25 동란이 발발하기 한해 전이었으며, 이 전쟁이 1949년 제네바 협정이행의 시금석이 되기도 하였다. 1864년 최초의 조약은 다음 3개항을 요점으로 하고 있다.

① 전장에서의 부상자의 보호와 간호는 중립적으로 한다.

② 부상병 치료나 간호 혹은 구호를 위한 물자나 인원을 실을 교통방법이나 환자를 수용한 건물 등은 적십자의 표식으로 알려서 활동의 자유를 허락한다.

③ 적십자사를 조직해서 엄정한 중립적인 위치에서 인도주의에 입각하여 공헌하므로써 평화를 가져온다.

(2) 적십자의 국제기구

① 적십자국제위원회(International Committee of the Red Cross)

적십자의 국제본부이며, 적십자의 창설기관이고 제네바 협약의 발기기관으로 1864년 8월에 중립국인 스위스인 25인으로 구성된 위원회가 창설되었다. 주요 임무는 전시에는 포로교환, 상병자의 구호 등을 행하고, 평화시에는 조약의 작성과 그 위반 여부 조사 확인, 신설 적십자사의 승인 업무를 맡는다. 전쟁 피해자들이 보호와 원조를 받도록 인도주의 활동을 하고 있다. 본부는 제네바에 있으며 약자는 ICRC이다.

② 적십자사 연맹(League of Red Cross Societies)

이는 각국 적십자사(National Red Cross Society)의 범세계적 연맹체로서 각국 적십자사의 발전을 돕고 지도 · 연락 · 조정을 목적으로 한다. 자연 재해시 중재활동, 곧 구호사업의 실시 및 조정 등의 활동을 한다. 1919년 5월에 창설되었다.

③ 국제 적십자사 상임위원회(International Red Cross Society)

이상 두 기관의 중간 위치에서 연맹과 위원회의 조정적인 역할을 한다. 제1차 세계대전은 보건사업의 구체적 계획을 세우게 하는 등 적십자사의 획기적인 발전을 보게 하였다. 1920년 본부에 간호사업부를 설치하여 타 국제기구와의 밀접한 관계를 유지하면서 간호사업을 계속 유지하였다. 많은 나라들의 적십자사는 적십자 병원과 간호사 양성기관을 설립하여 운영하고 있다. 특히 두 차례의 세계대전 시에 적십자 간호사들은 눈부신 활약을 하였다. 1912년 국제 적십자대회에서는 전시나 평화시에 환자에게 특별히 헌신한 간호사에게 나이팅게일 기장(Nightingale Awards)을 수여하기로 하였다. 매 2년마다 실시되는 이 표창은 각국 적십자사에서 추천받은 간호사 중에서 엄선하여 수여하는데, 간호사로서는 대단히 영예스런 국제적 표창으로 알려져 있다.

국제적십자사 활동과 간호사업과의 관련성을 보면, ① 적십자 정신의 7개 기본원칙(자애성, 공평성, 중립성, 독립성, 자발적 봉사, 단일성, 보편성)은 간호정신과도 직결되며, 국제간호윤리강령에도 보편성이 강조되어 있듯이 간호사들의 적십자정신에 대한 이해와 책임은 항상 존재한다. ② 간호본연의 자세는 인간의 생명과 존엄성과 권리를 존중하는 것으로, 간호 윤리 정신에 입각한 간호사업은 적십자 정신과도 일치한다.

3. 영국의 간호

1) 현대간호의 모체

영국의 빅토리아 여왕(Victoria, 1819~1901) 재위기간은 영국의 전성기로, 자유주의 · 민주주의 등의 근대 사회의 원칙이 확립된 시대이다. 또한 두 개의 정당에 의한 의회정치도 전형적으로 실현되었다. 민주주의 실현은 선거권의 확대에서 잘 나타났다. 자유 경제가 출현하여 세계 최초로 산업혁명을 치른 영국은 세계 제1위의 공업국이 되었고, 자유주의 무역에 의해 세계시장을 독점적으로 지배하여 크게 번영을 누렸다. 또한 세계 곳곳에 식민지를 개척함으로써 인도를 지배 하에 넣고 오스트레일리아, 캐나다를 영 연방으로 하는 등 대영제국(British Empire)으로서의 위치를 확고히 하였다.

1601년 여왕 엘리자베스 1세 때 제정된 구빈법(Poor Law)이 1834년에 개정됨으로써 오늘날 철저히 시행되는 영국의 사회보장제도의 기초가 되었다. 역사적으로 간호사업은 구빈사업, 구제사업, 사회개혁과 밀접한 관련을 가져왔으므로, 영국의 간호사업이 다른 나라보다 빨리 직업적 간호로 발전하게 되었던 것이다.

종교면에서도 영국은 성공회(Anglican Church)가 국교로 인정, 종교면에서도 안정되어 교회를 통한 봉사활동도 가능하게 되었다. 이러한 국가 · 사회적 배경에 크리미아 전장에서의 나이팅게일의 숭고한 인도주의 활동과 전쟁 후의 군대위생 개혁, 인도의 위생행정 개혁, 구빈원 개혁 등은 영국민들 사이에 이타적인 사업열을 높이는 데 크게 기여하였다.

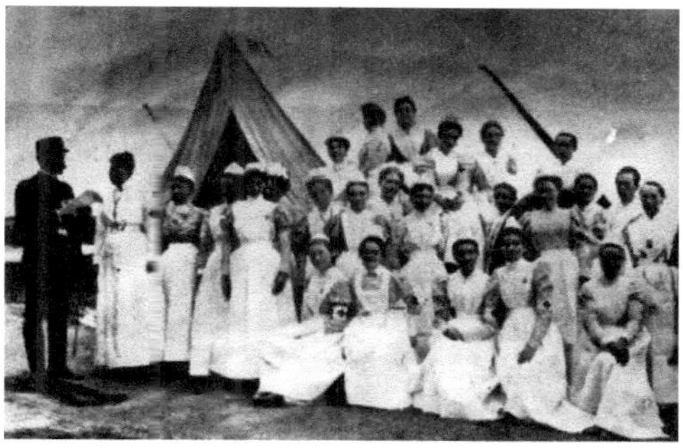

나이팅게일간호사 양성소

특히 전후 그에게 감사하는 뜻에서 영국 국민들로부터 5만 파운드의 성금이 전달되었다. 이 액수는 크리미아 참전 군인들의 의무적 참여와 국민의 기부금으로 조성되어 나이팅게일 기금으로 기탁되어 나이팅게일 간호사 양성소가 설립되었다. 의미있는 일은 이 학교에 높은 뜻과 교양과 지성을 갖춘 여성들이 입학함으로써 영국사회뿐만 아니라 세계 간호에 혁명이 일어났다는 사실이다. 오늘날의 전문직업적인 간호로의 전환점(Turning Point)을 마련하였다.

당시 전통과 보수를 숭상하던 영국사회에서 특히 성 토마스 병원 내에서의 보수적인 의사들과 관리자들이 예의 주시하는 가운데서 이루어진 획기적이고 새로운 간호사 양성 제도는 성공적으로 정착되었으며 25년 이내에 영국의 중요 병원 내에서는 무식하고 교양 없고 박봉에 허덕이던 간호사들이 훈련받은 자격 간호사들로 대치되었다. 이들이 현장에서 권위를 가지고 일함으로써 "나이팅게일 간호사"들은 어디어서나 존경을 받게 되었다. 나이팅게일 간호학교는 타 간호학교의 모델이 되었다. 또한 이들은 사명감을 가지고 유럽 여러나라는 물론 동양, 신대륙 등 어디에나 용감하게 나섰다. 이리하여 이들은 간호직을 존경받는 직업으로 그 수준을 격상시켰다. 이 학교의 개교는 여성들에게 새로운 삶의 길을 열어준 것이 되었다. 적어도 영국에서는 샤리 갬프와 베티 프리그의 망령은 영원히 사라졌다.

간호학교 창설 후 나이팅게일 여사는 50년을 더 성존하였고 이 반세기 동안 근대 간호의 확립자로서 왕성한 활약을 하였다. 특히 나이팅게일 간호학교 출신들이 스승의 요청에 따라 세계 각 곳에서 나이팅게일식 간호학교를 설립하게 되었다. 이로써 나이팅게일 간호학교의 설립과 이 곳 출신들의 간호사업에 대한 사명감의 발로는 세계 간호사업의 전기(轉機)를 마련하였다는 점에서 획기적인 공헌을 하였으며, 세계 간호사업의 발전에 그 기초를 만들어 주었음을 알 수 있다. 오늘날 미국의 간호가 세계 간호를 주도하고 있으나 1860년대부터 시작된 영국의 간호가 그 토대를 만들어 주었음을 알 수 있다.

2) 영국의 분야별 간호

(1) 임상간호

영국 간호의 특징은 병원 입원환자의 임상간호를 중요시하였다. 교육 역시 이론 강의보다 실지 실습교육에 치중하였고, 간호학생 교육은 수간호사와 레지던트의사(Resident Medical Officer)가 실지강의와 지도를 담당하여 실제적인 교육이 이루어졌다. 영국에서 가장 큰 병원인 성 바돌로뮤스와 성 토마스 병원은 1500년대에는 극빈환자를 돌보는 병원이었으나 후일에는 일반치료 위주의 병원이 되었다.

베들레헴(Bethlehem) 병원은 정신 병원, 그리스도 병원(Christ Hospital)은 고아들을, 브라이드웰 병원(Bridewell Hospital)은 처음에는 무직자를 위한 병원이었으나 후일 구빈원과 교정시설이 되었다.

특히 1123년에 개설된 성 바돌로뮤스 병원은 1860년에 간호사들에게 새로운 형의 유니폼을 착용시켰다. 또한 간호의 제2혁명을 주도하였던 펜위크(Bedford Fenwick) 여사가 이 곳 간호원장으로 재직 시 영국간호협회를 설립하고 나아가 국제간호협의회(International Council of Nurses)를 창설하여 이 병원 간호원장실은 간호조직의 산실이 되었다. 그 외에 가이스 병원(Guys Hospital), 미들섹스 병원(Middlesex Hospital) 등도 오래된 종합 병원이다.

(2) 제2의 간호혁명

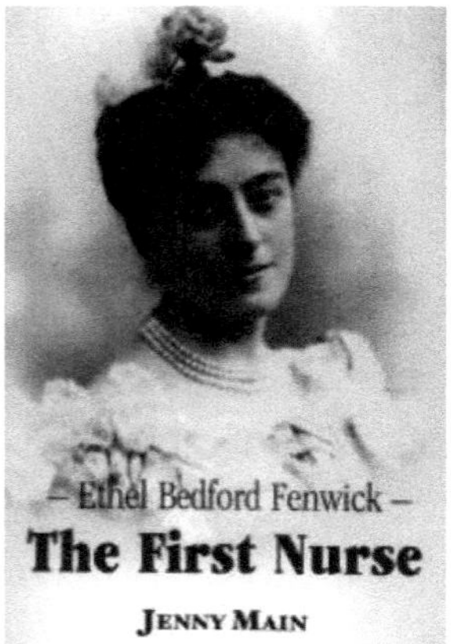

나이팅게일이 성 토마스 병원 내에 나이팅게일 간호학교를 설립하여 사명감을 가진 자격 간호사들을 배출하여 영국은 물론 유럽 여러 나라와 세계로 진출하여 전문직업적 간호를 뿌리내리게 한 것을 간호의 제1혁명이라 한다면 간호사의 대동단결을 위한 조직활동의 시작과 이의 결실은 간호의 제2혁명이다.

펜위크(Bedford Fenwick) 여사는 1881년 맨체스터 병원(Manchester Hospital)에서 간호교육을 받고 런던 병원에서 수간호사로서 2년간의 경력을 쌓은 후 성 바돌로뮤스 병원 간호원장이 되었다. 취임 후 그녀는 이 병원의 무자격 간호사를 유자격자로 대치시키고 간호교육을 실시하는 등 병원간호를 혁신함으로써 영국 간호계의 지도자로 알려졌으며, 그녀가 타계할 때까지 전 생애를 간호사업발전을 위해 일하였다.

그녀는 간호사의 단결을 역설하여 1887년에 영국간호협회(British Nurses Association)를 조직함으로써 세계 최초로 국가단위의 간호조직체가 결성되었다. 그 후 미국간호협회 조직을 후원하고, 1899년에는 국제간호협의회의 창설을 주도하여 국제간호협의회의 초대 회장이 되었다.

펜위크 여사는 간호사 면허시험제도를 주장하여, 간호를 독자적인 직업으로 인정할 것을 영국 정부에 요구하였다. 그러나 강력한 반대에 부딪쳤으며, 나이팅게일 여사 또한 면허등록제를 반대하였다. 결국 30년에 이르는 긴 투쟁 끝에 나이팅게일 여사의 사후 9년이 경과한 1919년에 면허법이 의회를 통과하게 되고 시험국이 설치되고 시험위원의 대부분은 간호사로 구성되었다. 강력한 리더십을 지닌 투지의 간호지도자 펜위크 여사는 후일 영국간호사회의의 기관지가 된 〈Nursing Times〉 발간에도 크게 공헌하였다.

(3) 지역간호

영국의 지역간호는 "병들고 가난한 지역민의 간호를 위한다"는 나이팅게일 간호학교의 설립목적에서 그 뿌리를 찾을 수 있다.

1864년 존스(Agnes Joans)와 12명의 나이팅게일 간호사들이 리버풀(Liverpool)에서 보건소(Public Health Center)와 흡사한 기능을 한 구빈법 실시와 관련이 있는 빈민수용시설(Workhouse Infirmary)에서 간호학교를 만들어 자격자로 하여금 환자간호에 임하게 하는 등 헌신적으로 병들고 가난한 지역민을 위해 일한 결과 지역간호의 기반을 닦았다.

런던에서는 나이팅게일 간호학교 출신인 리스(Florence Lees)가 간호학교와 사회사업의 성격을 띤 병원을 설립하여 지역간호사업을 하였다. 이는 영국에서 보건간호사업의 시작이었다. 이 사업은 영국 내에서 좋은 반응을 얻었고 여러 도시에 왕실이 인정하고 후원 · 장려하는 로얄 인퍼머리(Royal Infirmary)라는 병원이 생겼다. 이와 같은 왕실의 적극적인 지원으로 영국사회에서는 일찍이 상류사회 부인들이 지역간호사업에 관심이 많았다.

또한 1887년 영국의 빅토리아 여왕 즉위 50주년 경축년을 맞아 부인들의 모금으로 이룩된 7만 파운드의 희년기념사업기금이 여왕의 뜻에 따라 만들어진 빅토리아여왕 희년기념관(Queen Victoria Jubilee Institute for Nurses)을 중심으로 지역간호사업체가 합류되어 전국적인 조직체가 되었다. 이로써 전국적인 조직망을 통해 가난한 가정을 방문하여 간호하는 방문간호사업이 농촌지역으로 확대되었다. 이러한 정부의 관심과 후원으로 영국은 농촌보건사업이 이상적으로 수행되었다.

제**7**장

현대간호의 발달과 미국의 간호 : 창의력과 개척정신

19세기 초 미합중국에서의 간호의 지위는 플로랜스 나이팅게일의 영향을 먼저 받은 영국과는 달랐다. 커다란 사립 병원이 존재하였고 간호사들은 병원에서 되는대로 훈련을 받았다. 훈련받은 간호사가 거의 없었고 공식 훈련프로그램도 없었다. 영국에서의 크리미아 전쟁과 같은 남북전쟁(Civil War)은 교육받은 숙련된 간호사의 필요성을 대두시켰으며, 정부에서는 이에 관심을 갖게 되었다. 따라서 미국에서 간호의 대혁명이 일어났다. 18세기 후반기에 건강에 대한 사회적 책임감이 증대되고, 사회에서의 향상된 여성의 지위와 나이팅게일 개념의 영향, 이 모든 것은 간호교육의 발전과 간호실무의 향상에 기여하였다. 미합중국은 플로렌스 나이팅게일이 간호의 혁명을 이룩하였을 때와 그 이후에 간호에 지대한 영향을 미친 많은 여성들을 배출하였다.

1. 새로운 세계의 지역 개척

미대륙이 발전되기 전 오래지 않아 유럽에 모험의 정신과 이교도인을 기독교화시키고자 하는 욕망이 퍼지고 인도, 중국, 일본에 사람을 이끌고 가 무역 전초기지가 설치되었다. 유럽 몇몇 나라들이 외국과 접촉하고자 하였던 목적은 무역을 통하여 이익을 얻고, 외국으로부터 오는 부를 통해 힘을 증가시키는 것이었다. 나라의 팽창은 새로운 대륙이 기대치 않게 발전되었을 때 시작되었다. 이때 스페인, 포루투칼과 영국은 기회를 잡기 위해 열망하고 준비하였다. 프랑스는 하나의 전쟁을 끝내고 그 다음 그들의 뒤를 따랐다.

새 스페인, 새 프랑스, 새 영국이 대서양의 다른 편에서 성장하였고 포르투갈은 지금의 브라질의 영토를 사용하였다. 북대륙은 거의 횡단하여 유럽국가들 사이에서 분류되었다. 남단은 스페인에 속하였고, 중간은 프랑스에, 뉴펀들랜드 섬과 북쪽의 땅과 대서양 연안은 영국 소속이었다.

본국의 과도한 인구에 대한 배출구로서 식민지가 모색되었고 이익이 돌아올 것이라고 기대되는 투자가 이루어졌다. 식민지 이주자들은 그들의 왕에 대해 백성으로 남아 있었고 모국의 요구에 세금을 지불하였다. 그들의 대부분은 힘겹게 살았고 식민지 발전의 희생양이 되기도 하였다. 각 단체들은 미국에 모국문화를 이동시키기를 희망하였고 모국 국민의 관습을 가져왔다. 옛 사고와 새로운 사고, 미신과 지혜, 금욕주의와 청교도주의 모두를 새로운 토양에 세웠다.

식민지에 투자한 여러 나라 중 스페인은 그 시작 초기에 운이 좋게 엄청난 광산을 소유함으로써 즉시 고국으로 부를 나르기 시작하였다.

스페인은 멕시코시에 의과대학과 훌륭한 병원을 설립하였다. 그들은 스페인 예술을 도입하고 유명한 고관대작의 풍요로움으로 치장하고 음악과 춤, 리본, 금박과 밝은 색으로 생활과 환경을 화려하게 하였다.

프랑스는 의기양양한 새 스페인에 비해 식민지 기후와 인디언 모두에 적응하기 어려웠고 부를 얻어내기도 힘들었다. 어떤 경우 프랑스 여자들은 모국을 떠나기 싫어하였고 이주해온 후에도 향수병에 걸려 있었다.

스페인인과 마찬가지로 프랑스인들 역시 타민족과 동화하는 데 전부가 반대하지는 않았다. 프랑스 인디언 인구가 곧 스페인 인디언 혼혈과 맺어졌다. 이것은 미국이라는 도가니 속에 들어간 많은 혼혈들의 그 첫 번째였다.

영국인의 영향은 위의 두 나라의 그것과 구별되었고 미국의 생활에서 오랫동안 남아 있었다. 그들의 종교는 단순하였고, 가끔 그 표현에 있어서 거칠었다. 안식일의 준수는 엄격하였다. 그들은 노예의 소유에 반대하지 않았다.

북쪽 인디언들은 흉포하였고 기후는 거칠었으며, 바위가 많은 땅으로 음식물 생산이 어려웠고 금을 얻기도 어려웠다.

가톨릭 교회가 새 스페인과 새 프랑스를 인도한 것과 같이 성공회 교회는 새 영국의 지적인 삶을 인도하였다. 모든 시민들은 때로는 농부, 법률가, 의사 또는 정책조언가의 부가적인 기능을 맡았다. 유럽과 영국, 스코틀랜드 등에서 대학을 졸업하고 식민지로 책을 가지고 와서 초기 식민지의 문학작품을 저술하기도 하였다. 미국 개척자의 삶은 유럽의 영향 아래 있었고, 모국과의 정치적 분리도 어려웠다. 그들의 태도와 패션으로 삶의 허영심을 유지하고 사회적 잡담을 즐겼다. 같은 시기 영국에서 시작된 제조업의 발달은 그들의 삶의 형태에 빠른 발전을 일으켰다.

2. 미국에서의 간호와 병원의 발달

1) 식민지 미국에서의 간호

새로운 세계의 탐험과 식민화는 르네상스와 개혁을 눈뜨게 하였다. 몇몇의 유럽 국가들은 새로운 세계에서 힘과 무역과 부를 추구하였다. 식민지 개척자들은 종교적인 자유와 경제적 기회를 추구하였다. 1519년 초에 스페인이 지구 도처에 식민지를 만들고 1524년에 코테즈(Cortez)는 멕시코에 병원을 설립하겼는데, 이 병원이 아메리카 대륙에서 가장 오래된 병원으로 알려졌다.

프랑스는 노바스코티아(Nova Scotia), 캐나다, 뉴올리언스(New Orleans)에 식민지를 설립하였다. 어슬린 수녀단은 1640년에 간호사를 위한 최초의 양성소를 열었고 1642년 만스(Jeane Mance, 1606~1673)는 몬트리올에 호텔듀(Hotel Dieu of Montreal)를 창립하였다. 1세기 후에 그레이 수녀단의 수녀들이 캐나다에 최초로 가정간호사업을 하였다. 1607년 초 영국은 대서양 해안을 자국의 것이라고 주장하였다. 1619년에 아프리카에서 노예들이 도착하기 시작하였다. 1620년에 순례자와 청교도들은 메사추세츠(Massachusetts)만의 식민지에 정착하였다. 네덜란드 서인도회사는 맨하탄섬(Manhattan Island : 오늘날의 뉴욕)의 뉴암스테르담(New Amsterdam)에 병든 군인들과 그 회사 배를 타고 도착한 아프리카 노예들을 위해 1658년에 작은 병원을 세웠다. 또한 영국교회(Anglican Church)가 설립한 작은 병원과 연합하여 미국의 종합병원으로는 가장 오래된 병원 중의 하나인 뉴욕 벨뷰 병원(Bellevue Hospital)이 세워졌다. 이 병원은 오늘날도 뉴욕시청이 있는 곳에서 있다.

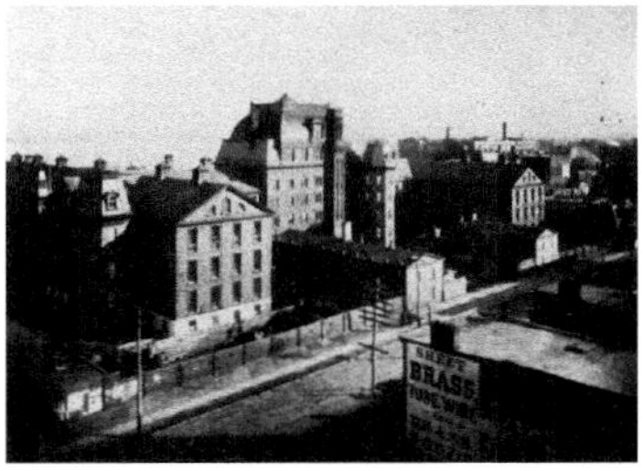

당시의 벨뷰 병원은 몹시 불결하고 비위생적이어서 하나의 병으로 입원하여 또 다른 병을 얻을 정도였고, 사망률은 공포스러울 정도여서 때로는 50%를 넘기도 하여 "공포의 집(House of Horrors)"으로 불리기도 하였다. 영국 가톨릭인들은 메리섬(Marry Island)에 정착하였고, 또 다른 사람들은 코네티커트(Connecticut)와 로데섬(Rhode Island)에 정착하였다. 식민지 개척자들은 비슷한 이유로 미국에 이주하고 일반적인 고통을 참아내고 있었으며 인디언 대학살, 기아, 영양불량, 전염병, 임신합병증 등으로 많은 사상자가 발생하였다.

간호와 의학적 처치는 민간요법으로 이루어지고 돌팔이 의사들이 우글거렸다. 어떤 교육받은 사람이라도 자신이 의사라고 말할 수 있었다. 미국혁명 이전에 5개의 병원이 캐나다 외곽에 세워졌는데 사실상 그곳은 집 없고 가난한 거주자들이 서로를 간호하는 진료소가 딸린 구빈원이었다. 영국의 식민지 중에서 몇 개의 초기 병원들은 나중에 분리된 지방자치 병원으로 발전하였다. 많은 병원들이 각기 미국에서 최초로 설립되었다고 주장한다. 이러한 주장의 차이는 병원의 정의와 특수한 창립이념과 관계가 있다.

1731년에 설립된 필라델피아 구빈원(General Hospital)은 환자와 범죄자들과 극빈자를 돌보았다. 이러한 활동으로 이 병원은 "끊임없이 치료를 해온 가장 오래된 병원(Old Blockley)"이라고 불렀다. 이는 18세기 후반에서 19세기 초기의 구빈원의 전형적인 활동을 보여주었다. 안타깝게도 정신이상자들의 치료는 실패하였는데, 이 시대의 정신이상자들은 종종 불결한 지하감옥과 같은 방에서 족쇠로 묶인 채 감금되었다. 일반인들은 요금을 내고 그들을 방문해서 구경하고 비웃고 조롱하는 것이 관습처럼 되어 있었다.

이 기관의 간호는 당시 런던에서 시행된 간호보다 거칠고 미숙하였다. 예로서 1832년 콜레라 발생시기 동안 환자를 돌보는 사람들은 계속 취한 상태로 일하였다. 발병지역에서 그들은 취한 상태로 질병과 싸웠고 시신 곁에 무감각하게 누워 있었다. 에미트버그 자선수녀(Sisters of Charity of Emmitsburg)들의 노력으로 그 상황이 개선되었고 수녀들은 개혁의 과제를 잘 수행하였다. 이는 1793년과 1832년 두 차례의 조사 후에 이 놀라운 상황은 어느 정도 개선되었다. 불행하게도 수녀들이 떠난 후에 불만족스런 상태는 재연되었고 오랫동안 계속되었다. 결국 나이팅게일 간호사인 피셔(Alice Fisher)가 1884년에 도착하여 간호의 질이 향상되었다.

위에서 언급한 벨뷰 병원(Bellevue Hospital)은 1658년에 서인도회사가 설립한 작은 병원으로 시작되어 1680년에 팔려 보다 낳은 건물이 마련되었다. 1736년에 새 건물이 추가되었고 지금의 뉴욕시청이 있는 자리에 지어진 건물이 벨뷰가 되었다. 여러 차례 지어지고 확장되었다. 이러한 확장에도 불구하고 병실 내부의 상태는 매우 실망스러운 상태였으며, 간호를 위해 채용된 사람들은 천한 일에 종사하던 하층민의 여자들이었다. 벨뷰는 1869년에 엠블런스 서비스를 실시하여, 이를 시행한 최초의 기관으로 알려져 있다.

뉴올리언스 자선 병원(Charity Hospital of New Orleans)은 1737년 루이스(Jean Louise)라는 한 선원이 남긴 기금으로 설립되었다. 환자간호를 위한 병원건립 기금으로 사용되도록 한 이 기금에는 병원장비 구매를 위한 지원금도 포함되어 있었다. 이 병원은 가난한 사람들을 위한 병원과 보호시설 양면으로 이용되었다. 이 병원은 몇 차례의 재난으로 1832년 재건축되었다. 1834년에 자선수녀회가 이 기관의 관리를 맡았다.

1751년 병원이라는 이름을 쓸 수 있을 정도의 병원이 본드(Thomas Bond)와 기타 필라델피아 의사들의 노력으로 설립되었다. 이들은 일반 병원 건립을 원하였고 기부금 확보를 위해 노력하였다. 벤자민 프랭클린(Benjamin Franklin)의 도움으로 펜실베니아주와 개인 기부자로부터 지원금을 확보하였다. 펜실베니아 병원은 미국에서 오로지 환자 치료를 위해 설립된 최초의 병원이 되었다. 정신질환자 역시 질병을 가진 환자 범주에 포함시켰다. 철저한 선발심사를 거쳐 간호사들이 채용되었다. 이 병원의 표방은 "곤경에 처한 자의 진정한 친구 : 그를 보살피면 나는 그에게 갚는 것이다(Good Samaritan: Take care of him and I will repay Thee)"였다. 이 병원의 의학도서관은 오랫동안 그 지역에서 최고의 자리를 지켰다.

식민지 시대의 가장 유명한 의사인 러시(Benjamin Rush, 1745~1813)는 펜실베니아 병원에서 정신질환자를 치료하였다. 그의 최대 업적인 〈마음의 병에 대한 의학적 탐구와 관찰(Medical Inquiries and Observations upon Disease of the Mind)〉이 1812년에 출간되었고, 이는 간호에 대한 선견지명이 있는 접근이었다. 정신질환자를 위한 분리된 학문분야는 1841년에 와서 발전되었고 의사 키커브라이드(Dr. Thomas Kirkbrid)는 이 분야에서 42년간 종사하였다. 그 이전에는 정신질환자는 일반 병원의 지하실에 수용되었다.

뉴욕 병원(New York Hospital)은 1771년에 설립되었지만, 1791년 1월까지 환자를 받지 않았다. 영국군과 헤센군(British and Hessian Soldiers)이 막사로 사용하였던 원래의 건물은 전쟁의 혼란으로 불타버렸다. 많은 뜻 있고 교양 있는 시민의 후원을 받아 구빈원에서 행하는 치료보다 더 낳은 치료를 환자들에게 제공하였다. 의사 시맨(Dr. Valentine Seaman)은 해부학, 생리학, 모성간호학, 아동간호학에 중점을 두어 간호사들에게 연속적으로 강의하였다. 강의내용은 1800년에 〈조산사의 감시장치와 모성의 거울(Midwife's Monitor and Mother's Mirror)〉이라는 책으로 출간되었다. 그는 산파술은 매우 중요한 것으로 인식하였고 철저하게 교육되어야 한다고 믿었다. 하지만 그는 조산술과 간호간에 분명한 차이점을 보지 못하였던 것 같다. 1860년 전부터 몇몇 병원들은 자선진료소와 함께 공공서비스를 수행하였다.

1786년 퀘이거교도들은 지역주민의 보건을 위해 필라델피아 진료소를 설립하였다. 이것은 병원과는 별도로 대중에게 호소하여 재정을 확보하였다. 입원할 정도로 심각한

병이 아닌, 보다 많은 수의 환자를 치료한다는 개념은 비교적 새로운 것이었다. 이러한 인식의 결과 병원의 확장은 불필요하게 되었다. 내과, 외과, 산과의 서비스는 의사 워링톤(Dr. Joseph Warrington)의 감독 하에 제공되었다. 의사들은 무료진료를 하였고 필요하면 왕진도 갔다. 이 진료소는 성공하였고 이러한 인식은 타 도시로 확산되었다.

뉴욕진료소(New York Dispensary)는 1791년에 문을 열었고, 보스턴 진료소는 1796년에 설립되었다. 보스턴 진료소는 최초로 폐전문 치료소와 치과를 개설하였고 직장인들을 위한 야간 크리닉도 개설하였다. 게다가 최초로 영양상담실도 개설하였다. 그러나 불행히도 이 진료소들은 이익을 추구하는 병원으로 전환하면서 쇠퇴하였다. 서비스는 응급치료까지로 줄어들었고 무료진료소 그것에만 한한다고 발표하였다.

2) 미국의 종교적 간호단체(Religious Nursing Orders in America)

프랑스, 스페인 이주자들과 함께 많은 신부와 수녀들이 미국에 왔으며 가톨릭 지역사회에 최소한의 간호를 제공하였다. 미국 북부와 남부 병원의 간호역사에서 가장 자주 언급되고 있는 것은 어그스틴수녀단(Augustinian Nuns), 어슬린수녀단(Ursuline Nuns), 자선수녀단(Sisters of Charity)이다. 이 종교적 간호단체의 멤버들은 어느 정도 교육을 받았고, 열심히 가르치기도 하였다. 환자 간호에 진지한 관심을 가진 지적인 여성들로서 남북전쟁(Civil War) 중에도 간호에 크게 기여하였다. 미국에서 병원이나 가정에서 환자간호 영역을 맡았던 최초의 종교공동체 중에는 메릴랜드주의 에미쳐버그 자선수녀단(The Sisters of Charity of Emmitsburge)이 있었다.

이 간호단은 세튼(Mother Seton, 1774~1813)이 1809년에 설립하였는데 그녀는 미국 본토 출신으로는 처음 자선사업으로 성인품에 올랐다. 그녀의 본래의 공동체는 성요셉 자선수녀단(The Sister of Charity of St. Joseph)으로 알려져 있다. 1850년 이 공동체 멤버들은 세계적인 공동체인 성 빈센트 데폴 자선수녀단 공동체와 합해졌다.

이들의 복장은 커다란 머리장식을 한 모자에 푸른 색 복장이었는데 당시의 그들 공동체의 고유 복장을 대신해서 선택된 것이었다. 그 외에도 미국 여러 곳에는 자선수녀단들이 있었고 이들이 간호에 크게 기여하였다. 그 후에 마더 캐서린 스펠딩(Mother Catherine Spalding)이 공동체를 설립하였는데 이 멤버들은 말을 타고 환자 가정을 찾아갔는데 이 단체를 흑자매단, 흑수녀단 혹은 자선수녀단 등으로 불렀다. 이 단체에는 간호교육, 간호업무 및 교구 교육의 기회가 주어졌다.

이들 자선수녀단들은 병원간호와 전염병 유행시의 놀랄만한 활동으로 잘 알려져 유명하게 되었다. 그리하여 이들은 발티모어에 있는 해군 병원과 원 세인트루이스에 있는 뮬란피 병원(Mullanphy Hospitals), 필라델피아의 'Old Blockly', 뉴올리언스 자선 병원을 포함한 여러 병원에서 병원을 관리해 달라는 요청을 받았다. 간호는 그들 업무의 중요 부분이 되었다.

또한 이들은 몇 개의 병원과 정신질환자와 어린이 구호소 설립에 중요 역할을 하였다. 이와 같은 종교적 간호단체에 의한 간호요구는 신대륙 이주민들의 발전에 따라 점차 증대되었다. 다양한 가톨릭 간호단들은 미국 전역으로 나아가 병원, 가정, 그 외의 여러 곳에서 일하였다. 그들 대부분은 전장의 참화 하에서 간호하였다. 그들은 여러 곳에서 병원을 설립하였고 당시에 최고의 간호표준을 마련하겼다.

미국 초기 병원의 대부분이 자비 병원(Mercy Hospital)이라는 명칭을 가졌고 이 병원들은 남북전쟁 시 유용하게 활용되었다.

3) 독립전쟁(The Revolutionary War)

북아메리카의 대서양 연안에 있던 영국의 13개 식민지가 독립을 달성하고, 역사상 최초로 근대 민주공화국을 수립한 혁명으로 '미국독립전쟁'이라고도 한다.

1775년에 시작된 독립혁명은 과거 약 1세기 반에 걸쳐 식민지인들이 확립해 놓은 자치를 본국 정부가 범하려고 한 데서 시작되었다. 이 독립혁명에 더해서 영국 본국인 중에도 많은 지지자가 있었고 17세기 이래 영국과 항쟁관계에 있던 프랑스도 식민지를 도와주어 식민지는 드디어 승리하게 되었다. 1776년에 독립을 선언하였고 1783년에 파리조약에 의해 독립이 승인되었다. 미국에 이주한 개척자들은 1774년까지는 스스로를 영국인으로 생각하였으나 점차 자급자족이 가능해짐에 따라 독립에 대한 열망이 점점 강해졌다. 영국군과 식민지인들 사이에는 심각한 갈등이 야기되었고 이는 독립전쟁으로 끝이 났다. 독립전쟁 중 식민지는 재정, 조직면에서도 준비되지 않은 상태였으며 급히 동원된 군대는 군의무대, 적십자사, 훈련된 간호사 므든 것이 없었다. 가톨릭 교회 수녀들이 어느 정도 간호지식을 가진 유일한 조직된 집단이었기 때문에 군지휘부의 처분에 따랐던 병원에서 간호에 임하였다.

번커힐 전투(The Battle of Bunker Hill)후 의사 와렌(Dr. John Warren)은 캠브리지에 있는 몇 개의 가정집을 병원으로 만들어 책임자르 있었는데, 이것이 최초의 육군 병원으로 알려져 있다. 또 다른 병원들이 보스턴에 설립되었는데 이곳 간호사들은 대부분이 남자들이었다.

정부 고위층은 혁명의 무거운 짐으로 군대 병원에 관심을 둘 여유가 없었다. 결국엔 워싱턴장군이 여성들에게 군대간호를 하도록 지시하였다. 또한 많은 여성들이 고용되었으나 그들이 하는 일은 음식을 만들고 배식하는 일이 전부였다. 때로는 여성들이 남편을 따라 전장으로 나왔고 어려움 속에서 그들 남편을 간호하였다. 마취제가 없어 수술을 거의 할 수 없었고 주된 수술은 절단술이었다. 성홍열, 이질, 천연두 등의 전염병이 돌기도 하였다. 식량보급 상태도 나빴고 신발이나 의복도 빨리 망가졌다. 그러나 이러한 독립전쟁은 의학의 발전을 가져왔고 이 새 시대에 여성전문가들은 임상분야에서의 남성들의 독점으로 일할 기회를 얻지 못하였다. 교육받은 남자 산부인과 의사로 인해 조산사들은 내쫓기게 되었다. 남성의 의료 독점으로 교육받은 간호사들이 설 곳이 없었고 나이 많은 여성이 간호사로 일하여 누구도 간호사가 되기를 원하지 않았다.

4) 남북전쟁 시의 간호(Nursing in The Civil War)

남북전쟁 발발 당시 미국 정부는 군간호단, 부상병 수송체계, 야전 병원 서비스 및 체계화된 의무단을 갖지 못하였다. 나라 안에는 교육받은 간호사는 없었지만, 첫 전투 이후 간호사에 대한 필요성이 크게 대두되었다. 많은 종교단체가 자발적으로 간호를 지원하였다.

그들은 소속된 병원과 군 병원 그리고 전장에서 간호를 제공하였다. 12개 종단에서 약 600명의 수녀들이 역사상 가장 위험한 시기에 간호업무에 참가하였다. 그들은 링컨대통령으로부터 그들에게 필요한 어떤 물자라도 구입할 수 있는 허락을 받았다. 링컨 대통령은 이와 같이 종교적 간호단체가 능숙한 간호를 할 수 있음을 알았으며 또한 그들이 전염병을 치료한다는 것과 이미 잘 조직되어 있고, 규칙을 잘 지키고 순명한다는 사실도 잘 알고 있었다. 따라서 링컨은 그들의 활동을 최대한 잘 지원하였다. 그러나 수많은 환자와 부상자들을 간호하기에는 수녀들의 숫자가 부족하여 이들 외에 수백 명의 남녀가 야영지에 나와 지원해 주었다.

그들 중 일부는 보수를 받기도 하였으나 대부분은 자원봉사자였다. 2,000명에서 10,000명의 여성 또는 그 이상이 남북전쟁 당시 간호와 병원 운영에 종사하였을 것으로 추정된다. 이들 중 가장 유명한 사람은 딕스(Dorothea Lynde Dix), 바톤(Clara

Barton), 앨코트(Louisa May Alcott), 앤(Mary Ann), 바이커다이크(Mother Bickerdyke) 수녀장 및 휫맨(Walt Whitman) 등이었다.

전투 중의 부상과 남북전쟁 기간의 질병으로 인한 희생자수는 61만 8천 명이었고 그들 중 북군 병사는 36만 명이고 남군 병사는 25만 8천 명이었다. 이들 중 많은 수는 전장에서 전사하였다. 비교적 가벼운 부상병들은 부적절한 위생상태와 전반적으로 불편하고 체계화되지 못한 의무부대에서 치료를 받았다. 패혈증, 단독, 괴저, 파상풍은 부상자들 사이에 흔한 합병증이었다. 거의 모든 종류의 건물이 군 병원으로 이용되었다.

호텔, 교회, 창고, 학교, 농장과 공공기관이 병원으로 쓰였다. 건물들이 급하게 세워지고 천막이 세워졌다. 심지어 국회의사당까지 사용되었다. 400여 명의 병사들이 상원과 하원에서, 그리고 300여 명이 원형건물 안에서 간호를 받았다. 군의관과 위생병은 많은 병원에서 최대한 많은 간호활동을 할 수 있었고 여성 간호사는 약을 주고 음식을 시중들고 상처를 치료해 주었다. 처음에는 병자나 부상자들은 들것으로 전장에서 옮겨졌으나 후에 의료수송은 엠블런스로 사용되던 말이 끄는 마차로 대치되었다. 이 탄력성이 없는 마차는 몇 시간 동안을 나쁜 길로 가다보면 자주 부상자에게 많은 타격을 주었다. 따라서 열차로 환자를 운반하기도 하고 동해안과 미시시피강 항로를 따라서 배가 마치 '이동 병원'처럼 부상자를 피난시켰다. 해군 병원선인 Red Rover호가 봉사하러 갔다가 연합군에게 잡혀 이동 병원으로 전환되고 연합군의 함대가 되었다. 가톨릭 자비 수녀단이 배 위에서 간호를 지원하였고 이는 첫 번째 해군간호사로 볼 수 있겠다.

5) 간호학교의 혁명

남북전쟁의 경험은 전쟁 시 간호에 참여하였던 간호사의 대다수가 적절히 준비되지 못하였다는 것이 강조되었다. 따라서 간호에 대한 일반 대중의 관심이 높아지고 간호사 훈련프로그램 개발 요구가 증가되었다. 이 운동은 봉사에 참여하였던 사회적으로 명망 있는 집안의 여성들에 의해 일어났다. 그들의 참여와 지지는 간호에 대한 이미지를 높이는 데 기여하였다.

두 개의 특수문서가 잠재된 간호교육 발전에 대한 높은 관심을 명확히 보여주고 있는데 그 첫째는 일련의 의사집단이 쓴 것이고 두 번째는 유명한 여성잡지에 기고된 글이었다. 뉴올리언스에서 1869년 미국의학협회 회의에서 의사 그로스(Dr. Samuel D Gross, 1805~1884)는 간호사 훈련위원회 위원장이었는데 그가 하나의 보고서를 제출하였다.

이 위원회는 간호사 훈련기관의 조직과 관리에 대한 최선의 가능한 방법을 연구할 것을 위임받은 상태였다. 이 보고서에 의해 미국이 간호에 대해 무지하다는 것이 확인되었고 좋은 간호의 필요성이 강조되었다. 초기 미국 병원의 개혁에 대한 노력이 거론되었고 남북전쟁에서의 확대된 자원봉사 간호가 강조되었다. 유명한 여성잡지인〈The Goday's Book and Magazine〉은 고데이(Louis A. Goday)가 창간한 19세기 말 여성 패션과 매너에 강력한 영향력을 지닌 인기대중지였다. 고데이는 1837년 헤일부인(Mrs. Sarah J. Hale)을 편집장으로 임명하였는데, 헤일의 간호사 교육에 대한 관심이 "귀부인 간호사들(Lady Nurses)"이란 제목의 논설로 1871년 2월호에 대서특필되었다.

간호사에 대한 요구는 대단하였다. 헤일에 의하면 이 요구는 "전문직 간호사(Professional Nurses)"를 만들어 낼 수 있는 잘 짜여진 교육프로그램이 포함된 것이었다. 그녀의 충고가 곧바로 이행되지는 않았지만 결국 간호학교는 설립되었고 점점 그 수도 늘어났다.

(1) 최초의 간호교육(First Instruction for Nurses)

공식적인 간호학교가 개시될 때까지 환자간호에 종사하였던 개인들과 조산사들은 미국 동부에서는 의사들로부터 간헐적으로 강의를 받아왔으나 조직된 강의 코스는 아니었다. 최선의 정보는 간호하는 현장에서 조금씩 얻는 것이 고작이었다. 유일하게 쓸모 있게 준비된 것은 가톨릭 수녀들에게서 나왔는데 그것도 그 단체의 멤버들에게 국한되었다.

미국에서 최초로 교육받은 간호를 아는 것은 쉽지 않으나 훈련받은 간호사의 필요성을 알도록 그들을 지도한 선견지명이 있는 사람들이 있었다. 이들 선구자들은 당시 상황의 수정을 시도하였다. 뉴욕 병원의 의무부장인 시맨(Dr. Valentine Seaman)은 북미지역 간호사들을 위한 최초의 교육제도를 시작하면서 일상적으로 이수증을 주었다. 1798년 뉴욕 병원에 최초로 정규 간호사 양성소가 조직되었고, 그로부터 다른 학교들이 설립되었고 전국적으로 확산되었다.

거의 1세기 후에 산과간호를 위해 여성들을 훈련시키게 되었다. 이 운동은 필라델피아 진료소의 워링턴(Dr. Joseph Warrington)에 의해 시작되었다. 그의 노력의 결과로 1839년 3월 5일에 하나의 회가 결성되었다. 이 필라델피아 간호사회의 기본목적은 가정에서 모성서비스를 제공할 수 있는 여성조직을 만드는 데 있었다. 퀘이거교도의 영향하에 1850년 가정과 학교를 결합하여 개설되었다. 곧 이 사업은 내 · 외과 환자들도 포함하는 것으로 확대되었다. 의사 워링톤이 마네킹에 시범(Demonstration)을 보이고 실습하면서 교육하는 프로그램에 여성들이 참가하였다. 훈련생들은 여섯 케이스에 만족할 만한 간호를 해보인 후에 자격증을 받았다.

필라델피아 부인 병원이 1861년에 양성소를 개설하였다. 그러나 1872년까지 크게 발전하지 못하였다. 이 학교는 두 명의 여자 의사가 조직하고 운영하였다. 이 학교는 환자 간호보다 간호학생 교육에 더 중점을 두어 설계된 점이 독특하였다. 1863년 이 학교를 이끌어가던 의사 프레스톤(Ann Preston)은 팜플릿에 '환자간호와 간호사 훈련'이라는 제하의 글을 실었는데 그 글에서 그는 이상적인 간호사는 희망의 인내, 사랑의 믿음을 갖는 간호사이며 훌륭한 간호사는 예술가라고 하였다. 교육기간은 6개월이었고 중요과목은 외과, 내과, 산과, 찜질, 식이 원리, 조리법 등이었다.

보스턴에서도 비슷한 발전이 있었는데 1860년대 초 "뉴잉글랜드 모아 병원"에서 간호사 교육을 시작하였다. 이 기관은 여의사들로 구성되었는데, 1859년 자크르제부스카(Dr. Marie Zakrzewska)가 도착되면서 간호학교 발전의 첫발을 내딛게 되었다. 그의 충고에 따라 병원설립 인가서는 1863년 간호학교를 포함시키도록 되어 있었다. 학생들은 환자 침상간호 실습을 포함하여 6개월 코스를 이수해야 하였으며 처음 첫 달은 견습기간이었다. 지원자가 거의 없어 문을 연지 두 해 동안에 겨우 여섯명만이 이 과정을 마쳤다. 1872년 이 병원은 메사추세츠주 록스버리(Roxbury)로 옮겼고, 다섯명의 학생이 새로운 형태의 이 간호학교에 입학하였다.

이 학교는 디모크 의사(Dr. Susan Dimock)의 지휘하에 있었는데 학생들은 새벽 다섯시 반부터 밤 아홉시까지 일하고 필요 시에는 즉시 나와서 일할 수 있도록 병실 가까운 곳에서 취침을 하였다. 유니폼은 단순한 얼룩무늬의 드레스에 슬리퍼를 신었다. 자크르제부스카 의사(Dr. Zakrzewska)가 간단한 간호를 자세히 가르쳤다. 수간호사도 감독도 없었다. 학교의 성장은 계속되었고 1882년에는 16개월 코스로 길어졌다. 이때즈음해서 두 명의 수간호사와 한 관리인이 간호학교에서 일하였다. 이 프로그램은 2년으로 연장되었고, 1901년에는 3년제가 되었다. 첫해 갈경인 1873년 10월 1일 한 학생이 졸업하였는데 그가 곧 리차드스(Melinda Ann Linda Richards, 1841~1930)로서 졸업증서를 받았으며 미국에서의 최초의 졸업간호사(First Trained Nurse in the United States)로 알려져 있다. 그는 졸업 후 벨뷰 병원의 밤번감독으로서 그곳에서 다양한 경험을 하였다. 그는 1877년 간호법을 공부하기 위해 영국에 갔었고, 선교간호사로 일본에 5년간 머물면서(1885~1890) 동양의 섬나라에서 초기 간호학교를 조직하는 데 기여하였다.

(2) 초기 세 쌍의 나이팅게일식 간호학교

병원과 가정에서의 간호의 발전은 간호사 훈련체계의 발달에 있었다. 마침내 간호학교 조직의 시기가 무르익었다. 남북전쟁으로 간호교육에 대한 관심은 높았고 거의 동시에 세 곳의 중요한 간호학교가 출현하기에 이르렀다. 1873년에 간호의 발전을 촉진한 세 개의 유명한 학교가 설립되었다. 5월 1일 뉴욕시에서 벨뷰 간호학교(Bellevue Training School), 10월 1일에 뉴헤븐(New Haven)에서 코네티커트 간호학교(Connecticut Training School), 11월 1일에 보스턴 간호학교(Boston Training School : Later the Massachusetts General Hospital training School for Nurses)가 처음부터 나이팅게일 모델에 의해 세워졌다. 그러나 곧 그것을 벗어나서 다른 어떤 방식을 따를 것을 강요받았고 이 변경은 미국간호의 방향에 영향을 미쳤다.

초기 세 쌍의 간호학교들은 학교발전에 책임을 진 위원들이나 위원회에 의해 병원과 독립해서 세워졌으나 곧 기금의 부족으로 그들이 속한 병원으로 흡수되었다. 따라서 많은 병원들이 학교는 병원의 필요에 따라 세워질 수 있고 무보수 노동의 공급원이 될 수 있다는 것을 알게 되었고, 이러한 요인들은 체계상의 최대 약점으로 증명되었다.

공식적 지원이 거의 없는 가운데 초기 학교들은 대부분 재정적 문제에 봉착하였다. 임상경험을 제공하는 병원에 간호봉사를 하겠다는 학교의 동의는 학교의 재정적 난관을 극복하는 제일 가는 수단이었다. 임상실습에 대한 이러한 형식의 동의는 학교를 설립하는 병원이 늘어나게 하는 요인이 되었다. 간호학교를 가지는 것은 가장 인기있는 것으로 받아들여지게 되었고 적어도 간호를 제공하는 가장 싼 수단이 되었다. 병원은 숙련자였고 간호학생은 견습생이었다. 후자는 전자에게 전통적인 방식 하에서의 비공식적 훈련에 대한 대가로 무보수 노동을 제공하였다. 간호학교의 진정한 기능은 '교육'이 아니라 '봉사'가 되었다. 이에 더하여 간호학교의 수를 조정하는 정책이나 학교인가나 졸업에 대한 기준도 설정되지 않았다. 그 결과 간호학교의 수가 급속히 증가하였다. 20세기의 첫 10년은 700개교에 가까운 새로운 간호학교의 설립으로 양적인 팽창의 시기였다. 모든 학교의 기능은 궁극적으로 병원의 지시와 통제하에 놓이게 되었다.

① 벨뷰 간호학교(Bellevue Hospital Training School)

남북전쟁 후 개혁운동에 참여하였던 여성들은 그들의 열정을 병원발전에 쏟았다.

그들은 국민의 보건을 위해 실러(Miss Louisa Lee Schyler)양의 지휘 하에 벨뷰 병원을 후원하던 단체와 합동으로 1872년에 '뉴욕주 자선후원협회(New York States Charities Aid Association)를 조직하였다. 이 자선단체는 빈자, 고아, 병자에 관심을 가졌다. 후원회 멤버 중의 한사람은 회장 호브손(Mrs. Joseph Hobson)과 함께 벨뷰 병원을 조사하였고 병원의 비참한 상태를 알게 되었다. 전과가 있거나 술을 먹고, 천한 말을 하며 형편없는 간호에도 대가를 요구하는 부인들에 의해 일차적으로 간호가 주어지고 있었다. 일용품도 형편없고 특히 밤에는 더 나빴다. 이 충격적인 보고에 접한 협회는 병원개혁을 위해서는 간호의 개선이 필수요소임을 알았다. 따라서 벨뷰 병원에 나이팅게일 원칙에 맞는 간호학교를 세우려는 계획이 착수되었다.

이 병원의 의사인 와일리(Dr. Gill Wylie)가 자원하여 영국의 나이팅게일 간호학교를 방문하였다. 그는 나이팅게일과 직접 면담하지는 못하였지만 귀국 후에 나이팅게일로부터 한 통의 편지를 받았는데, 그 내용은 간호학교 설립에 유용한 정보로 지지와 격려를 담고 있었다.

후원회는 간호학생 훈련용으로 여섯 병실을 이용할 것과 기금을 증액하는 것에 동의하였다. 바우덴 수녀(Sister Hellen Bowden)가 새로운 학교를 맡을 인물로 선출되었다. 그녀는 나이팅게일 체제에 익숙하였고 벨뷰간호학교를 영국의 성 토마스 나이팅게일 간호학교와 비슷하게 하였다. 이리하여 미국에서의 나이팅게일 제도로 알려진 '벨뷰제도(Bellevue System)'가 생겨났다.

벨뷰 병원 간호학교는 1873년 5월에 설립되었다. 처음 다섯 명의 학생이 입학하였고 1년 과정이었다. 그러나 학생들은 이따금 강의를 받았을 뿐이고 정규강의는 없었고 주로 임상실습을 하였다. 그들은 과정을 마치그 견습기간동안 월 10불을 받았다. 애초에 학생들은 유니폼이 없었으나, 1년 훈련과정을 마친 후에 학교 운영위원회가 표준유니폼을 결정하여 착용하였다. 옥색 긴 내리다지에 흰색 애프런과 칼라를 하였고 소매 끝에 커프를 하였고 흰색 캡을 썼다.

벨뷰 간호학교는 미국에서 선도적 간호학교의 하나가 되었다. 1874년 10월에 린다 리차드스가 밤번감독이 되었다. 간호메뉴얼이 1876년에 발간되었다. 롭(Isabel Hampton Robb), 도크(Lavinia Lloyd Dock), 스니블리(Mary Agnes Snively), 딜라노(Jane A. Delano) 등 간호교육과 간호사업에 공헌한 인물들이 이 학교 출신이다.

② 코네티커트 간호학교(Connecticut Training School)

뉴헤이븐에 있는 코네티커트 간호학교는 베이컨 부인(Georgeanna Woolsey Bacon)과 그녀의 남편인 의사 베이컨(Dr. Francis Bacon)과 부유한 자선사업가 톰슨(Charles Thompson)과 베이컨 부인과 함께 남북전쟁 시 간호사로 봉사하였던 베이컨 부인의 두 여동생의 노력으로 설립되었다. 병원으로부터 분리된 조직으로 설립된 이 학교는 네 명의 학생으로 1873년에 개설되었다. 의사들은 이 학교가 출발 시에 지원하고 나섰다.

필라델피아 부인 병원에서 훈련받았던 베이야드(Miss Bayard)가 간호학교의 책임자가 되었고 학교는 급속히 성장하였다. 개교 2년째 말경에 첫 졸업생들을 개인가정으로 보냈다. 개교 4년째에는 이 학교는 타 병원에 간호감독을 보낼 수 있게 되었다. 이 학교는 병원에서 관리를 맡게된 1906년까지 독립해 있었다.

1879년 〈뉴헤븐 간호메뉴얼(New Haven Manual of Nursing)〉이 간호사, 의사 양측의 위원회에 의해 만들어져 코네티커트 간호학교에 의해 출간되었다. 이는 미국 간호학교들 사이에서 광범위하게 받아들여진 포괄적인 교재였다. 이 학교를 대학교와 합병하고 록펠러 재단으로부터 백만불의 기부금을 얻어낸 초기간호학교 중의 하나였다. 예일간호대학은 간호사 학장인 구드리치(Annie W. Goodrich)와 독립된 예산을 가진 종합대학에서 단과대학으로 설립된 세계 최초의 학교였다.

③ 보스턴 간호학교(Boston Training School)

보스턴의 메사추세츠 종합병원은 세 기관 중에 마지막으로 간호학교를 개설하였다. 아이디어는 여성교육협회에서 나왔고 설립계획을 세우고 의사들의 협조를 구하고 기금을 만들고 병원과 연결된 학교를 발전시키기 위해 메사추세츠 지사로부터 허가를 얻기 위해 위원회가 결성되었다. 간호학교는 보스턴 간호학교로 운영이 시작되었고 한 사람의 교장과 두 사람의 수간호사와 두 개의 병실을 맡을 수 있는 여섯 명의 학생으로 1873년 11월에 문을 열었다.

빌링스 부인(Mrs. Billings)은 남북전쟁 시 병원간호사로서 경험을 쌓은 사람으로 그 학교 최초의 교장이었다. 시작 초부터 의사들은 학교지원에 호감을 갖지 않았다. 불행하게도 새 제도 하에서의 병실은 순조롭게 나아가지 못하였고 학교는 어려움 투성이로 알려졌다. 학교 운영위원회는 한 사람의 졸업간호사에게 한해 동안 학교운영을 맡겨 시험해본 후에 학교문을 닫든지 계속하든지를 결정키로 하였다. 린다 리차드스가 학교책임자로 부임하여 학교를 재조직하고 학생들을 지도하고 환자에게 개인적인 간호를 하였다. 그녀의 질이 높은 간호로 인해 학생들이 본받을 수 있는 훌륭한 예를 보여 주었다. 학교 훈련위원회는 경제적인 문제로 학교운영을 메사추세츠 종합병원으로 넘긴 1896년까지 학교를 관리하였다.

이들 초기의 간호학교들은 곧 그들의 가치를 증명하였고 1879년에 이르러는 미국에 열한 개의 간호학교가 세워졌다. 세기가 바뀔 즈음에는 432개의 학교가 생겼고 이들 대부분의 학교가 그들의 프로그램을 2~3년으로 펼쳤다. 그러나 이 학교들 사이의 표준은 매우 다양하였다. 활발한 병원개혁이 1873년과 1895년 사이에 일어났다. 이 병원개혁 중의 하나가 발티모어의 존스 홉킨스 병원에서 있었는데 이 병원 간호학교가 롭(Isabel Hampton Robb)의 지도 하에 문을 열었다. 이 병원의 기능은 점차 구빈원에서 병자와 부상자의 간호기관으로 변해갔다. 결국 훈련받은 간호사들의 가치가 증명되었고 이는 훈련받은 간호사에 대한 요구가 커지는 결과를 가져왔다.

미국 초기 간호교육에 영향을 미친 세 개의 간호학교의 교육원칙은 ① 학교는 값싼 노동력을 위한 것이 아니라 교육을 근본 목표로 삼아야 한다는 점, ② 간호학교가 병원과 관련되어 있어도 행정상으로는 분리되어야 한다는 점으로 나이팅게일 제도를 따랐다.

6) 조직체를 통한 간호활동

근대간호의 역사는 길지 않다. 몇몇 선견지명이 있는 지도자들은 조직 발전을 향한 움직임을 고무하였다. 이들 지도자들은 집단은 개인보다 강하다는 것을 인식하였고, 개인이 할 수 없는 일도 조직은 이룩할 수 있다는 것과 전체에서 힘이 나온다는 것을 인식하였다. 그들은 간호의 진정한 힘과 잠재력은 개개 멤버들의 결집된 노력을 통해서 실현될 수 있다는 것을 믿었다.

조직활동의 중요성에 대한 그들의 생각은 간호제공자와 수혜자 양측을 위태롭게 하는 심각한 상태로 인해 길러져 왔다. 지도자들의 일차적 관심은 두 가지로 볼 수 있는데 하나는 제대로 훈련받지 못한 간호사들로부터 대중을 보호하고 간호사 훈련 표준화의 결여에서 대중을 보호하기 위함에 있었다.

(1) 미국간호사양성학교 교장회의
(American Society of Superintendent of Training School for Nurses)

1893년은 미국간호교육에 새로운 장이 열린 해로 볼 수 있다. 그 해에는 시카고에 자선, 교정 및 인도주의 국제대회가 개최되었다. 이 대회의 일부로서 병원과 진료소에 관한 논의가 있었다. 펜위크 여사의 제의에 의해 이 대회의 의장인 빌링스(Dr. John S. Billings)가 이 프로그램의 일부를 간호가 갖는 것에 동의하였다. 이 간호분야에 존스 홉킨스 병원의 간호원장이던 롭(Isabel Hampton Robb)이 사회를 맡았다. 회의에는 미국과 캐나다 간호사들이 참여하였다. 거기서 중요 간호쟁점과 관심사가 진솔하게 발표되었고, 국가적 단결의 필요성이 강조되었다. 이 글은 〈환자간호 1893(Nursing of the Sick, 1893)〉이라는 간행물에 특집으로 실리고, 최초 간호사 양성이 시작된 지 2세기 동안에 나타난 문제점과 그간의 발전의 역사적 기록으로 조명되었다.

간호프로그램을 수행한 그 날 이후 롭은 간호조직을 위한 가능성을 논의하기 위한 모임을 주선하였다. 이 모임이 미국간호사양성학교 교장회의가 되었다. 회원자격으로 처음엔 규모가 큰 간호사 양성학교 교장으로 제한하였으나 차츰 규모가 작은 학교와 캐나다 간호학교와 교육에 관심이 많은 개인에게도 회원자격을 주었다. 이 회의 목적은 보편적인 입학자격, 건전한 이론과 실습 프로그램과 개선된 작업조건의 설정을 통하여 높은 간호교육 표준을 개발하는 데 있었다. 교과과정 위원회는 2년 후 보고서를 출간하였다. 1907년 캐나다멤버들은 캐나다 간호사양성학교 교장회의라는 독립조직을 결성하였고 스니블리(Mary Agnes Snively)가 초대 의장이 되었다. 미국의 간호사양성학교 교장회의는 간호교육연맹(The National League of Nursing Education)이라는 새 이름으로 알려졌고, 오늘날은 미국간호연맹(National League of Nursing)으로 되어 있다.

(2) 북미 졸업간호사 연합회
(Nurse's Associated Alumnae of the United States and Canada)

1896년 9월에 뉴욕에 결성되어 북미 졸업간호사 연합회로 명명하였다. 1897년에 설정한 이 연합회의 원래 목적은 ① 윤리강령의 설정과 유지, ② 간호교육의 표준을 높이고, ③ 유용성과 명예와 재정과 기타 간호전문직의 이익을 증진시키는 것으로 하였으며, 일차목적은 훈련받은 간호사와 훈련받지 않은 간호사에 대한 구분을 법적으로 보장받는 데 있었다.

캐나다 간호사들은 1900년에 이 조직에서 탈퇴하여 1908년 캐나다 졸업간호사회

(Canadian National Association of Trained Nurses)를 결성하였다. 이 명칭은 1924년 캐나다 간호협회(Canadian Nurses Association)로 바뀌었다. 미국에서는 1911년 이 협회를 미국간호사협회(American Nurses Association)로 재명명하고 뉴욕주에 의해 등록인가되었다. 이 회의 초대회장에는 롭(Isabel Adams Hampton Robb, 1859~1910)이 선출되었다.

미국간호협회(ANA)의 설립 목적 및 기능은 ① 간호에 대한 사명감을 높인다. ② 간호교육의 수준을 높인다. ③ 간호사의 가치와 간호사의 명예, 권익 및 기타 수준을 향상시킨다.

(3) 미국 유색간호사협회(National Association of Colored Graduate Nurses)

간호조직이 그 어떤 인종적 편견을 나타내지는 않지만, 흑인간호사들은 분리된 조직을 가짐으로서 최선의 봉사를 할 수 있는 그들 스스로의 문제가 있음을 인식하였다. 그들은 그들의 간호숙련에 대한 고려없이 그들의 피부색으로 인해 야기되는 차별적인 처사들을 깨뜨리는 것이 필요하였다. 흑인간호사들은 주나 지역 간호조직에 따라서는 회원가입을 거부당하는 경우도 있었다. 미국 유색간호사협회는 1908년에 결성되었다. 이 회의 창립은 필라델피아 부인 병원 간호학교 출신인 프랭크린(Martha Franklin)의 비전과 지혜와 추진력의 결과였다. 프랭크린은 조직의 결성에 대한 관심을 알기 위한 서신을 보내기에 앞서 흑인간호사들의 지위에 대해 조사하였다. 1908년 8월 뉴욕에서 링컨 간호학교 동창회와 회장 토마스(Adah Thomas)의 후원 하에 모임이 이루어졌다. 이 회의 마지막에 협회가 창립되었고 협회의 목적을 ① 보다 높은 전문직 표준을 이룩하고 ② 학교와 직무와 조직활동에서 흑인간호사에 대한 차별적 대우를 불식시키는 데 두었다. 프랭크린양은 이 조직의 초대회장이 되었다. 몇몇 지도자들의 열성으로 유의할 만큼 목표달성을 이루었다. 토마스는 적십자사에서 흑인간호사들을 받아들이게 하는 캠페인을 주도해 나갔다. 이들 간호사들이 1차 세계대전 때 군사간호단에서 활약하였다. 토마스는 흑인간호의 역사를 최초로 집필하였다. 매시(Estelle Massey)는 흑인간호사로서 최초로 미국간호협회 이사회 임원으로 활약하였고 흑인간호사회 장학금으로 사범대학에서 간호학 전공으로 첫 흑인석사학위 소지자가 되었다.

흑인간호사회는 간호사업에 공헌해왔고 간호사들과 일반 대중이 미국 흑인들에게 관심을 갖도록 하였다. 1949년에 그들의 조직이 소기의 목적을 달성한 것으로 믿어 투표로 해체를 결의하였다. 프로그램이 2년간 점차 끝나고 1950년 미국간호협회는 흑인간호사회의 기능을 맡아하기로 하였으며 여러 면에서 차별을 배제하기로 하였다.

(4) 미국간호교육연맹(National League of Nursing Education)

미국간호사양성학교 교장회의는 회원자격과 기능의 범위가 바뀜에 따라 1912년 미국간호교육연맹(NLNE)으로 명칭이 바뀌었다. 회원자격도 광범해져서 간호사 교육분야에서 훈련을 맡고 있거나, 공중보건 간호학의 장, 간호사 시험원의 멤버이거나 간호학교에서 교육과 감독에 직접 관여하거나 그외 간호교육에 지대한 관심이 있는 개인에게도 주어졌다. 연맹은 간호학교의 전문적 수준을 높이도록 돕고, 간호학교를 위해 재정적 지원을 높이며, 건전한 교육 프로그램을 갖도록 감시하는 역할을 하였다. 연맹은 1932년 양 조직에 의한 투표로서 미국 간호협회의 교육분과가 되었다. 이는 미국교육연맹의 멤버가 되기 위해서는 미국간호협회의 회원자격을 갖는 것이 필요하였다. 미국교육연맹은 여러 해 동안 간호에서 교육적 사고와 실무의 기본 틀을 만드는 데 가장 적극적인 조직이었다. 연맹의 연간 보고서는 간호에 중요한 자산이 되었다.

(5) 미국보건간호사회(National Organization of Public Health Nursing)

세 번째의 미국간호사회는 미국보건간호사회(NOPHN)이며, 1912년에 설립되었다. 이때 지역 및 방문간호는 새로운 사회사업의 성장과 더불어 급속히 발전하였다. 가장 유망한 현대사회의 활동영역의 하나로 국가적 표준이 시급히 요구되었다. 더구나 지역사회에서 간호사들이 제공하는 간호는 병원간호와는 달랐다. 따라서 간호협회 회장이던 왈드(Lillian Wald)는 총무이던 가드너(Mary S. Gardner)와 숙고한 끝에 새 분야에 새 조직이 필요함을 알고 1912년 시카고에서 열린 미국간호협회와 간호교육연맹 연합회의 때 보건간호사회를 조직하였다. 이 조직의 목적은 공중보건의 수준을 높이기 위해 간호활동을 표준화하고 조정하는 것이었다. 회원자격은 등록된 간호사에만 제한하지 않고, 이 분야와 관련 있는 일을 하는 사람들을 포함하였고 또한 관련단체와의 협력도 시도하였다.

왈드는 이 회의 초대회장이 되었다. 그녀의 사회적 비젼과 탁월한 능력은 이 회의 발전에 원동력이 되었다. 또한 이 회의 발전에 크게 공헌한 인물로 가드너(Mary S. Gardner)를 들 수 있다. 그는 방문간호의 개척자였으며 〈보건간호학(Public Health Nursing)〉의 저자였다. 또한 사범대학에 보건간호프로그램의 장이었던 크렌달(Ella Phillips Crandall) 역시 공로자였다. 〈보건간호(Public Health Nursing)〉는 이 조직의 기관지였다. 미국간호협회와 교육연맹과 보건간호사회는 각기 그 기능은 다르지만 공통의 목적을 가지고 긴밀히 협력하여 일하였다. 보건간호사회는 착실히 성장하여 미국의 보건간호사업 발전에 기여하였다.

(6) 씨그마 데타타우(Sigma Theta Tau)

씨그마 데타타우는 1922년 인디아나주의 인디아나대학교에서 창립되었다. 이 조직은 간호연구와 리더십을 고양하기 위한 국가적 명예간호조직으로서 학문적 성취, 전문적 리더십, 간호학 학사 및 석사학위과정과 지역사회 간호지도자가 회원자격의 기본이 되어 선택된다.

(7) 미국간호대학협회(The Association of Collegiate School of Nursing)

미국간호대학협회는 1933년에 종합대학 속에 있는 간호학과나 간호대학이 모여 조직되었다. 이 조직 결성에 앞서 1932년 산 안토니오에서 열 두 학교 이상의 대표들이 모여 협회조직을 결의하였고 다음 해 1월 사범대학에서 회의를 열어 협회형식으로 할 것을 결정하였으며 1935년에 이 회의 목적을 다음과 같이 하였다.

① 간호교육을 전문적, 대학수준으로 발전시킨다.
② 간호학교들과 고등교육기관들과의 관계를 개선하고 강화시킨다.
③ 간호실무와 교육에서 연구와 실험을 강화시킨다.

회원학교가 적용할 기준을 설정하고 회원학교를 확대하였다. 협회는 애초에는 인준기관(Accrediting Agency)은 아니었으나 학교를 방문하여 회원학교들이 기준을 적용하는지를 평가하였다.

대학간호협회는 이 회가 지속하는 동안 고등교육이 관한 많은 일을 하였다. 이 회는 시종일관 간호연구의 필요성과 간호연구자 양성의 필요성을 강조하였다. 1950년 협회의 연구위원회는 미국간호협회 기관지인 A. J. N. 회사에 간호연구에 초점을 둔 정기간행물을 간행할 것을 요청하였다. 이것이 〈간호연구(Nursing Research)〉 간행의 시초가 되었다.

간호조직에 변화가 일어났다. 이는 간호대학협회의 여러 책임들을 새로운 미국간호연맹(NLN)의 학사 및 상급 학위과정 부서에서 책임진다는 결정 때문이었다. 이 협회는 짧은 기간 동안 간호와 간호교육에 가치로운 존재였음을 증명하였다.

7) 미국의 초기 간호지도자들

(1) 딕스(Dorothea Lynde Dix, 1803～1887)

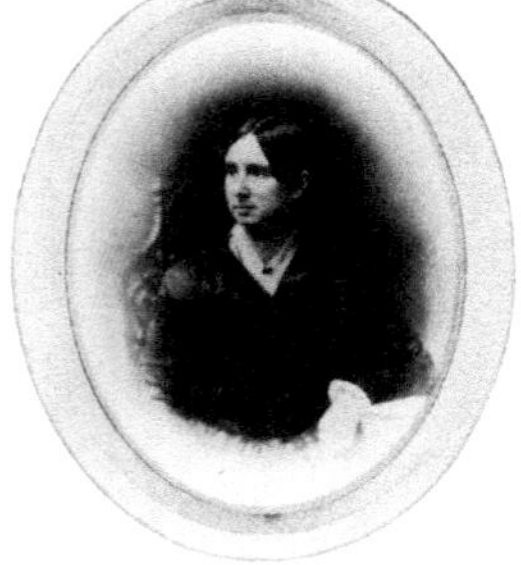

딕스는 1861년 남북전쟁 당시 전시장관으로부터 미 연합군 여성간호사 감독으로 임명되었다. 그녀는 자원 여성간호단을 조직하고, 병들고 부상당한 군인들을 간호할 병원을 조직할 권한을 부여받아, 자원여성간호인력을 선발 · 배치하고, 기부받은 공급품을 적절히 배분하는 활동을 하였다. 당시 그는 나이 60세가 넘어 군계급을 갖지 않았다. 정규 간호교육을 받지 않았으나 과거 정신보건분야에서의 인도주의 사업을 통해서 필요한 조직기술을 소지하여 이를 유감없이 발휘하였다. 그의 개성은 단정하고 질서를 숭상하였고 진지하고 합리적인 인물이었다.

(2) 바톤(Clara Barton, 1821～1912)

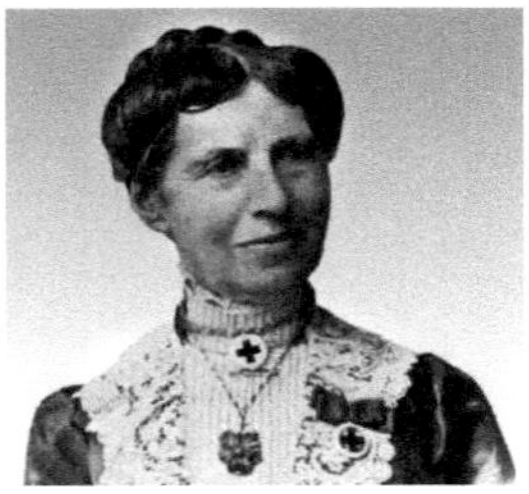

바톤은 메사추세츠주 북옥스퍼드에서 태어났다. 뉴잉글랜드 학교 교사였으며, 1854년에는 워싱톤 특허청에 사무원으로 임명된 적도 있었다. 이는 정부 부서에 여자가 직위를 얻은 최초의 일로 알려져 있다. 그러나 노예제도에 대한 분명한 생각으로 인해 이 직을 떠나게 되었다.

남북전쟁 당시 거의 대부분의 전시 간호사들이 딕스의 감독 하에 있었으나 바톤은 군대나 병원에 배정될 막대한 양의 군수물자를 독자적으로 관리하였다. 그녀는 개인적으로 연방정부 병원에서 간호하였고 전장에서 부상병들을 간호하고 연합군 군대 부상병들을 간호하였다. 그녀는 흑인, 백인이나 남부인 북부인을 가리지 않고 간호하여 인간에 대한 비차별적인 면을 여실히 나타내었다. 때로는 자비를 들여서 의료용품, 의복, 식품, 침대 등 필수품을 구입해 사용하기도 하였다. 이와 같은 그녀의 활동은 적십자의 이상과 특성을 나타내었고 후일 1881년 미국 적십자사의 창설을 성공시킨 바탕이 되었다. 그녀는 자비로 80,000여 명의 행방불명된 군인들을 확인하는 오랜 조사를 하였고 남북전쟁의 전장에 관한 강연을 300여 회나 하였다. 1870년 보불전쟁 동안 적십자사와 더불어 봉사하였다. 그녀는 1881년 미국 적십자사가 창설되고 다음 해 1882년 정부가 제네바협약에 조인할 때까지 계속 이를 위해 노력하였다. 클라라 바톤은 초대 미국 적십자사 총재가 되었고, 1904년까지 그 공직에 있었다. 미국 적십자사는 1888년 플로리다주의 황열병 유행시와 1889년 존스타운 대홍수 때 봉사활동을 하였다. 적십자 간호봉사단은 특수자격을 가진 졸업간호사단으로 이루어지도록 되어 있다. 이 대기 간호인력은 정규 육해군 간호단을 보완하는 활동을 하였다.

(3) 마호니(Mary Eliza Mahoney, 1845~1926)

마호니는 1879년 뉴잉글랜드 여성아동 병원에서 16개월 훈련과정을 마쳤다. 그녀는 미국 최초의 흑인졸업간호사로 알려져 있다. 1909년 미국 유색졸업간호사협회 제1차 대회에서 환영사를 하였다. 그녀의 생애를 통하여 감독간호사 업무에 전념하였고 간호분야에서 흑인간호사를 받아들이게 하는 일에 전념하였다. 1926년 그녀가 81세로 타계하자 미국 유색간호사협회에서는 그녀를 기념하여 마호니메달(The Mary Mahoney, Medal)을 제정하였으며, 1936년부터 미국 간호협회에서는 간호계의 소수민족에게 동등한 기회증진에 기여한 사람에게 마호니메달을 수여하였다.

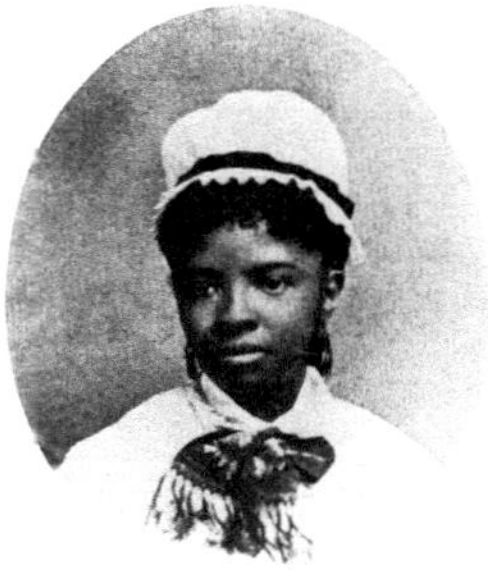

(4) 롭(Isabel Hampton Robb, 1860~1910)

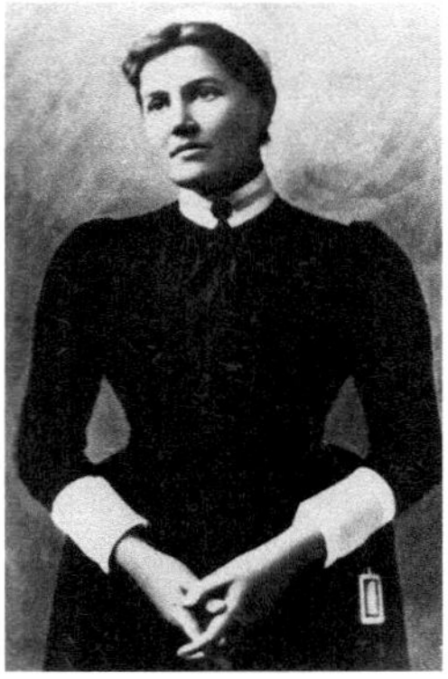

롭은 캐나다 온타리오에서 출생하였다. 그녀는 성 캐스린대학에서 수학하였고 약 3년간 학교에서 교편생활을 하였다. 1881년 벨뷰 병원 간호학교에 입학하여 1883년에 졸업하였다. 짧은 기간 동안 뉴욕 부인 병원에서 감독으로 일하였고, 로마에 있는 성 빈센트 데 폴(St. Vincent de Paul) 호스피스에서 두 해 동안 평간호사로 일하였다.

그녀는 귀국 후 시카고의 일리노이스 간호학교에서 간호사 책임자가 되어 몇 개의 교육개혁안을 실시하였다. 그렇게 함으로서 학생들은 착취당하지 않고 필요한 경험을 쌓을 수 있기 때문이었다. 그녀가 존스 홉킨스(Johns Hopkins) 병원 간호학교 조직을 맡았을 때가 겨우 30세 밖에 되지 않았다. 그녀가 이 병원에 도착하였을 때 차분함과 아름다움으로 인해 센세이션을 일으켰다. 존스 홉킨스 병원에서는 그녀를 비너스 같이 아름답다고 감동하였다. 그녀는 존스 홉킨스 간호학교 교장이 되었고 많은 개혁을 단행하였다. 식사시간, 레크리에이션, 휴식 및 공부시간을 포함해서 12시간 근무정책으로 큰 호응을 얻었다. 그녀는 간호학 서적의 필요성을 인식하여 영향력 있는 세 권의 책을 저술하였다. 1894년에 〈간호(Nursing); 병원과 개인의 이용을 위한 간호의 원리와 실제〉와 1900년에 〈간호윤리(Nursing Ethics)〉와 1907년의 〈간호교육의 표준(Educational Standards for Nurses)〉이 그것이다. 존스 홉킨스에서 부인과 레지던트인 롭(Dr. Hunter Robb)을 만나 1894년 결혼하였다. 결혼 후에도 간호활동을 계속하여 빛나는 업적을 남겼다. 그녀는 두 개의 미국 간호조직의 창설을 도왔는데 사범대학에 졸업간호사를 위한 프로그램의 발판을 마련하는 무거운 짐을 졌으며, 미국간호협회 기관지인 〈A.J.N(American Journal of Nursing)〉을 창간함으로써 미국 전문간호 초기 발전의 구심력이 되었다.

애석하게도 1910년 4월 15일 그녀가 할 수 있는 많은 일을 남겨 놓은 채 교통사고로 사망하였다. 그녀의 나이 50세였다. 그녀는 미국간호계에 큰 족적을 남겼다.

(5) 너팅(Mary Adelaide Nutting, 1858~1948)

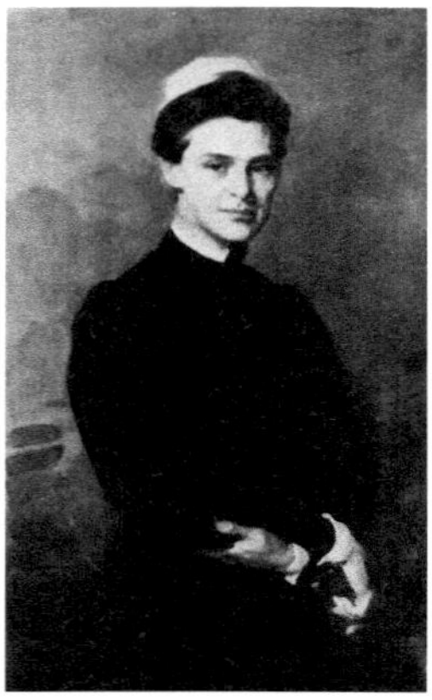

너팅은 롭으로부터 크게 영향을 받은 간호지도자로 캐나다 퀘백에서 출생하여 몬트리얼, 보스턴, 오타와의 사립학교에서 음악과 예술에 관한 특수교육을 받았다. 존스 홉킨스 간호학교 첫 졸업생인 너팅은 그녀의 모교를 롭의 꿈이었던 3년제로 전환하고 일 8시간 근무제도로 하였으며 매월 지급되던 급여제를 폐지하였다. 그녀가 발티모어에 재직 시에 6개월의 예비과정을 시작하여 발전시켰다. 그녀는 메릴랜드주 간호협회 조직을 도왔고 최초의 회장으로 활약하였고 주등록제를 촉진하였다. 간호역사자료를 수집하여 독크(Lavina Dock)와 함께 네 권으로 된 간호역사를 저술하였다. 그녀의 오랜 꿈은 고등교육기관 즉, 종합대학기관에 간호학 기본교육과정을 확고하게 설립하는 것이었다. 1907년에 콜롬비아 대학교 사범대학에 병원경제과정(Hospital Economic Course)의 책임자가 되어 세계 최초의 간호학 교수가 되었다. 그녀의 최초의 명칭은 가정행정 교수(Professor of Domestic Administration)였으나 1910년 간호교육 교수로 바뀌었다. 1925년 퇴임 시까지 콜롬비아 대학교 사범대학에 남아 있었다. 그녀는 간호사업에 미친 공로로 많은 상을 받았다. 1921년 예일대학에서 석사학위를 받았다. 1948년 오랜 투병 끝에 10월 사망하였다.

(6) 왈드(Lillian D. Wald, 1867~1940)

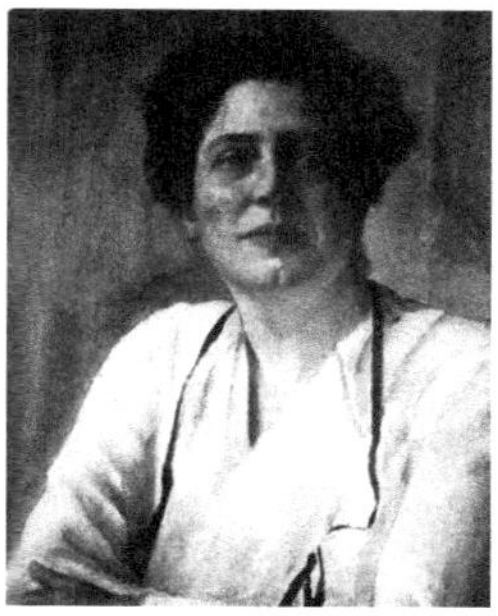

왈드는 오하이오주 신시내티에서 출생하여, 부유한 가정출신으로 높은 이상을 지녔다. 뉴욕 병원 간호학교 졸업 후 친구인 브루스터를 설득하여 곧 빈민들에 대한 간호와 사회사업에 뛰어들었고 그곳 뉴욕시 헨리가 빈민들의 삶에 깊은 충격을 받았다.

1893년 뉴욕 빈민가인 헨리가(Herny Street)에 집을 빌려 빈민방문간호를 시작하였고, 이것이 발전하여 헨리가 인보관(Henry Street Settlement)이 되었다. 당시 그들의 활약상은 왈드가 저술한 두 권의 책인 1915년 발간한 〈헨리가의 집(The House on Henry Street)〉과 1934년의 〈헨리가의 창(Window on Henry Street)〉에서 생생히 묘사되어 있다.

그녀는 보건간호 혹은 지역사회간호의 확립자로 존경받고 있으며 방문간호의 개척자이기도 하다. 1899년 콜롬비아대학교 사범대학에 보건간호학 강의 개설에 힘써 동대학의 보건학 강사로 활약하기도 하였다. 그녀의 경력은 너무나 화려하여 모두 열거하기도 어렵다. 1912년에 미국의 초대 보건간호사회의 회장이 되었다. 같은 해 통상노동과의 일부로 미국 아동국을 신설하였고 미국적십자사가 농촌 간호사 업무 담당부서를 설립하였다.

(7) 가드너(Mary Sewell Gardner, 1872~1961)

가드너는 1872년 메사추세츠에서 출생하여, 1905년 뉴우포트(New Port) 간호학교를 졸업하였다. 그녀는 미국 보건간호사회(National Organization of Public Health Nursing)를 조직하여 그 첫 회의 개최에 크게 공헌하였고 총무로 선출되었다. 1931년 현직에서 은퇴 시까지 로데섬(Rhode Island)에서 감독간호사로 일하였다. 〈보건간호(Public Health Nursing)〉라는 월간잡지를 발행하였고 미국적십자 안에 보건간호과를 개설하였다. 1916년의 저서〈보건간호(Public Health Nursing)〉는 보건간호학의 경전과 같은 책으로서 동서양 여러나라에서 자국어로 번역되었고, 몇 차례의 개정판이 나왔다. 그녀는 보건간호계에 뛰어난 인물이었다.

(8) 구드리치(Annie W. Goodrich, 1876~1955)

구드리치는 1892년 뉴욕 병원 간호학교 출신으로 뉴욕 병원에서 감독간호사로, 1907

년 벨뷰연합간호학교와 뉴욕주 간호학교 간호책임자를 역임한 후 1914년에 콜롬비아 대학교 사범대학 조교수가 되었다. 끊임없이 간호사들의 지위향상에 힘썼고, 1912년에 미국간호교육연맹의 회장이 되었다. 계속 보건간호에 관심을 가져 1916년에 "헨리가 인보관"의 방문간호사 지도를 맡았다. 왈드, 너팅과 더불어 "헨리가의 삼총사"로 알려져 있다. 1918년 헨리가를 떠나 군간호학교 교장이 되었고, 록펠러 재단의 기부금을 받아 학교를 발전시켰다.

(9) 도크(Lavinia Dock, 1858~1956)

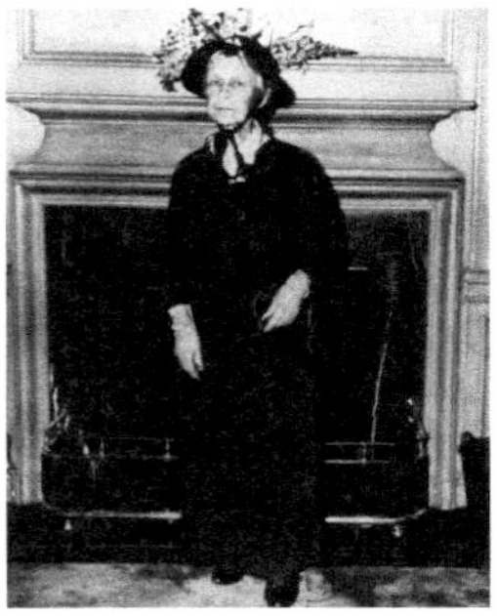

도크는 펜실베니아주 헤리그버그의 명문가의 딸로 태어났다. 자·녀 구분없이 공평하게 교육시킨 양친에 의해 오르간과 피아노 공부를 하였으나 간호사가 되기 위해 벨뷰간호학교에 입학하여 1886년에 졸업하였다. 그녀는 벨뷰 병원 밤번감독도 역임하였다. 그녀의 생애동안 간호분야에서 다양한 직책을 맡았다. 그녀는 한때 존스 홉킨스 병원에서 롭을 도와주기도 하였고, 이곳을 떠난 다음 시카고 일리노이스 간호학교 교장이 되었다. 그녀는 한때 헨리가 인보관에서 왈드와 함께 일하였고 이 일을 즐겨하였다. 그녀는 보건계에서 남성전횡이 간호전문직이 직면한 가장 큰 문제라고 믿었다.

도크는 뛰어난 능력으로 간호사업에 기여하였다. 그녀는 여성 참정권과 미성년자와 여성의 근무조건 개선을 위해서도 일하였다. 그녀의 간호에 대한 열정은 국내외의 동료들로부터 존경을 받았다. 그녀는 1899년 국제간호협의회 창설 시에 총무였고, 미국 간호학교 교장회의의 첫 총무였다. 도크는 간호업무 통제를 위한 효과적인 법률통과운동에 앞장섰다. 네 권으로 된 〈간호역사(History of Nursing)〉를 1, 2권은 1907년에 3, 4권은 1912년에 동료인 너팅과 함께 집필하였는데 간호역사의 고전이 되었다. 마지막으로 집필한 〈미국 적십자 간호의 역사(The History of American Red Cross Nursing)〉는 대작이었다. 이러한 작업 등으로 도크는 간호역사의 대가가 되었다.

(10) 스튜와트(Isabel M. Stewart, 1878~1963)

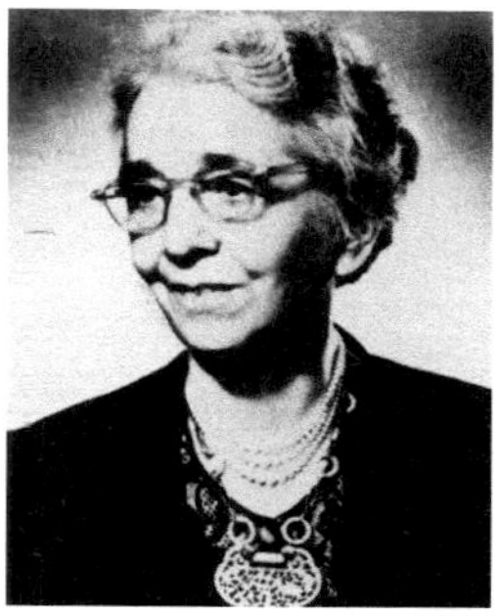

스튜와트는 캐나다 온타리오에서 아홉 자녀 중의 한 사람으로 출생하였으며 형제 · 자매 대부분이 교육에 종사하였다. 처음에 캐나다에서 교사생활을 하였으나 곧 간호로 돌아와 1903년 캐나다 위니펙(Winnipeg) 간호학교를 졸업하였다. 콜롬비아 대학 사범대학에서 수학하여 몇 개의 학위를 받았고 너팅 교수의 조교가 되었다. 후일 이 학교 사범대학 간호교육학과 과장이 되어 22년간 이 직에 있었다.

1914년에서 1919년 사이 미국 간호연맹의 교과과정위원회 간사로 있었고 1920년에서 1937년 사이는 의장으로 있으면서 〈간호교육의 표준교과과정〉을 1917년에 발간하였고, 1927년에 앞의 것을 수정한 〈간호학교 교과과정〉을 발간하였다. 미국간호연맹의 보고서로 발간된 〈간호학교 교과과정 지침서〉는 스튜와트의 학자적 생각과 리더십의 산물이었다. 후일 그녀가 "Miss Curriculum"으로 알려졌을 정도로 그녀는 교과과정의 대가였다. 그녀는 활발한 간호연구활동을 하였고, 그녀의 연구는 간호교육과 실무를 위한 유용한 정보의 보고였다. 1963년 그녀의 타계시까지 간호활동에 적극적으로 참여하였다. 그녀의 생애를 통해 학자, 저술가, 교육자, 연구가, 행정가, 지도자로서의 역할을 충실히 이행하였다. 그녀의 관심은 광범하고 다양하였는데 특히 여성교육에 깊은 관심을 가졌다. 그녀의 역사연구는 여성들이 그들 시대의 사회현상과 요구에 대한 교육과 지식 없이는 그 어떤 직업이나 전문직의 전체 요구에 부응할 수 없다는 신념을 강화하였다.

젊은 시절에는 간호조직에 기여하였고 간호교육과 간호학교 교과과정 개발에 핵심역할을 하였다. 국내외적으로 많은 간호조직에 관여하였고 주요한 인물이 되었다. 그녀의 역사에 대한 열정을 나타내 주는 두 권의 책으로 〈짧은 간호역사(A Short History of Nursing)〉가 1920년에 도크와 공저로 출간되었다. 1943년에 〈간호교육(The Education of Nurses)〉을 출간하였다. 시대가 변하면서 간호사업에 오랫동안 원동력이 되어왔던 인도주의적 측면의 상실을 개탄하였다. 스튜와트는 45년간 교육분야에서 미국간호계의 가장 영향력 있는 지도자였다.

제8장

주요 나라별 간호

1. 유럽의 간호

북유럽의 신교 여러 나라는 가톨릭 국가들의 종교단이 수행하였던 간호업무를 제공해야 할 급박한 필요성이 있었기 때문에 다른 어느 곳 보다도 평신도 위주의 간호가 일찍부터 발달하였다. 더구나 이 나라들은 먼저 산업화, 도시화되었고, 인도주의 운동의 영향도 강하였다. 훌륭한 대학에서는 화학 · 물리 · 생둘학의 발견을 기초로 의학적 연구가 발달하였다.

가톨릭 여러 나라에서의 간호는 전통적 가톨릭 기관의 수녀나 자매 또는 수도승이나 형제들에 의해 제공되었기 때문에 가톨릭 영향이 지배적이었던 나라에서의 나이팅게일식 간호는 천천히 확산될 것으로 예상되었다. 간호의 표준은 하워드(John Howard)와 다른 병원조사연구에서 보여준 것과 같이 다양하였다. 종교적 영향은 동유럽에도 그 무엇으로 뒤섞여 있었다.

신교는 크게 확립되지는 못하였고, 로만 가톨릭 교도와 동방정교(그리스정교회)도 간에 종종 마찰이 빚어졌다. 회교국인 터키에서는 1차대전 이후까지 근대 직업적 간호가 소개되지 못하였다. 터키 독재자들이 서구의 다양한 문화 특질을 채용할 것을 강요하였다. 그 이전까지는 독일 여집사들의 감독하에 하류계층인들에 의허 간호가 이루어졌다. 동유럽 전반에 걸쳐 중세로부터 근대 직업적 간호 조직으로의 전환은 가톨릭과 동방정교 양측 종교단의 후원과 적십자의 영향하에 주어진 간호형태로 천천히 변화되었다. 이들 변화는 여집사 운동을 통해서도 이루어졌는데, 이는 강한 것은 아니었다. 그 이유로는 동유럽에서의 개신교의 중요성은 비교적 덜하였기 때문이었다.

1) 독일

개신교 독일 간호의 기초는 초기 기독교 시대 여집사단에 의해 이루어졌다. 그 후 중세 십자군 원정 시 병사들을 간호하기 위해 만들어진 기사와 수도사의 혼합간호단체인 군사간호단(Knight Hospitaller)이 생겼는데, 그중 튜톤기사간호단은 독일기사간호단으로 유명하였다.

중세 후기에 봉사에 대한 요구가 강해짐에 따라 세속적 간호단이 번영하였는데, 그중 가장 뛰어난 간호단은 여성만으로 구성된 베긴간호단(Beguines)으로 이들의 활동은 본부가 있는 프랑드르에서 시작하여 13세기 독일의 대도시 전역에 퍼졌다.

근대 독일의 간호는 지역에 따라 가톨릭과 프로테스탄트의 양측의 지원하에 수행되었다. 가톨릭 계층은 오랜 종교적 간호의 전통을 유지하였다. 근대적 간호는 19세기 중엽 여집사운동을 통해 소개되었다.

1800년 이후 신교계층에서 여집사 양성소의 형식으로 간호사를 배출하였으며, 그중 1836년 신교 목사 프리드너가 설립한 카이저스베르트(Kaiserswerth) 지역의 간호사 양성소는 유명하여 당시 유럽에서는 질적으로 우수한 간호사를 배출하는 곳으로, 후일 나이팅게일 여사가 간호훈련을 받은 곳으로 유명하다. 그 후 가톨릭간호단이 완전히 없어지지 않았고, 신교집사들은 간호를 주요임무로 하였다. 이는 먼 지역까지 퍼져 바다 건너 미국까지 전파되었다. 1864년 독일적십자사가 생긴 이후 독일적십자사가 40여 개의 적십자 병원을 설립하여 이곳에서 단기 간호교육을 마친 적십자간호사가 3천 명 이상이 되었다.

마침내 베를린의 빅토리아 하우스 병원(Victoria House Hospital) 간호학교에 영국 성토마스 병원 나이팅게일 간호학교에서 공부한 퓨어만(Fr ulein Fuhrman)이 나이팅게일 체제를 소개하였으나 상당한 저항이 있었다.

독일 간호의 발달은 부분적으로 위대한 초대 수상 비스마르크의 정책과 연관지어 생각하지 않을 수 없다. 그는 중요관심사 중의 하나로서 노동계층을 위한 사회보장제도를 만들었다.

1883년 사고나 질병의 비율이 높은 저임금 노동자들을 의무적으로 보험에 가입토록 하였다. 1911년에는 모든 농업관계자와 어부, 가정주부까지도 보험에 가입시켰다. 1920년대에는 독일 근로자의 2/3 정도가 보험조직에 가입되었으며 이 프로그램은 사회보험계획의 빠르고 호소력 있는 방법 중의 하나로서, 이는 간호에 영향을 미쳤다고 볼 수 있다.

독일 간호의 특징으로 모관제도(Motherhouse System)를 들 수 있는데, 이 수도원의 경향을 띤 모관제도는 여집사들과 적십자 병원들에 의해 독일 전역에 퍼졌다. 여러 면에서 이점도 얻을 수 있는 이 제도하에서 학교를 졸업한 간호사들은 졸업 후에도 계속이 제도와 연결되어 관계기관에 남아서 일하고 졸업 후의 생활도 해당 모관의 제재를 받았다. 업무와 생활면에서 적당한 요구를 할 수 없고, 고된 부담과 강요된 생활과 낮은 급료로 질병과 빈곤을 피할 수 없었다. 따라서 여러 가지 문제가 속출하였으나 이 제도에 대한 맹목적이고 뿌리 깊은 확신으로 인해 모관의 개혁은 쉽게 이루어지지 않았다. 결국 모관을 나오는 용감한 간호사들의 수가 늘어났는데 그들은 독일에서 자유간호사(Free Nurse), 난폭한 간호사(Wild Nurse)로 불리는 간호사들이었다. 오랜 관행에 대항하는 자유간호사들은 많은 학대를 받았다. 그들의 연합노력으로 1903년 독일간호사회가 조직되고 칼 수녀(Sister Angel Karl)가 지도자가 되었다. 적십자 병원에서 간호교육을 받고 지식과 교양을 갖춘 칼 수녀의 헌신적인 노력으로 빠른시일 내에 독일 여성들의 협조와 미국 · 영국 · 덴마크 등에서도 후원을 받았다. 이와 같이 기대하지 않았던 국제 여성위원회의 이해와 관심에 힘입어 1904년 베를린에서 국제 여권운동회의와 국제간호협의회가 개최되었다.

독일 간호학교의 교장은 의사였다. 200시간의 학과교육이 있었고, 그 중 반은 의사가 맡았고, 병실실습을 강조하였다. 히틀러 시대까지 네 개의 간호단체가 있었다. 이들은 가톨릭간호사단, 개신교간호사단(집사모임 포함), 적십자간호사단, 자유간호사단(독일간호사회)이며, 자유간호사들의 단체인 독일간호사회 이외에는 당시까지 모관제도를 완전히 벗어나지 못하였다.

제2차 세계대전 후 서독은 놀라울 정도로 빠른 발전을 이룩하였고, 동시에 의료분야 발전은 간호요원의 확보를 필요로 하였다. 이에 1960년대 중반부터 우리나라 간호사들이 서독정부나 교회단체 등과 집단계약으로 파독되어 일하였다.

2) 프랑스

가톨릭 국가 프랑스에서 중세기에서 현대에 이르기까지 간호역할은 종교적 소명의식에서 이행되어 왔다. 파리의 호텔듀(Hotel Diew: House of God)와 신대륙 퀘백에서의 어거스틴 수녀들의 사심없는 고귀한 봉사는 종교적 가르침의 이행이었다. 또한 프랑스 간호역사에서 중요한 사실은 1633년 성 빈센트 데 폴(st. Vincent de Paul)과 성 루이스 데 마릴락(st. Louise de Marillac)이 5년의 교육과정으로 자선간호수녀단(the Nursing Order of Sisters of Charity)을 설립한 것이다. 이 단체는 병원 · 가정 · 전쟁터 어디서나 간호가 필요한 곳에서 도움을 주었고, 수도원 간호보다 한층 자유로운 새로운 형태의 간호를 제공하였으며 이는 많은 가톨릭 국가로 확산되었다.

1865년 파스퇴르의 연구결과는 의학역사를 뒤엎기에 충분할 정도였다. 소수의 선각자들이 감염전파에 대한 새로운 지식에 따라 변화가 필요함을 알았으나 프랑스에서는 전반적이지는 않았고 간호방법에 산발적으로 개선의 노력이 이루어졌다. 비록 선입관이 없어지고 개선된 간호방법이 일상화되기까지는 많은 시간이 경과되었지만 젊은 여의사 해밀턴(Dr. Anna Hanilton)의 운동이 이를 가속화시켰다.

나이팅게일 원칙에 따라 프랑스에 개혁이 시도된 것은 높은 윤리의식과 종교적 원칙을 갖고 있는 여의사 해밀턴에 의해서였다. 그녀는 의학생일 때 병원환자들이 받고 있는 간호가 비효율적이고 거칠다는 것을 알았고 그녀의 졸업논문 역시 간호방법을 폭로하고 이에 대해 플로렌스 나이팅게일이 영국에서 이룩한 것과 유사한 개혁을 제시하였다. 그 제안 중의 하나는 간호학교 책임자를 비전문가나 의사보다는 교육받은 간호사가 되어야 한다는 것이었다. 그녀가 파리의 보르도(Bordea)에 있는 신교 병원의 병원장이 되었을 때 자신의 생각을 실행에 옮겨 런던 병원의 젊은 졸업간호사 엘스톤(Catherine Elston)을 초빙하여 학교책임자로 하였다. 의사 해밀턴의 보르도 나이팅게일간호학교(Dr. Hamilton's Ecole Florence Nightingale of Bordeaux)를 설립, 프랑스 간호교육 발전에 크게 기여하였다. 이 간호학교는 새로운 간호방법을 소개하였으며 비종교적인 면에서 환자를 위하는 직업적 간호의 기초를 닦았다.

같은 시기에 간호발전을 위해 시도된 또 다른 노력은 영국의 "숙녀간호사(Lady Nurses)"들과 유사한 좋은 가정의 젊은 여성들을 훈련시키기 위한 두 개의 사립간호학교의 출현으로 나타났다. Rue Amyot 학교는 한 여자고등학교 교장이 자선가들에게 조언하여 파리에 세워졌는데, 교장은 자신의 학생들이 학업을 마치고 직업을 가질 수 있는 길을 마련하고자 하였다. 그러나 이 학교가 성공을 못한 주원인은 이 학교에 책임자로 부임한 양가 출신의 여성이 간호교육을 받지 않았을 뿐만 아니라 간호에 흥미조차 없었다는 사실이다.

파리에서 간호사를 위한 또 하나의 사립학교는 보통 참탈간호학교라 하는 Rue Vercingetorix private school for nurses라는 이름의 학교로 참탈(Mlle Chaptal)의 지휘 하에 있었다. 참탈은 소녀시절 사회사업에 관심을 가졌으며, 몇몇 병원에 자원봉사를 하고 국가적 결핵퇴치 사업에 참여하고 적십자 사업을 위해 학위를 취득하였으며 1903년 파리에 있는 파리의 La Piti 병원 간호학교를 졸업하고 런던 병원들을 방문하여 경험을 쌓았다.

몇 년간 참탈은 Rue Vercingetorix 간호학교에서 책임자로 있었다. 개교 초기에는 시설면에서 부족한 점이 많았으나 결국 조직과 교육면에서 큰 다른 병원들보다 우수하였다. 1914년부터 1918년까지 제1차 세계대전기간이었고 이로 인한 갑작스런 변화가 오기 전까지는 프랑스에서의 간호발전은 계속 느린 속도로 진행되었다. 영국, 미국, 프랑스 간호사들이 공통의 이유로 함께 일함으로써 외국인에 대한 프랑스인의 무관심이 없어지고 발전에 대해 관심을 갖게 되었다. 참탈은 간호실무 수준을 높이는 새로운 지도자가 되었고 그녀의 영향으로 1922년 간호사 등록제가 유효하게 되었다.

이런 발전으로 간호학교의 수가 증가하고 2년과정이었으며, 여기에 공중보건을 추가할 경우에는 3년으로 하였다. 1923년 프랑스간호사회가 조직되고 참탈이 초대회장이 되었다. 그 후 간호조직, 등록 및 진보적인 사고의 결과로 간호전문직은 괄목할 만한 발전을 이룩해 왔다. 이런 가운데 가톨릭여자수도회는 스스로 일반적 요구를 받아들일 준비를 함으로써 협조하려는 그들의 의지를 표현해 왔다. 1937년 참탈 사망시까지 그녀는 프랑스 간호역사에서 독보적인 존재였으며, 1929년 몬트리올 4년차 대회에서 국제간호협의회 회장으로 선출됨으로써 세계 간호역사에도 뛰어난 인물이 되었다.

제1차 세계대전 중 296명의 미국 간호사들이 사망하였고 그 중 1/3가량이 프랑스에서 묻혔다. 이를 기념하기 위해 미국 간호사들이 의사 해밀턴이 설립한 보르도의 나이팅게일 간호학교에 교실과 기숙사를 지어 헌정하였다. 입구 비문에는 미국 간호사 기념관이라고 새겨져 있다. 한 면에는 프랑스어로 다른면에는 영어로 다음과 같이 새겨져 있다.

"세계대전에서 죽어간 우리의 동료 미국간호사들을 기념하기 위하여 플로렌스 나이팅게일 간호학교에 우리 미국간호사들은 더 훌륭한 간호교육을 위해 이 기념관을 헌정한다."

보르도의 해밀톤의 나이팅게일 간호학교에 봉헌된 이 건물에는 큰 회의실, 도서관, 강의실, 실습실이 있다. 기숙사 침실은 독방이며 수도가 있다. 한줄의 문위에는 꽃이름으로 되어 있고 다음 줄에는 미합중국의 주명으로 쓰여 있다. 이 기념관 설립 결정은 일차대전 종전 후 해밀턴의 미국 방문 후에 이루어졌다.

해밀턴의 인도 하에 보르도 병원의 환자간호가 관심없고 훈련되지 않은 사람들에서 이곳 간호학교 출신의 이해력 있고 젊은 여성들로 차츰 바뀌게 되었다. 또한 전쟁의 급박함 때문에 소홀하였던, 간호에 포함된 많은 사회봉사가 그들에 의해 프랑스의 여러 곳으로 전파되었다.

3) 벨기에(Belgium)

프랑스와 독일 사이에 위치하여 양쪽의 영향을 받은 곳은 유럽에서 가장 인구 밀도가 높은 작은 나라 벨기에이다. 국민 대부분은 가톨릭이고 공식어는 불어와 플란더스어이다.

프랑스에서처럼 간호는 주로 수녀들에 의해 이루어졌고 사회 하류층의 훈련받지 못하고 교육받지 못한 사람들의 도움을 받았다.

이 나라의 나이팅게일식 간호는 의사 디페이지(Dr. Antoine Depage)와 그의 부인이 브뤼셀(Brussels)에 1907년 Rue de La Culture로 알려진 간호학교가 세워졌으며 영국 간호사 카벨(Edith Cavell, 1865~1915)이 이 학교를 맡았다.

카벨은 이 기관에서 존경을 받으며 일하였고 최선을 다해 이 학교를 발전시켰다. 1914년 1차 대전이 발발하였고 프랑스, 독일, 벨기에의 부상병들은 능숙한 간호를 받았다. 몇 차례 중요 전투 후에 벨기에 땅에서 독일군이 승리하자 미처 후퇴하지 못한 연합군들이 근처 숲이나 마을에 숨을 곳을 찾을때 카벨과 디페이지 부인은 비밀조직을 만들어 그들이 중립국 네덜란드로 도망갈 수 있도록 도와주었다. 이에 독일 비밀경찰의 의심을 받아 카벨은 체포되고 연합군이 도망가도록 도왔다는 죄목이 적용되어 1915년 10월 15일에 사형되었다. 그녀가 봉직하였던 Rue de La Culture 간호학교와 간호사들은 크게 충격을 받았다. 그녀가 사형 집행 직전 성직자에게한 유명한 말은 다음과 같다.

"나는 이제 애국심으로는 충분하지 않다는 것을 알았다. 나는 앞으로 누구에게도 미움이나 시기하는 마음을 갖지 않을 것이다" 이러한 학교 책임자의 손실에도 불구하고 Rue de La Culture 학교는 발전을 계속하였다. 또다른 예기치 않았던 일은 학교 설립자인 Depage부인이 벨기에 적십자사 사업을 위한 기금 마련차 미국을 방문하고 돌아오는 길에 타고 오던 배 루시타니아호의 희생자가 되었다. 고통받는 사람들은 위해 애쓰다 예기치 않은 죽음을 맞은 이 2명의 여성을 기념하기 위하여 Cavell~Marie Depage 재단기금으로 성 피에르 대학 병원(University Hospital of St. Pierre)과 연계하여 1935년에 또 다른 간호학교가 개설되었다. 3년의 교육과정과 따로 보건간호과정이 마련되어 있었다. 이 학교는 벨기에 간호설립자들의 일생의 사업을 기리기 위한 기념관으로 서 있다.

4) 스칸디나비아 제국

북유럽의 신교국가에서의 간호발전사는 신교국 독일과 거의 비슷하다. 얼음과 눈, 추위, 혹독한 날씨와 역동적인 국민들, 한 여름에는 백야가 지속되는 이 지역은 유럽에서 문명이 고도로 발달된 나라들이다. 노르웨이, 스웨덴, 핀란드, 덴마크, 아이슬란드의 간호는 일찍이 종교적 간호단에 의해 세워졌다. 이는 르네상스 기간 동안 대중의 관심이 전반적으로 감소됨으로써 어려움이 있었고, 후에 여집사들의 운동으로 현대화에 도움이 되었다. 또한 카이저스베르트에 있는 모자관(mother house)이 모델이 되었다. 적십자사가 등장하면서 간호사를 위한 단기코스가 생겼고 나이팅게일 시스템이 도입되어 기존 제도를 흡수하였다.

이를 5개국 간호사들은 북구간호사연합(Northern Nurses Union)으로 알려진 공동의 조직을 만들었고 매 4년마다 회의가 열렸고 회의 때마다 참여열기가 대단하여 성황을 이루었다. 시야를 넓히고 이해를 증진시키려는 다양한 방법들이 서로의 관심을 통합하는 결과로서 나타났다. 오늘날 앞선 사회보장제도를 가진 이들 나라들은 왕실과 국민들의 다같은 관심으로 매우 순조롭게 간호사업이 정착하고 발전하였다.

(1) 스웨덴

스웨덴의 역사에서 보면 1884년 소피아헴메트(Sophiahemmet)의 설립에서 발전적 움직임이 나타났다. 이는 스웨덴의 첫 번째 현대식 간호학교로서 소피아 여왕에 의해 스톡홀름에 세워졌다. 나이팅게일 원칙을 따르기 위해 런던의 나이팅게일 간호학교를 졸업한 에렌보그(Ehrenborg)의 지휘 하에 두었다. 설립자는 훌륭한 품성의 젊은 여성들이 자유로운 기독교 교육인 전문가 과정을 제공하겠다. 몇 년 후 스웨덴 적십자사에 의해 스톡홀름에 두 번째 간호학교가 설립되었다.

그러나 주 정부는 간호사들이 간호학교의 감독과 졸업생들의 등록에 관한 법률을 만들려는 것을 1920년까지는 충분히 이해하지 못하였다. 스웨덴 간호협회(Swedish Nurses Association)는 1910년에 설립되어 국제간호협의회의 회원국이 되었다. 나이팅게일 국제재단은 몇 명의 스웨덴 간호사들이 런던의 베드포드 여자대학에서 수학하고 넓은 시야를 가지고 스웨덴에 돌아오도록 하였다. 이는 북구 다른 나라들과 간호상태나 실습이 많은 유사점이 있어 이 계획은 계속 유지될 수 있었기 때문이다. 호여(Gerda Hojer)는 스웨덴 간호사들을 위한 조직활동의 선구자였으며 국회위원을 역임하면서

1947~1953년까지 국제간호협의회장을 맡았다.

(2) 노르웨이(Norway)

초기에 노르웨이에서는 여집사(The Deaconess)들의 영향이 강하였으나, 나이팅게일식 간호교육은 1894년까지는 시작되지 않았다.

교육적 요구는 매우 높았고 실습은 산과, 외과, 내과 및 결핵환자 간호로 이루어졌다. 많은 적십자 병원들이 조직되었고 이곳 졸업생들이 사립 및 공공분야로 가서 간호하였다. 대부분의 간호학교들은 3년의 교육과정을 요구하였다. 노르웨이 간호협회(the Nirwegian Nurses Association)는 1912년에 조직되었고, 1922년에 국제간호협의회에 가입하였다.

(3) 핀란드(Finland)

유럽의 나머지 나라와 마찬가지로 핀란드의 간호는 종교단(religious orders)에 의해 수행되었다. 여집사운동의 조직 후 이 개신교집단은 가장 영향력이 커졌다. 정부 병원들은 훈련받지 않은 간호사를 계속 활용하였으나 여집사단 산하 사립기관들은 잘 관리되었다. 여집사단은 독일, 러시아, 스웨덴에서 훈련받았다. 현대적 간호는 성토마스 병원 간호학교 출신인 메너하임(Baroness Sophia Mannerheim)에 의해 1888년에 소개되었으며, 핀란드 간호협회 창립자로서 간호에 영향을 미쳤다. 핀란드 간호사회는 1909년에 ICN 정회원국으로 가입하였다.

(4) 덴마크(Denmark)

덴마크의 나이팅게일식 간호는 후일 덴마크 여성단체의 회장으로 적극적으로 활동한 철닝(Mrs. Henry Tscherning)과 함께 1876년 크리스천(Christian IX) 왕의 적극적인 후원으로 적십자사가 조직되고, 적십자활동으로 시작되었다. 나이팅게일 제도는 같은 해 국립 병원에도 소개되었다. 뉴욕 장로교 병원 간호학교 출신인 뭉크(Miss Charlotte Munck)씨가 최초의 간호학교 책임자였다. 그녀는 이 사업을 1893년 코펜하겐에 있는 비스페프저그 병원(Bispebjerg Hospital)에서 시작하였다. 덴마크 간호사회는 1899년에 철닝여사와 노리(Norrie)여사의 도움으로 결성되었고, 1901년에는 이 회의 기관지를 발행하였고 1909년에 국제간호협의회에 가입하였다.

5) 이탈리아(Italy)

이탈리아 간호는 주로 종교적 지원 하에 있었는데 두 개의 성공적 시도는 현대적 평신도 간호학교 설립이었다. 존스 홉킨스 간호학교 출신인 박스터(Grace Baxter)가 1896년 메트로폴리탄 병원의 병동에 이들 학교 중의 한 학교를 설립하였다. 이탈리아 청십자간호사들(Blue Cross Nurses)처럼 이 곳 졸업간호사들은 수간호사로서의 직위를 가졌고 빈자들을 위해 임상에서 일하였다. 또 다른 학고는 스넬(Dorothy Snell)의 감독하에 설립되었다. 임상 실습은 로마의 폴리크리닉 병원(Polyclinic Hospital)에서 실시하였다. 전체적인 면에서 1914년 이전까지는 큰 발전이 없었다. 적십자는 오랜 종교적 간호를 변형시켰으나 자체 프로그램으로는 크게 이룩한 것이 없었다.

6) 스페인(Spain)

제1차 세계대전 발발 시까지 스페인에는 현대적 간호조직은 없었다. 1919년 독일 빅토리아 하우스(Victoria House)에 있는 간호학교 출신 독일 수녀가 스페인에 나이팅게일제도 도입을 시도하였었으나, 국민들은 혁신적 새 제도를 위한 준비가 되어있지 않았고 학교도 성공적이지 못하였다.

7) 오스트리아(Austria)

오스트리아는 독일의 영향을 강력히 받았고 따라서 현대 직업적 간호는 전통적인 종교에의 의존으로 인해 지체되었다. 자비형제단(Brothers of Mercy)이 남성 병원에서 일하였고 지역간호도 수행하였다. 조산학은 대학과 연계된 학교에서 지방자치 비용으로 잘 교육되었다. 지역에서 일하는 간호사들의 근무조건은 열악하였고, 근무시간은 길었고 조직화되지 못하였다. 1913년 이후에야 근대적 간호학교가 설립되었다.

8) 스위스(Swizerland)

영세 중립국인 스위스는 종교적 간호단체의 봉사가 활발하였으며, 신교의 발상지로서 나이팅게일의 간호개혁에 동조하였다. 신교계통 자선사업가들이 교육기금을 마련하여

1859년에 로잔(Laussane)에 라소스(Lasource)라는 아담한 간호학교를 설립하였는데 당시로는 성 토마스 나이팅게일간호학교를 제외하고는 독립된 재단으로서 처음 세워진 간호학교이다.

9) 러시아(Russia)

러시아 간호는 1917년 10월 공산혁명 시까지 주로 종교에 의해 수행되었다. 제정 러시아의 대규모 종합병원에서는 하층 남녀들이 간호업무를 조력하였다. 1854년 헬레나(Grand Duchess Helena)는 크리미아 전쟁에서 간호한 자비수녀단(Sisters of Mercy)의 창설에 영향력을 행사하였다. 러시아 적십자 역시 간호사를 양성하였다. 산과학은 러시아에서 중요하였는데, 대부분의 출산은 의사들에 의해 이루어지지 않고 모성센터의 조산사들이 빈자층이나 중산층까지 돌보았다. 제1차 세계대전 후 폴란드가 연방화되었는데 간호는 가톨릭 특히 성 빈센트 데 폴의 자비수녀단의 지휘하에 있었다. 이들의 후원 하에 엡스타인(Miss Epstein)이 1911년에 크라카우(Krakow)에 간호사양성소를 설립하였고, 제1차 세계대전 동안 강제로 휴교되었으나 후에 다시 열렸다. 러시아는 발틱연안국들과 비슷한 간호발전을 이룩하였다.

2. 동양의 간호

중요 아시아 국가들에서의 전문직업적 간호는 서구식 간호를 의미하며 이는 해당국가의 오랜 역사와 문화 속에 깊숙히 박혀 있던 전통적 인습과 생활방식의 변화가 어려웠기 때문에 서서히 소개되었다. 동양의 여러나라 중 중국, 일본, 인도는 각기 독특한 간호사업의 발달 경위를 보이고 있으나 한편으로는 공통성을 지닌 부분이 있다. 특히, 동양 몇 나라는 선교사 간호사들에 의해 직업적 간호가 소개되었다는 점이다. 선교사들은 기독교의 선교방볍의 하나로 택한 것이 선교사들에 의한 교육사업, 의료 및 간호사업이었다.

또한 선교사들에 의한 기독교 윤리의 핵심인 이웃사랑의 실천은 오랜 전통적인 풍습과 인습을 지녔던 동양 각 국민의 생활양식과 사고방식이 좀처럼 변하지 않았기 때문에 어려움이 많았으나 서서히 그 성과를 낼 수 있었다. 또 다른 공통점은 남존여비의 가치관이 동양사회 여성들의 삶에 깊이 영향을 미쳐 가정을 중심으로 남성들에 대해 복종과 침묵을 미덕으로 삼았고, 바깥 세계와는 거의 단절된 삶을 살았고 여성들이 거의 교육받지 못하였던 당시 사회에서 간호업무를 직업으로 삼는 것은 혁신으로 받아들여져 동양 각국에서 간호사업 발전이 더디게 되었다.

19세기 말 서양 선교사 간호사들에 의해 직업적 간호가 부분적으로 소개되었으나 20세기에 들어 본격적 서구문명의 도입, 과학의 발달, 매마침 일기 시작한 여성의 교육열과 함께 동양 몇 나라의 간호사업이 여성 전문직업으르 그 기반을 마련하게 되었다.

여성의 적극적인 사회참여로 동양 여러 나라의 간호사업은 2차 세계대전 후 원활한 국제교류, 점진적 간호교육 수준의 향상, 간호업무 영역의 확장 등 획기적인 발전이 이룩되었다. 또한 동양 여러 나라 간호사들이 미국을 위시하여 서구 여러 나라에 나아가 동양여성 특유의 특성을 발휘하고 있다.

1) 중국의 간호

유라시아 대륙의 동부를 차지한 나라로서 동서 약 5,000km에 걸친 광대한 지역에 걸쳐 있으며, 1999년에 이르러 13억에 육박하는 인구를 가진 나라로 춘추 말기에 나타난 공자(孔子)의 유교(儒敎)를 한오대(漢五代)의 무제(武帝)가 받아들여 국교와 같은 지위를 부여하였다. 이후 오랜 세월을 걸쳐 내려온 유교의 전통은 인간의 본분을 삼강오륜으로 삼아 여자의 활동범위를 집안으로 국한시켰고, 조혼하여 남편 식구들과 살면서 복종하고 경로하게 하였다. 남자 수에 비해 여자 수의 부족으로 여자를 외부에 내놓지 않으려는 관습과 발을 졸라매는 전족 등의 악습이 있었다. 특히, 두 가지 깊이 뿌리 박혀 있는 문화가 중국 여성들 사이에서의 간호교육의 발전을 저해하였는데 ① 인위적인 방법으로 여성들의 발을 묶어 작게 하였던 풍습이 증가된 서구영향의 결과로서 세계 1차대전 경에 중지되었다.

② 여자간호사가 남자를 간호하는 것을 기피하는 현상이다. 따라서 남자간호사를 양성해서 간호업무면에서 좋은 성적을 거두었다. 그러나 당시 간호사에 대한 금전적 보수는 너무나 적어 상류계층의 학생들을 끌어들이기 어려웠으며 중국의 젊은 여성을 위한 초기 간호교육기관에서 끌어들였던 여성들이 전반적으로 무지하였다.

이러한 땅에 영국, 미국 등의 여러 나라에서 선교사 간호사들의 노력으로 서구식 간호가 소개되었다. 중국에서 최초의 유럽식 병원은 1835년에 설립되었다.

서구식 간호는 1884년 졸업간호사 메켄지(Elizabeth McKenchie)에 의해 상해의 서문 병원(West Gate Hospital)에서 소개되었다. 최초의 간호학교는 1890년 퓨류(Foochow)의 선교단의 존슨(Ella Johnson)에 의해 중국여성들을 위해 건립되었고, 그로부터 10년 안에 수많은 간호학교가 설립되었다.

그 후 1909년 중국간호협회(Chinese Nurse's Association) 심슨(Miss Cora Simpson)의 지도 하에 설립되었고 중국 의료선교협회와 긴밀히 연계되어 있었다.

뉴욕시 루즈벨트 간호학교 출신인 게이지(Nina D Gage)씨가 장스(Changas)지방에 간호학교를 1909년에 설립하였고, 중국 간호협회의 회장으로 활약하였다. 그는 또한 간호교육 표준 교과과정을 개발하였고, 간호학교 인준, 국가고시 준비 및 국내 간호 대표자회의 개최 등의 일을 하였다. 국가고시는 1912년에 시작되었고, 이는 비천한 계층에 의해 수행되었던 간호의 수준을 전문직업으로 올리는데 특별히 중요한 몫을 하였다. 중국에서 간호학교 설립에서 선교사들의 업적은 개척활동의 좋은 예의 하나로 볼 수 있다.

그 후 많은 젊은 중국여성들이 간호대학을 졸업하였고, 이들 중에는 외국 유학의 기회를 가졌으며, 그들이 귀국해서 새로운 간호방법을 소개하기도 하였다. 이들 중 처음으로 정(Elsie Mawfung Chung)은 1909년 런던 거이 병원(Guy Hospital) 간호학교를 졸업하였다. 우(Lillian Wu)는 미국으로가 존스 홉킨스 간호학교를 졸업하였으며, 후일 중국간호협회 회장으로 능력을 발휘하였다. 상해 적십자 간호학교 출신인 첸(Shui~Yuin Chen)은 플로렌스 나이팅게일 국제재단의 도움으로 영국 런던의 베드포드 여자대학(Bedford College for Women)에서 수학하였으며 미국에서도 8개월간 수학한 후 1939년에 귀국하여 모교에서 책임자로 봉직하였다. 지역사회 간호는 생활의 표준을 높이기 위한 모든 가능성과 더불어 중국사회에서 전개되었다. 1925년 베이징 연합의과대학(Peiping Union Medical College)이 개설된 후 중국의 타지역에도 이어져 나갔다. 모든 간호조직망이 전시상황에 맞추어졌다.

1921년 미국 록펠러 재단의 후원으로 설립된 북경협화대학 간호학과는 그 수준이 높아 대학 1학년 수료자에게 입학자격을 줄 정도였다.

초기 선교사들이 간호사를 호사(護士)라고 불러 간호는 교양 있고 지체가 높은 사람이 하는 일이라는 관념을 심어 주어 후일 간호활동에 긍정적으로 작용하였다.

이 학교는 1940년 일제의 침략으로 파괴되었고, 이 곳 출신들 중에는 서부로 피하기도 하였고, 일부는 군간호에서 봉사하였다. 그 후 연이어 공산군이 중국대륙을 휩쓸면서 이들은 대만으로 옮겨가 새로운 기초를 만들기까지에는 수많은 어려움을 겪었다.

1922년 중국간호협회(Nurses Association of China)는 ICN에 정회원국으로 가입하

였으나 제2차 세계대전 후 중국대륙이 공산체제하에 들면서 국제교류가 끊겼다. 그 후 많은 어려움 끝에 1961년 대만(자유중국) 간호사회가 국가명을 "Republic of China"로 하여 ICN에 가입되었으나 타 공산진영과 함께 중국(중공)은 ICN과 교류를 하지 않고 있다.

대만(자유중국)은 군간호가 육성되어 간호장교에게 장군계급장까지 부여하고 있다. 최근 대만간호협회는 간호분야별로 전문직 서비스위원회를 두어 다양한 연구 프로젝트를 따낼 수 있도록 체계적으로 지원하고 있다.

중국간호협회는 간호사 확충과 업무영역의 확대에 주력하여 독립적인 '간호사조례'를 2008년 제정하였으며 중화호리학회는 간호사를 확보하고, 지역 간 수급 불균형을 해결하는데 주력하고 있다. 중국 간호사는 2009년 말 기준으로 218만 명이며, 인구 1000명당 간호사 수가 1.4명에 불과한 실정이다. 특히 동부 연해지역 등 일부지역에서는 간호사 수가 많이 부족하여 총 인구 대비 간호사 비율을 선진국 수준으로 높여나가는 데 주력하고 있다.

간호사의 업무영역을 확대하는 데도 힘쓰고 있는데 2008년 제정된 '간호사조례'에는 간호사 업무범위 등이 규정되어 있으며, 환자와 간호사의 권리를 보장하는 법적 근거가 되고 있다.

특히 전염병 관리 · 정신과 등 특수파트에서 근무하는 간호사들이 특별한 대우를 받을 수 있도록 하기 위해 다양한 정책제안을 하고 또한 한국의 전문간호사 제도와 유사한 '전업간호사'를 양성하며 만성질환 예방에 힘쓰고 있다.

2) 일본의 간호

일본의 문화전통은 오랫동안 환자의 신체면의 요구는 최소화하고 정신, 정서면의 요구를 강조해왔다. 환자들에게는 호소없이 남자답게 육체적인 고통을 참아낼 것을 기대하였으며 따라서 많은 신체간호는 어린이의 행태나 요구를 어른이 되어서도 나타내는 어린아이 같은 것으로 보았다. 이 독특한 정신적 태도는 성격의 나약함으로 치부하였기 때문에 전문적 간호의 발전을 더디게 하였다. 일본정부는 1853년 외국과의 무역과 거래를 공식적으로 인정하였고 그 후 미국의 페리선함(Commodore Perry)에 의해 일본의 강제적 개방이 이루어졌다. 몇 년 후 최초의 병원이 세워졌는데, 독일의사가 책임자로 있었다. 일본의학은 그후 독일학문과 실무의 영향을 크게 받았다.

일본 최초의 간호학교는 1885년 보스턴 뉴잉글랜드 병원 간호학교 졸업생이며 미국 최초의 졸업간호사인 린다 리차드스(Miss Linda Richards)에 의해 교토에 있는 도시스하(Doshisha)대학교와 연관된 선교 병원(교토의 동지사대학 병원)에 세워졌다. 이 학교의 개교는 일본에 나이팅게일식 간호의 기초를 세웠다는 점에 주목해야 한다. 그 후 영국에서 교육받은 의사 다가기(高木 : Baron Takagi) 남작의 사업으로 동경 자혜 병원 내에 간호학교가 개설되었다. 1904년에 성누가 국제 병원(St. Luke's International Hospital)이 미국의 훌륭한 간호학교와 견줄만한 간호학교를 세웠다. 미국에서 수련한 간호사 아라키산(Araki San)이 책임자로 있었다. 선교사들이 설립하고 1927년 록펠러 재단이 후원하여 비약적인 발전을 한 성누가간호대학(St. Luke's College of Nursing)은 유능한 간호지도자를 많이 배출하여 일본 각지에서 활동하여 직업적 간호를 전문화하는데 크게 기여하였으며 공중위생 연구가 성공적이었다.

일본적십자사(Japanese Red Cross Society)는 1887년에 조직되었고 몇 년 후 적십자 병원 내에 간호과정이 생겼고 좋은 가문의 여성들이 입학하였다. 전국 각지에 간호사 양성소가 세워졌다. 따라서 일본간호계의 주류적 존재인 적십자 계통의 간호교육과 실무는 전국적인 간호사업에 미친 영향이 크다고 볼 수 있으며 이 적십자 계통 출신의 간호사들이 군 간호에 봉사하였다. 국립간호학교가 설립되었으나 적십자계통 만큼 높은 수준에 도달하지는 못하였다. 특기할만한 사실로는 일본 조산사업의 발달을 들 수 있으며 간호부회와 함께 조산부회의 단결에 의해 직능별 의원제를 통해 지도자들이 의회에 진출하여 의정활동을 하고 있다. 간호사를 위한 시험과 등록은 1915년에 시작되었고 비교적 높은 수준으로 유지되고 있다. 일본간호협회는 1929년에 조직되어 1933년에 ICN에 가입하였다.

최근 일본간호협회에서는 간호사면허갱신을 시작하였으며, 간호행위에 의한 수가를 적극적으로 개발해 현실화를 눈앞에 두고 있다.

일본간호협회는 국민 건강증진과 간호사들의 권익옹호를 위해 보건의료 법과 제도를 개선하는 데 정치적 역량을 집중하고 있다.

2009년 신입간호사 임상실무연수 프로그램을 국가의 지원을 받아 실시하도록 하는 법안을 통과시켰으며, 연간 17억엔(한화 약 238억원)의 예산을 정부로부터 지원받고 있다. 간호교육을 4년으로 일원화하는 토대도 마련하였다.

현재 후생노동성에서는 국민의 요구에 기초해 간호사의 업무범위 확대를 법제화하기 위해 '특정간호사(Specific Practice Nurse)'제도를 도입하는 방안이 거론되고 있다. 침습성이 높은 일정 의료행위에 대해 간호사가 의사의 지시를 받아 실행하는 것이 가능하도록 하는 제도이다.

3) 인도의 간호

영국의 식민정책 하에서 1947년 인도가 영국으로부터 독립하고, 1951년 국민복지계획이라는 개발계획이 실시된 이후에도 빈부의 분극화(分極化)는 개선되지 않고 빈곤이 농촌이나 도시 구별없이 도처에 전염병처럼 만연되어 있고 힌두종교문화로 특색지어진 이 거대한 나라는 1999년 인구가 10억에 육박하였으며 수없이 많은 보건문제를 가지고 오늘에 이르고 있다.

인도의 기본적 기반은 농촌에 있다. 농촌의 생활 속에는 힌두교에 규제된 관습이 움직이고 있으며, 이로 인해 현대과학으로는 이해하기 힘든 미신으로 밖에는 볼 수 없는 사고와 행위가 전염병, 영양문제와 직결되어 있고, 폭발적으로 증가되는 인구문제, 모자보건문제 등 해결해야 할 보건문제가 산적되어 있다.

1600년 영국이 인도식민지의 지배권을 확립하였고, 1858년 직접 통치하에 두었으며, 1877년에 인도제국을 발족시켰다. 영국통치시대는 제2차 세계대전 종료 후까지 계속되어 인도 통일에 많은 성과를 올렸다.

나이팅게일의 크리미아 전쟁 이후의 업적의 일환으로 인도의 위생행정 개혁을 들 수 있는데, 그는 1859년 인도에 있는 영국 군인들의 건강을 위한 일을 시작하였다. 이로부터 20년 이상 인도의 중요보건문제 해결을 위한 구체적 계획 안에 열중하였다. 인도인들의 생활조건 개선을 위해 영국관민들이 더많은 관심을 갖도록 촉구하였다. 인도의 위생개혁을 위한 그의 계획은 영국을 방문 중인 중요 인도관리나 영향력 있는 영국친구들과 논의하였다. 그는 인도에 가보지 않았으나 인도국민의 건강향상을 위해 토지문제, 수리문제, 세제(稅制) 및 고리대금업(高利貸金業)에 이르기까지 광범한 조사연구 결과를 총독에게 보고하여 여러 해 동안 인도에 부임하는 총독들이 인도의 위생문제 및 기타문제에 대해 나이팅게일의 지도와 조언을 받았다. 그는 병원의 운영문제, 모자보건, 농촌의 보건위생문제에 관해서도 상세히 조언하였다. 이러한 노력의 결과로 병원, 형무소는 개선되고 대도시의 상하수도 시설이 갖추어졌다. 오늘날 인도에서 실시되는 모자보건사업은 총독 부인 더프린(Dufferin) 여사가 인도여자의료구제회를 만든 것에서 시작되었다. 더프린재단과 군대 병원에서 일하거나 선교 목적으로 교육받은 간호사들이

1870년과 1880년 사이에 인도땅을 찾아왔다. 또한 미국, 캐나다, 오스트레일리아 등지의 간호사들이 인도에서 간호사업, 계몽사업, 구호사업을 벌였다. 이러한 외국간호사들의 노력에도 불구하고 인도인들 속에 깊이 뿌리 박힌 힌두문화와 국민대다수의 빈곤과 여성들의 무지는 간호사업 보급에 장애였다.

인도 여성들의 교육열과 위생관념에 외국간호사들의 열성과 노력이 자극이 되었으나 전국적인 규모에서는 개선이 미미하였다.

최초의 간호교육기관은 1886년 카마 봄베이(Cama Bombay)에 영국에서 교육받은 애트킨슨(Edith Atkinson)이 책임자로 있었던 간호사양성소가 설립되었다. 처음에는 1년 과정으로 시작되었다. 애트킨슨이 19년간 봉사한 후 1905년 3년제로 만든 다음 인도에서 숨졌다. 1887년부터 1910년 사이 이 학교는 220명의 졸업생을 배출하여 전국 각지에 퍼져 인도간호발전에 역군으로 활약하였다. 인도졸업간호사회(Trained Nurses Association of India)는 1911년 영국간호사 틴달(Grace Tindall)의 지도 하에 조직되었으며 〈인도간호사회지(Nursing Journal of India)〉가 기관지로 발간되었다. 그 후 많은 간호사 연구과정과 보건사업과정이 생겼고 국제간호협의회에도 열성적인 회원국으로 활약하였다. 영국의 식민정책 하에서 서구의 영향을 받고 어려서부터 영어교육을 받고 자란 일부 인도 여성들의 교육수준과 활동력은 놀라울 정도로 발전되었다. 오늘날까지도 인도보건사업에서는 난제들이 산적해 있으나 부분적이기는 하나, 모자보건사업 등에서는 모범적인 운영을 보이고 있다.

3. 기타 나라의 간호

1) 캐나다

캐나다에는 초기 식민지 시대에 프랑스 사람들이 많이 이주해와서 식민지를 설립하였다. 이 이주민들 중에는 예수단(Society of Jesus)의 선교사와 프란시스파의 성도들이 있었으며, 그들이 원주민들의 질병의 참상과 간호의 필요성을 본국에 알려 두 수녀단이 캐나다 땅에 와서 간호사업을 시작하였다.

그중 한 수녀단은 성 요셉(St. Joseph)단 소속 수녀들로 1641년에 지도자 만스(Jean Mance, 1606~1673)가 이곳에 도착해 그를 중심으로 몬트리올(Montreal)에 간호사업을 시작하였다. 그녀는 1642년에 몬트리올에 호텔듀(Hotel Dieu of Montreal)를 창립하여 스스로 관리하고 간호에 종사하였다. 이 병원은 확대되어 프랑스로부터 더 많은 수녀들이 와서 일하였으며 인디언들의 난폭한 행동으로 한 때는 위험한 고비를 맞기도 하였으나 수녀들의 사랑과 인내로 인디언들이 감화되었다. 이 병원은 오늘날도 간호학생과 간호사들이 만스가 이 땅에 도착한 5월 17일을 기념하는 행사를 갖고 있다. 또한 그의 동상이 몬트리올에 서 있어 초기 캐나다를 개척한 선봉자로 인식되어 있다.

두 수녀단 중 또 한 수녀단은 어그스틴(St. Augustinean)단 소속 수녀단으로 퀘백(Quebec)을 중심으로 작은 병원을 설립하여 간호활동을 시작하였다. 이 병원은 프랑스의 리첼루 대주교(Cardinal Richelieu)의 조카딸인 애킬롱(Acquillon)이 1658년에 필생의 사업으로 만든 장엄한 규모의 호텔듀(Hotel Dieu of Quebec)가 되었다.

그 밖에 그레이 수녀단(Grey Order)과 어슐린 수녀단(Ursulines Order) 등이 유럽에서 건너와 천연두 등의 전염병이 유행하는 지역에서 희생자를 내면서 일하였다.

또한 만스의 몬트리올 호텔 듀 창립 1세기 후에 그레이 수녀단의 수녀들이 캐나다에 최초로 가정간호사업을 하였다.

나이팅게일 제도는 영국에서 전 영연방으로 퍼져 나아갔다. 캐나다에 있어서는 미국과 다를 바가 없었다. 농업이 주가 되었지만 몇몇의 대도시는 발전하였다. 인구 면에서는 프랑스계가 우세하였고 퀘백에서는 영어보다 불어가 더 많이 사용되었다. 이곳에서는 가톨릭이 우세하였다.

학교들은 교회의 권한 하에 있었고, 자선기관과 간호사업 역시 교회의 후원 하에 있었다. 반대로 영국문화 영향권의 캐나다 지역은 사회관습이 영국과 같았다. 이곳에서는 나이팅게일제도가 영국간호사그룹에 의해 도입되었다. 몬트리올 종합병원 이사회는 1875년 플로렌스 나이팅게일에게 간호학교 설립을 위해 책임자를 보냈다. 불행히도 그 학교는 실패하였다. 1890년 이사회는 리빙스톤(Miss Livingstone)에게 몬트리올 종합병원에서 간호학교를 시작할 것을 요청하였다. 그녀는 많은 어려움을 극복하고 훌륭한 학교를 설립하였다. 이 학교가 북미에서 3년제의 최초의 간호학교였으며 캐나다에서 예비과정을 개설한 최초의 학교였다. 1884년에는 토론토 종합병원 책임하에 성공적인 학교를 설립하였다.

프랑스가 가톨릭 병원에서 최초의 간호학교를 1899년 퀘백의 노틀담 병원(Notre Dame Hospital)에 설립되었다. 1901년 몬트리올에 있는 호텔 듀가 간호학교를 설립하였는데 후일 1920년에 몬트리올 종합대학에 합병되었다.

1912년에 영령 콜럼비아대학과 밴쿠버 종합병원(Vancouver General Hospital)이 합동으로 5년제 학위과정을 설치하였다. 이는 당시 대영제국 전체를 통해 최초의 일이었다.

보건간호의 모체가 되는 빅토리아간호단(The Victorian Order of Nurses)이 1897년 애버딘(Lady Aberdeen)에 의해 설립되었다.

조직활동으로는 1896년 북미졸업간호사연합회(Nurses' Associated Alumnae of the United States and Canada)라는 명칭으로 미국과 연합하여 시작하였으나, 두 단체가 법인설립으로 인하여 분리되었다. 그 후 1907년에 캐나다양성소장회(The Canadian Society of Superintendents of Training School)가 조직되고 1917년에 캐나다간호교육협회(Canadian Association of Nurse Education)로 명칭이 바뀌었다.

1908년에 캐나다간호사협회(Canadian Nurses Association)가 새로이 조직되고 다음 해인 1909년에 국제간호협의회에 가입하였다.

기관지는 1905년 토론토 병원 간호사양성소 동창회보로 나왔던 "캐나다간호사(Canadian Nurses)"가 1919년부터 캐나다간호사회의 기관지가 되어 간호발전에 공헌하였다.

2) 오스트레일리아(Australia)와 뉴질랜드(New Zealand)

이곳에서의 나이팅게일 간호제도는 군대를 통하여 직접 도입되었으며 거의 비슷한 시기에 가톨릭과 신교 선교사업과 함께 소개되었다.

큰 재단 하의 의료사업과 간호는 당시에 매우 잘 알려져 있었다. 오스트레일리아는 인구는 적고 땅은 넓어 간호사업에 어려움이 있었다. 지난 반세기 동안 시드니(Sydney)와 멜버른(Melbourne)은 도시화가 잘 진행되어 큰 도시로 발전하였다. 대륙에 있어 최초의 병원은 1811년에 문을 열었는데 간호는 죄수나 하층인들이 하였다.

1831년 아일랜드 자선숙녀단(Irish Sisters of Charity)과 푸른수녀단(Blue Nuns)이 오스트레일리아에 간호사들을 보냈다. 1868년 영국 나이팅게일 간호학교에서 오스번(Lucy Osburn) 간호사가 와서 멜버른 병원(Melbourne)에서 간호학교를 개설하였다. 이 학교는 성공적이었고 1871년에 시드니에도 한 학교가 개설되었다. 오스트레일리아 간호제도는 영국의 모델을 따랐다. 간호조직은 1899년에 시작되었고 오스트레일리아 간호사회(Australia Training Nurse's Association)는 전체 네 개의 주를 대표하며 1902년에 조직되었다. 도시에서의 보건간호는 1910년에 확립되었다.

뉴질랜드는 비교적 작은 영토로 인해 또 다른 간호역사를 가졌다. 최초의 간호학교는

1883년 웰링톤 병원(Wellington Hospital)에 세워졌고, 두 해 후에 영국인 크리스프(Miss Alice Grisp)가 오클랜드 병원(Auckland Hospital)에 성공적인 간호학교를 설립하였다. 조산사제도는 특히 강조되었고, 간호사들을 의한 조산훈련과정이 네 개의 병원에 개설되어 있었다. 1907년에 여성과 아동의 건강을 위한 로얄 뉴질랜드회(Royal New Zealand Society)가 킹 경(Sir F. Truby King)에 의해 설립되었다.

뉴질랜드는 이례적으로 낮은 영유아사망률을 유지해오고 있으며 출생률(Birth Rate) 역시 낮다. 젊은 원주민 마오리 여성들(Native Maori Women)이 그들 주민들을 위해 일하기 위해 간호학교를 졸업하고 있다. 병원검열은 1882년에 시작되었고 이와 함께 간호학교 역시 주의 검열을 받고 있다. 간호사의 주 등록은 1902년에 실시되었으며, 뉴질랜드 간호협회(The New Zealand Tarined Nurse's Association)는 1907년에 조직되고, 1912년에 국제간호협의회에 가입하였다. 오스트레일리아와 누질랜드는 각기 독립된 나라이나 영연방국으로 여러 면으로 영국의 영향을 받았으며, 영국의 간호전통을 바탕으로 미국의 진취성을 받아들여 바람직한 간호발전을 이룩하고 있다.

3) 멕시코

용감한 스페인 사람 코르테즈(Cortez)가 중앙아메리카를 개척하고 1524년에 멕시코에 예수 병원(Hospital of Jesus of Nazareth)을 설립하였는데 이 병원이 아메리카 대륙에서는 가장 오래된 병원으로 알려져 있으며 멕시코에서 가장 아름답고 현대화된 병원이다. 유명한 영국 탐험가 드레이크(Frnacis Drake)가 조난당한 후 이 병원에서 수개월간 입원생활을 하였으며 당시의 그의 침상이 남아 있는 것으로 알려져 있다.

멕시코 국민들에게는 스페인 정복자들에 의한 인디언 정복의 결과로 주로 스페인 인디언 문화의 혼합을 보이고 있다. 멕시코의 종교는 가톨릭이 우세하였다. 따라서 수세기 동안 간호는 수녀단이나 여성단에 의해 수행되었다. 1911년 간호학 실습지도는 멕시코 종합대학에 의해 이루어졌고 간호학교육과 조산교육은 의대교수들이 맡았다. 대학원 코스에는 공중보건간호학, 학교간호(School Nursing) 및 사회사업 과목이 열려있다.

멕시코 대학은 그들 학생들에게 높은 교육수준을 유지하고 있으며 전국의 모든 타 간호학교의 관할권을 가지고 있다.

학교가 공적인 인정을 받고 운영하게 되므로 제시된 최소한의 요구를 지키게 된다. 인가 받은 학교의 졸업생들은 수험료를 치르고 과정 끝무렵에 '전문적 시험(Professional

Examination)"으로 알려진 시험을 치르고 더 이상의 주면허 시험없이 중앙정부의 등록간호사가 된다. 1940년에는 멕시코에 인가된 간호학교는 13개였다. 그중 네 학교는 종합대학 의과대학과 연관되어 있었다.

멕시코 종합대학 간호학생 교육에 공헌한 두 개의 대규모 종합병원에 첨가하여 멕시코시는 영국, 프랑스, 미국 병원을 가지고 있는데 이 각각의 병원은 자국민 시민의 이익을 위해 설립되었는데 오늘날은 주로 멕시코인들이 관리하고 있다. 영국 병원의 입구에 세계적인 영국간호사 2인의 아름다운 동상이 서 있는데 한 편에는 플로렌스 나이팅게일, 다른 편에는 에디드 카벨이다. 프랑스 병원에서 간호는 병실조력자들의 도움을 받아 수녀들이 제공하고 있다. 멕시코시에는 간호학교에 대한 공식인가를 관장하는 아름답게 건축된 적십자 병원(Red Cross Hospital)이 있다. 공중보건간호학과 질병예방과 간호사의 사회적 표준향상을 위한 가능성에 대한 각성은 그들의 분발을 야기하고 있다.

멕시코 간호사회는 1947년에 조직되었고, 1961년에 국제간호협의회에 가입하였으며, 1973년에는 국제간호협의회 제15차 4년차 대회가 멕시코시에서 개최되었다.

4) 남미공화국들

남아메리카 하부지역은 적도의 작열하는 열기와 정글지대로 황열병(Yellow Fever)과 아메바성 이질(Amebic Dysentery)과 선흑사병(Bubonic Plague)이 유행하는 곳이다. 남아프리카나 오스트레일리아처럼 남쪽 끝은 11, 12, 1월도 여름철이다.

나이팅게일 제도를 도입하기 위한 충분한 노력이 있을 정도의 간호학에 대한 관심은 1914년~1918년 사이에 있었던 제1차 세계대전 이후였다.

몇몇 의사들과 교사와 적십자사는 간호학교를 시작하려 하였고, 적십자사는 때로 꽤 좋은 간호를 제공하기도 하였다. 최초로 중요한 시작이 1923년 리오데자네이로(Rio de Janeiro)에서 있었는데 남아메리카의 최초의 간호학교 중의 하나이며 브라질에서는 최초의 근대 간호학교인 안나너리 간호학교(Anna Nery School of Nursing)가 설립되었다. 사오프란시스코 데 아시스(Sao Francisco de Assis) 병원과 연계하여 이 학교는 지역사회에서 그 영향력을 키워나갔고 새로운 공중보건간호학의 방법과 간호학교 운동을 브라질의 각 지역에 펼쳐 나갔다. 이 학교의 성공은 많은 사람들이 간호사업을 하도록 하는 데 기여하였다. 1925년 이 학교 교수들은 브라질 간호협회(National Association of Brazilian Graduate Nurses)를 조직하는데 주도적 역할을 하였고 1929년 캐나다 몬트리올 국제간호협의회 대회에서 정회원국이 되었다. 이후 곧 주간호사등록제가 실시되었으며, 안나너리간호학교는 모든 인가된 간호학교들의 시범이 되었다. 남아메리카 간호교육 전진에 영향을 미친 또 다른 발전은 1940년 아르헨티나 로사리오(Rosario)에 Universidad Nacional del Litoral과 연계된 간호학교의 설립이었다. 이 곳에 입학하기 위해서는 의학, 약학, 치의학을 하기 위한 학생들 수준이어야 하고 학과목은 대학에서 가르쳤다.

전 남미 국가에서 간호학교를 운영함에 있어 커다란 난점은 스페인어로 된 교과서의 부족이었다. 이는 외국서적과 교과과정을 스페인어로 번역해야 하였고 등사판 자료를 사용하거나 교실에서 중요내용을 받아 써야 하였다. 다른 유형의 제약점도 많았다. 한 베네주엘라(Venezuela)의 정신 병원은 수치료과의 요구를 해결하지 못할 정도로 물 공급이 부족하였다. 페루의 정글지대에서는 통나무 배와 나귀 등이 교통수단이었으므로 이동에 시간이 많이 걸려 급성환자를 위해서는 보다 신속한 교통수단인 자동차나 기차가 필요하였다.

근대적 위생원칙이 전반적으로 수용되지 않는 이 거대한 대륙에 간호학교나 근대 병원의 수적인 증가는 간호학과 사회전반, 특히 여성들의 육체적 정신적 가치를 고양시키는데 크게 기여하였다.

남미의 브라질에서 1953년 국제간호협의회 4년차 대회가 개최되었고, 최초로 ICN 윤리강령이 채택되었다.

제9장

간호사업과 관련된 국제조직

1. 국제간호협의회(ICN)

국제간호협의회는 1899년 영국의 펜위크 여사의 발의에 따라 총회발기위원회가 구성되어, 이 해를 창립년도로 정하였으며, 1900년 창립 총회를 런던에서 개최하고 펜위크 여사를 초대 회장으로 선출하였다.

국제간호협의회의 특징은 국제적으로 가장 오랜 역사를 지닌 가장 큰 직업여성 단체이며, 정치 · 사상 · 종교를 초월한 순수한 전문단체로 한 주권국에서 한 회원국만을 인정한다.

회원국 자격 심사기준은 그 나라의 간호교육기준, 간호업무수준, 직업 윤리의 상황 등이다. 2009년을 기준으로 133개국의 정회원국에 약 450만 명의 회원을 보유하고 있으며, 우리나라는 1949년에 정회원국으로 가입하였다.

ICN의 기능은 국제적으로 간호직과 간호사를 대변하는 공식기구로 간호사업의 국제적 통계 및 정보관리, 국제적인 정치, 경제, 의료 및 보건단체들과 횡적인 교류를 하고 있으며, 각 회원국 전문직으로서의 지위향상을 연구하고 상호 협조한다. 또한 국가 단위로 할 수 없는 일을 수행하고 있으며, 전 인류의 건강증진을 위한 사업을 수행한다.

그 외에도 간호사의 역할확대, 간호발전을 통한 인류건강증진의 실현, 세계 보건의료 발전주도, 회원국 간호협회 지원 등 다양한 활동을 하고 있다.

ICN은 세계 간호사들을 대변하며, 간호사의 자질 향상과 간호전문직 발전을 위해 일한다. 특히 전문직 간호실무 표준화 및 수준 향상, 간호규정(법과 윤리)을 통한 전문직 자율규제 강화, 간호사의 사회 경제 복지 향상에 주력하고 있다.

ICN은 3가지 목표와 5가지 핵심가치를 추구한다. 세계 간호가 함께 나아가며, 간호사와 간호를 발전시키고, 올바른 건강정책이 추진되도록 영향력을 발휘하겠다는 것이 목표이다. 핵심가치는 리더십(Visionary Leadership), 포괄성(Inclusiveness), 유연성(Flexivility), 파트너십(Partnership), 성취(Achievement)이다.

ICN은 간호사들이 인류가 보다 건강한 세상에서 건강하게 살 수 있도록 만드는 데 기여해야 한다는 미션을 제시하고 인류의 건강과 인권을 옹호하며, 보건정책의 방향을 제시하고 있다.

INC 총회는 4년마다 개최되며, 제1회 총회는 1901년 미국의 버팔로(Buffalo)에서 열렸으며, 이 회의에서 펜위크 여사는 회칙의 서문이 되는 회의 목적을 다음과 같이 발표하였다.

즉, '질적인 환자간호를 위해 또한 간호사업의 더 큰 발전과 명예를 위해 우리 전세계 간호사들은 대동단결하여 우리의 관심과 생각과 목적을 한 데 모아 앞을 향해 전진하는 것이 우리의 책임으로 믿는다'라고 역설하였다.

1989년 제19차 총회는 우리나라 서울에서 개최되었고 동양인 최초로 김모임 ICN 회장을 배출하였다. 1993년 제20차 총회는 스페인의 마드리드에서, 1997년 제21차 총회는 캐나다의 벤쿠버에서, 2001년 제22차 총회는 덴마크의 코펜하겐, 2005년 제23차 총회는 대만에서 개최되었고, 2009년 제24차 총회는 남아프리카 공화국 더반시에서 개최되었다.

한편, ICN은 매년 '국제 간호사의 날' 주제를 정하고 세계 각국의 간호협회와 함께 주제에 따른 캠페인과 운동을 벌이고 있다. 또한 ICN은 WHO를 비롯하여 국제 적십자, 국제연합 국제긴급아동기금(UNICEF) 등 국제기구와 공식적인 관계도 맺고 있으며, 국제사회에서 간호와 간호사를 대변하고 있다.

ICN 기관지는 INR(International Nursing Review)로 격월간지이며, 100여개 나라에서 구독하고 있으며, 1959년에 60주년 기념호를 발간한 바 있다.

ICN 본부는 오랫동안 간호사업에 유서 깊은 영국의 런던에 있었으나 1965년 스위스의 제네바로 옮겼다.

ICN은 UN을 비롯하여 인류건강과 복지를 추구하는 타 국제기구들과의 횡적 교류도 활발히 하고 있다.

2. 세계보건기구(WHO)

국제연합의 한 전문기구인 세계보건기구(World Health Organization)는 제2차 세계대전 후인 1946년에 발기되었고 1948년 4월 7일에 창설되었다.

WHO의 목표는 "세계 온 인류의 건강을 가능한한 최고 수준에 도달하게 한다"로 하고 전세계에 6개 지역사무소를 두고 본부는 스위스의 제네바(Geneva)에 두고 있다. 우리나라가 속해 있는 서태평양 지역본부는 필리핀의 마닐라에 있다.

6개 지역은 동지중해지역, 동남아시아지역, 서태평양지역, 범미주지역, 구라파지역 및 아프리카지역으로 되어 있으며 세계보건기구의 주한대표부는 서울에 설치되어 있다. WHO는 지역적인 특수성에 따라 여러 가지 특수보건사업을 하고 있으며 한 국가의 힘으로는 수행하기 힘든 다음 여러 가지 사업을 시행하고 있다.

1) WHO의 기능

- 보건의료강화를 위한 정부지원
- 보건문제 관련 국제회의와 동맹제의
- 보건분야 연구 추진과 지휘
- 역학과 통계서비스를 포함한 행정적, 기술적 서비스 확립과 유지
- 향상된 영양, 주거, 위생, 근무환경과 그 외 환경위생면의 증진
- 건강증진에 기여하는 과학적, 전문적 그룹 간의 협조 증진
- 식품, 화학품, 약품 등에 관한 주체적 기준 개발
- 보건문제에 있어서 사람들의 주지된 일반적인 견해 개발에 의한 지원

오늘날 세계보건기구 가입 회원국은 165개국이며, 이사국의 수는 31개국이다. 기구의 운영은 회원국으로부터의 할당금과 특별기부금과 유엔기술원조기관의 보조와 유니세프(United Nations International Children's Emergency Fund)의 보조물자 등으로 충당하고 있다.

2) 간호사업과 WHO와의 협력관계

WHO와 간호사업과의 관련성을 보면 WHO의 제네바 본부에는 간호사업부가 있고, 종적으로 6개 지역본부의 간호사업과를 통해 회원국의 간호업무, 간호교육, 특히 기술고문 등을 파견하고 있으며, 세미나 등을 통해 사업을 시행하며, 횡적으로는 ICN이나

기타 국제기구들과 보조를 맞추어 간호교육의 국제적 기준, 보건간호사업을 위한 연구 등의 일을 한다.

1950년 이후 WHO 간호전문위원회(WHO Expert Committee on Nursing)를 세계 여러나라 유능한 간호계 인물들로 구성하여 이룩한 5회에 걸친 보고서가 1966년까지 발표되어 WHO 회원국 간호사업 발전에 기여하였다.

WHO는 세계 여러나라의 간호전문가들을 채용하여 회원국에 나가서 일하고 있다. 우리나라는 1949년 제2차 로마총회에서 정회원국으로 가입하였고 1960년부터 1963년까지 이사국으로 활약하였다.

그간 우리나라는 말라리아, 결핵, 나병 등의 예방과 박멸사업에 중요 기술원조를 받고, 보건요원 훈련면에서 지원을 받았다. 서울대 보건대학원 등에 WHO 간호고문관이 주재하여 간호사업을 협조한 사실이 있다.

3. 국제적십자사

앙리 뒤낭(Henri Dunant)이 탄생시킨 적십자운동은 국제적십자 · 적신월운동(Red Cross & Red Crescent Movement)으로 일컬어지며 어떠한 차별도 없이 인간의 고통을 예방하고 경감하기 위해 노력하며 인간의 존엄성을 보호하는 목표를 지녔다. 이 운동은 7개 기본 원칙인 인도(Humanity), 공평(Impartiality), 중립(Neutrality), 독립(Independence), 자발적 봉사(Voluntary service), 단일(Unity), 보편(Universality)을 기본으로 한다. 국제적십자위원회(International Committee of the Red Cross; ICRC), 국제적십자사연맹(International Federation of Red Cross and Red Crescent Societies; IFRC) 및 각국 적십자사 및 적신월사(National Societies: National Red Cross & Red Crescent Societies)가 하나로 결속되어 적십자 인도주의 운동을 실천하고 있다. 전쟁 중 공격받지 않기 위해 적십자와 적신월(붉은 초생달)의 깃발을 내걸고 구호활동을 한다. 이 3개의 기구는 각각 독립된 기구로서 2년마다 대표자회의를 개최하며 4년마다 제네바협약 체약 당사국 정부 대표도 참석하는 국제적십자 · 적신월회의를 제네바에서 개최한다.

따라서 우리가 일반적으로 국제적십자사로 여기는 단체는 국제적십자위원회와 국제적십자사연맹을 포함시킨 조직이라고 생각할 수 있다.

1) 국제적십자위원회

(1) 역사 및 소개

국제적십자위원회(International Committee of the Red Cross; ICRC)는 1863년 앙리 뒤낭에 의해 설립되었고 국제적으로 활동하는 인도주의 단체이며 국제적십자운동의 시초가 되었다. 1963년 100주년 기념식이 있었으며 본부는 스위스의 제네바에 있다. ICRC는 국제적십자 · 적신월운동 그리고 제네바협약으로 대표되는 국제인도법(International Humanitarian Law; IHL)에 그 기원을 두고 있다. 전 세계 80여개 국가에서 활동하며 1만 2천명 이상의 직원을 두고 있다.

ICRC의 창설 동기는 1859년 이탈리아 통일 전쟁 당시 솔페리노 전투에서 충격을 받은 청년 앙리 뒤낭이 나이팅게일의 도움을 받아 1863년 국제적십자운동을 시작하게 되었다. 앙리 뒤낭은 솔페리노 전투의 참상과 그의 체험을 '솔페리노의 회상(Un Souvenir de Solferino)'이라는 책을 1862년 11월에 출판하는데, 이 책은 국제적십자운동을 시작하는데 많은 영향을 미쳤다. 1864년 최초로 12개국 대표가 모여 제네바 조약에 서명함으로써 본격적인 운동이 시작되었다. 초기에는 국제부상자구호위원회(International Committee for Relief to the Wounded)로 출발하였다가 후에 ICRC로 알려지게 되었다.

(2) 주요 업무 및 기능

ICRC는 중립적이고 공평하며 독립적인 인도주의 기관으로서 인도적 보호를 보장하고 전쟁 중 무장폭력과 충돌로 인한 희생자를 지원하고 있다. 국제법에 따라 국제적십자위원회는 피억류자, 무력충돌로 인한 부상자 및 환자 그리고 민간인에 대한 중립적 지원에 대한 항구적인 책임을 진다. 무력충돌 시 ICRC는 각국 적십자사 및 적신월사 그리고 국제적십자연맹의 대응 활동을 조정하는 역할을 한다.

2) 국제적십자사연맹

(1) 역사 및 소개

국제적십자사연맹(International Federation of Red Cross and Red Crescent Societies; IFRC)은 ICRC와 각국의 적십자사가 참가하는 인도주의적 기구로 1919년 설립되었으며 본부는 스위스 제네바에 있다. 재난대비 및 대응, 취약계층을 위해 각국의 적십자사가 협력할 수 있도록 지원한다. IFRC에서는 1948년 적십자운동의 창시자인 앙리 뒤낭(Henri Dunant, 1828~1910)의 생일인 5월 8일을 "세계 적십자의 날"로 제정 · 공포하였다. 매년 5월 8일이 되면 전 세계 적십자사에서는 세계 적십자의 날을 알리기 위해 다양한 캠페인과 이벤트를 진행하고 있다. 2019년 "세계 적십자의 날"의 슬로건은 "Love"이었다.

(2) 주요 업무 및 기능

IFRC의 주요 업무 및 기능은 교육활동, 구호활동, 지원활동 및 기타 활동이다. 구체적인 교육활동에는 청소년 대상 인도주의 이념과 원칙교육 및 훈련 등이 있으며 구호활동에는 재해 희생자 구호가 있다. 지원활동으로 회원사 간의 연락, 조정, 연구진행, 역량강화 및 기술적 지원을 수행하며, 기타 활동으로 각국에 독립적이고 승인된 적십자사 설립 및 발전을 지원한다. 참고로 IFRC는 주로 평화 시 재난활동을 하는 반면 ICRC는 주로 분쟁과 관련된 활동을 한다.

3) 각국 적십자사 및 적신월사

각국 적십자사 및 적신월사(National Societies: National Red Cross & Red Crescent Societies)는 국내 재해구호와 보건 및 사회복지프로그램을 포함한 다양한 활동을 수행한다. 전쟁 시 민간인 피해자를 지원하고 필요한 경우 군 의료 활동을 지원한다.

참고로 대한적십자협회는 1903년 1월 8일 대한민국 정부가 최초의 제네바협약에 가입하고 1905년 10월 27일 고종황제 칙령(제47호)으로 처음 설립되었다. 그 당시 고종황제 칙령 제47호는 "널리 구제하고 고루 사랑하라"이었다. 대한적십자사는 1919년 상해 임시정부 하에서도 독립군과 거주 동포를 위한 인도적 활동을 수행하였으며 1950년 6 · 25 전쟁 시에도 피난민을 대상으로 구호활동을 전개하였다. 그 후 1960년대 4 · 19 혁명, 1980년 5 · 18광주민주화운동 시 독립적이고 중립적인 인도주의를 펼쳤다. 1994년 성수 대교 붕괴 및 서울 마포 가스폭발 사고 현장에서도 인명 구조활동 등 다양한 봉사활동을 수행하였다.

간호정신과 적십자정신은 그 근본 동기에서 일치한다. 간호사들의 적십자정신에 대한 이해와 업무의 책임은 항상 존재하고 있으며, 특히 제네바 협정에 구체적으로 밝혀진 내용과 조문들은 한 국가가 제네바 협정을 비준하는 즉시 효력을 발생하는 것이다. 즉,

전시에 있어서는 군 의료요원과 민간병원 의료원들에게도 의무화되는 것이다. 적십자의 대표 정신은 인도, 공평, 중립, 독립, 자발적 봉사, 단일 및 보편을 들 수 있는데, 제네바 협정에도 밝히고 있으며 이는 간호정신과 직결되는 정신이기도 하다.

(1) 나이팅게일 기장

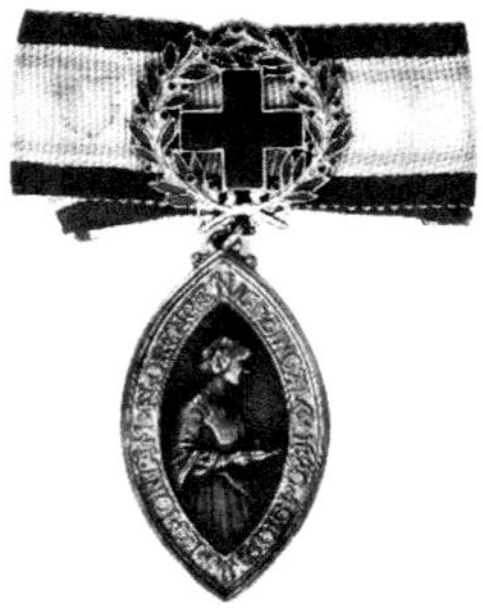

1907년 런던에서 개최된 제8차 국제적십자회의의 건의와 1912년 워싱턴에서 개최된 제9차 국제적십자회의 결의에 따라 '플로렌스 나이팅게일'의 업적을 기념하기 위한 기금이 설립되었다. 각국 적십자사로부터 기부된 기금의 수익은 '플로렌스 나이팅게일'의 생애와 업적을 찬양하여 주조된 '플로렌스 나이팅게일' 기장(Florence Nightingale Medals)의 수여에 사용되었다. 나이팅게일 기장은 1912년 제9차 국제회의에서 정식으로 채택되었으나 전쟁으로 인해서 상은 수여되지 못하였고 1920년 첫 상이 수여되었다. 따라서 나이팅게일 기장의 첫 수상은 나이팅게일 출생 100주년 기념일부터 시행되었다.

'플로렌스 나이팅게일' 기장 규정은 1991년 11월 부다페스트국제회의에서 수정된 규정을 채택하였는데 본 규정은 총 12조로 구성되었다. 본 기장은 은도금으로 만들어졌고 표면에는 '플로렌스 나이팅게일' 초상과 '1820~1910년 플로렌스 나이팅게일 기념'이라는 문구가 새겨져 있다. 본 기장의 이면에는 '박애의 공덕을 현양하고 이를 영원히 세계에 전한다'라고 쓰여 있다. '플로렌스 나이팅게일' 기장 수여는 2년마다 행하고 이 기장의 수여는 1회에 50개를 초과할 수 없다. 국제적십자위원회는 '플로렌스 나이팅게일'의 탄생일인 5월 12일에 각국 적십자에 본 기장 수여가 확정된 사람의 명단을 회람 및 통보한다. 우리나라는 1957년부터 받기 시작하여 오늘에 이르고 있으며, 간호사로서는 최고의 영예라고 할 수 있다.

PART Ⅲ

3

한국 간호의 역사

제1장

한국간호의 개요

우리 민족은 한반도와 그 주변에 정착한 이래 세계사적으로 이른 시기에 국가를 형성하였고 고유하면서도 높은 문화수준을 지니고 살아 왔다. 그러한 우리 민족의 삶은 수천년간의 기간을 거치는 동안 경제 · 사회 · 문화의 변화에 따라 변화하며 발전해왔고, 간호 역시 변화와 발전의 과정을 겪었다. 변화와 발전속에서도 우리 민족의 문화가 고유한 성격을 가지고 있듯이 한국의 간호도 고유한 특성이 있었던 것 같다. 우리 민족은 일찍부터 웃어른을 잘 모시며, 어린이를 돌보고 낯선 사람에게도 밥과 잠자리를 제공하는 것을 당연하게 여기고 이에 큰 가치를 두는 문화를 가지고 있었다.

또한 이러한 행동은 너와 내가 따로 없이 우리의 본분이자 역할이었으나, 그중에서도 어린이를 낳아서 기르고 집안살림을 도맡았던 여성이 이에 관해 일차적으로 책임을 지고 직접적 행위를 한 것으로 기대되었다. 그러나 이러한 행위는 각자 집안에서 행해졌으므로 가족을 중심으로 이루어졌을 뿐이었고 계통적으로 문헌에 이르지 못하여 불행하게도 이에 대한 사료(史料), 특히 문헌을 찾아보기 어렵고 또한 있다하더라도 이를 위한 수집 또는 연구가 어려운 것이 사실이다. 그러므로 이러한 우리민족의 남을 돌보고 간호하는 풍습과 역사에 관한 구체적인 연구는 앞으로 지속적으로 이루어져야 할 부분으로 남아 있다.

한국의 간호역사라 하면 고조선 시대부터 삼국 시대, 고려 시대, 조선 시대를 거치는 수천년간의 변화와 발전 양상이 설명되어야 하겠으나, 기존 자료의 미비로 여기서는 조선 시대의 의녀제도에서 부터 근대간호, 일본제국주의 지배기의 간호, 대한민국 건국기의 간호, 최근 40년간 대한민국 발전기의 간호로 설명하고자 한다.

1. 조선 시대의 의녀제도 배경

우리나라에서 여성이 과학적인 의미에서 의료에 활동하였던 기록은 조선 시대의 의녀제도가 시초라고 할 수 있다. 조선 시대에 여성 의료인을 나라에서 양성하여 활용한 이유는 조선의 정치 이념에서 찾을 수 있다. 조선은 유교를 정치와 교육의 이념으로 설정하고 사회의 질서를 유교에 입각하여 확립하고자 하였다. 유교는 치국(治國) 평천하(平天下) 하는 기본을 수신(修身)과 제가(齊家)에 두었던 만큼 수신과 제가를 위한 유교적 여성관 곧 부부유별관과 절열관은 유교적 통치질서 확립의 중요한 관건이었다.

조선의 유교적 여성관은 내외법(內外法)과 수절(守節)을 지향하였다. 여성을 사적 영역에 직분을 두게 한 내외법은 남녀간의 자유스러운 접촉부터 금지하는 일종의 행동규제법이었다. 내외법을 통해 실절을 방지하는 것을 추구한 유교적 여성관의 실천은 여성의 진료에서도 예외일 수 없어서 여성이 남의(男醫)에게서 진료를 받는 것조차 허락할 수 없었던 것이다. 따라서 고려 사회에서는 문제시되지 않던 남의의 여성 치료가 조선사회에서는 문제로 제기되었고, 이를 해결하기 위해서 새롭게 여성을 대상으로 하는 여성 의료인을 양성할 필요가 대두되었다. 이에 태종 6년(1406) 3월 제생원(濟生院) 지사(知事) 허도의 건의로 의녀제도를 신설하고 제생원에서 동녀(童女)에게 의술을 가르침으로써 의녀가 생겨나게 되었다.

의녀양성제도 설립의 목적은 두 가지로 설명할 수 있다. ① 여성에게 의술을 가르쳐서 궁중과 사족(士族) 여성의 병을 구료하고자 한 것이다. ② 의약제민(醫藥濟民) 정책과 관계된다. 즉 유교의 애민(愛民)정치사상에 입각하여 백성의 생명을 구제하고자 보건사업에 관심을 표명하기 위함이다.

태종 6년에 창설된 의녀양성제도는 의녀가 모두 한양의 관비(官婢)여서 이들의 활동무대가 주로 한양이었기 때문에 지방의 부녀자들은 의녀제도의 혜택을 받을 수 없었다. 따라서 세종 5년(1423)에는 의녀교육을 지방까지 확대하여 실시하는 대책이 강구되어 세종 17년(1435)에 지방 출신의 의녀들이 한양에서 교육 받을 수 있게 되었다.

2. 의녀의 교육

의녀는 신분적으로 관비(官婢)였다. 처음 의녀제도가 실시될 당시 제생원에서 교육받은 대상은 서울에 있는 동녀(童女)였으며 정원은 점차 늘어나는 추세였다. 세종 17년

(1435)에는 지방의 10세 이상 15세 이하 관비로 의녀가 될 만한 자를 서울로 보내 교육을 받도록 하였다.

관비에게 의학교육을 시켜 의녀를 둔 이유는 ① 관비는 국가소유이기 때문에 능력이 있다고 판단되면 마음대로 필요한 수 만큼 선발할 수 있다. ② 천민이기 때문에 양가의 부녀와는 달리 쉽게 남의(男醫)로부터 교육을 받을 수 있다. ③ 이들은 국가에서 지정하는 곳이면 어느 곳이든지 보내져서 의료행위를 할 수 있다. ④ 이들은 성재(成才)한 뒤 국가에서 그 업(業)을 폐하지 못하도록 규제를 가할 수 있다는 점 등을 들 수 있다.

초기에 의녀를 가르친 교육자는 제생원의 훈도(訓導)였다. 그러나 세조 6년(1460) 5월에 제생원이 혜민서(惠民署)에 합속되자, 의녀의 교육도 혜민서에서 관장하였다. 혜민서는 일반 서민의 구료를 그 목적으로 하면서 의학교수와 훈도가 있어 의생과 의녀의 교육을 담당하는 기관이었다. 그 외에도 지방에 사는 의술에 정통한 자를 서울로 초빙하여 의녀를 교육시키기도 하였으며, 의술이 출중한 의녀는 직접 교육자가 되기도 하였다. 혜민서의 의녀는 능력에 따라 결원이 있을 때마다 국왕을 비롯한 왕족의 치료를 담당하는 곳인 내의원(內醫院)의 내의녀(內醫女)가 되기도 하였다.

의녀 교육과정을 보면 먼저 천자(千字), 효경(孝經), 사서(四書) 등을 통해 문자교육을 실시하여 한문으로 된 의서를 습독할 수 있도록 하였다. 특히 사서를 통해서는 문자교육과 유학의 기본원리를 습득할 수 있도록 하였다. 즉 의녀에게는 직업을 수행하는 과정에서 필요한 의료기술 외에 심성교육을 위해 유학적 인성교육도 중시하였다. 의학기술교육으로는 맥경(脈經)과 침구법, 조제법과 산서(産書)가 포함되었다.

세조 9년(1463)에 마련된 이른바 '의녀권징계조건(醫女勸懲戒條件)'은 의녀교육의 제반조건, 즉 교육방법상의 여러 대책을 강구한 것으로 이에 의하면 혜민서 의녀는 매월 시험을 통해 합격 또는 불합격의 2등급 평가를 받으며 점수가 높은 3인은 포상으로 월료(月料)를 주었다. 3번 불합격한 자는 혜민국의 다모(茶母)로 강등시키는 벌을 받았으나 이들이 다시 공부하여 3번 이상 합격하면 다시 의녀로 환속시키는 방법을 통해 교육의 효과를 높이려고 하였다.

의녀의 교육내용을 보면, 진맥, 침구, 명약(命藥) 등 의학의 기초부분과 여성을 대상으로 한 부인병 관계의 전반적인 기초지식이었다. 특히 의녀양성의 이유가 남녀유별의도를 확립하기 위한 것이므로 진맥과 침구를 중요한 교육내용으로 삼았다. 신체를 접촉할 필요가 없는 약에 관한 지식은 남의가 할 수 있는 일이므로 명약(命藥)은 의녀교육에서는 중요시 다루지 않았다.

한편 의녀에게 의술을 교육시키기 위해 의녀로 하여금 의관가(醫官家)에 왕래하여 간병하면서 학습하도록 하고, 침술은 의녀들끼리 실습하여 습득하도록 하였다. 그리고 의술의 정밀도를 제고하기 위하여 1대 1의 개인 교습법을 활용하였다.

3. 의녀의 활동

초기에는 의녀의 활동이 구분되지 않았으나 점차 제도적으로 자리잡아가면서 활동하는 부서나 역할에 따라 분화되어 조선후기에 이르러서는 전문성에 따라 침의녀, 맥의녀, 약의녀로 구분되었으며 이들 활동은 간호, 조산, 진찰, 침구, 명약 등이었다.

진찰은 의녀교육의 창설 원인이 여성을 대상으로 진맥을 하여 남녀유별의 도를 지키기 위한 것이었으므로 의녀가 많이 행하는 의료행위였다. 진찰법은 망진(望診), 문진(問診), 문진(聞診), 촉진(觸診) 등 사진법이 있는데 이 가운데 남녀유별의 도에 위배되는 망진과 촉진을 의녀가 하였다. 일반적으로 의녀가 궁중의 여성을 진맥하여 증후를 의관에게 전하면 의관은 의녀의 말에 준하여 치료방법을 의논하여 병을 치료하였다. 따라서 진맥에 대해서는 의녀는 전문가적 능력을 인정받아 어의와 동일하게 병의 원인을 논의하는 데까지 이르기도 하였다.

침구술은 살을 대어야 가능하였으므로 의녀의 주된 업무였으나 침을 맞을 때 그 증후가 어떠한지를 의관에게 보고하기도 하였다.

혜민서에서 교육받은 지방출신의 의녀는 다시 지방으로 돌아가서 의료활동을 하였다. 지방은 한양에 비하여 의료인이 드물었기 때문에 의녀 활동의 폭이 더욱 넓었을 것으로 추측된다. 이것은 20세기에도 농어촌 지역의 국민 건강을 증진하기 위하여 보건진료원을 두고 이들에게 폭넓은 간호 및 치료 행위를 하는 것과 연관하여 생각할 수 있다.

4. 의녀제도가 간호사에 미친 영향

의녀제도는 다음과 같은 측면에서 간호에 많은 영향을 미쳤다고 할 수 있다. ① 남녀유별이라는 유교문화의 산물로 볼 수도 있으나 국민건강과 관련이 있는 여성의 직업적 특성이 나타난 제도라고 할 수 있으며, ② 유교가 지향하는 여성관에 합치되는 방향으로 변화시켜 전문적인 직업인으로 양성하려는 첫 시도임을 알 수 있다. ③ 조선 시대 보건정책인 의약제민의 정신에 입각하여 여성의료인의 필요성과 역할을 명확히 인식하는 계기가 되었으며, ④ 의녀의 역할은 훌륭하였으나 신분(관비나 노비의 딸)이 미천하여 사회적 대우 및 평가가 제대로 이루어지지 못하였다 ⑤ 잡학이라는 인식으로 천시를 받았으나, 인간의 생명을 다룬다는 특성 때문에 체계적 교육을 통해 기초간호과학 발달에 기여하였으며, ⑥ 조산, 진맥, 침구술 명약(투약) 등 전문직업인으로서의 간호행위를 규명하였다. ⑦ 국가가 정규과정을 통해 여성의료인을 의도적으로 양성하고 활용한 유일한 예로 조선 시대 여성건강을 책임진 사람이라는 점과 ⑧ 조선후기 약방기생이라는 이름으로 불리면서 후일 현대적 간호학 발전에 저해요소로 작용하기도 하였다.

제2장

근대간호의 시작 (1876-1910)

우리나라에서 '간호'라는 용어가 오늘날의 전문용어의 의미로 사용되기 시작한 것은 서양의 근대간호가 소개되기 시작한 19세기 말, 20세기 초부터이다. 근대간호란 간호를 하기 위하여 특정 교육을 받은 후 이를 직업으로 하는 사람들이 근대적 의료기관내에서 행해지는 간호라고 말할 수 있다. 이러한 근대간호는 먼저 근대화의 경험을 한 서양에서 발달하여 우리나라에도 소개되었다.

1. 구한말 우리나라에 세워진 병원

우리나라에 서양의료가 활발하게 전파되기 시작한 것은 병자수호조약체결(1876년) 이후라고 할 수 있다. 조약체결에 따라 조선과 일본의 무역 개항장에 전염병이 자주 발생하여 일본거류민과 무역에 큰 지장을 초래하였다. 이러한 문제를 해결하기 위하여 처음으로 세워진 병원이 부산의 제생의원이다.

제생의원은 설립초기에 해군에 소속되었다가 1884년에 육군에, 1886년에는 일본공립병원으로, 1897년에는 공립 병원으로 그 명칭을 변경하였다. 일본인들이 세운 이 의료기관은 한국에 있는 일본인들의 의료문제를 해결하기 위해 설립되었지만, 한국인에게도 의료혜택을 주게 되어 한국인에게 처음으로 근대적 보건의료기구를 선전하는 역할을 하였다.

조선정부가 서양의학과 의료에 지속적인 관심을 브이고 있던 중 1884년 12월 갑신정변이 발생하였다. 이 때 자상을 당한 민영익은 미국 공사관 의사인 알렌에게 치료를 받았고 이 사건이 계기가 되어 제중원을 설립하게 되었다. 제중원은 가난한 사람을 위한 시설이자 군진의료시설이고, 의학교육시설이자 근대화된 의료기관이었다. 이에 조선정부는 병원설립의 제안을 받아들여 고종 22년(1885년)에 광혜원을 설립하게 되었다. 이것이 우리 정부가 세운 최초의 국립 병원이다. 광혜원은 곧 제중원으로 개칭되고 활발한 의료사업을 하다가 청일전쟁 및 정부의 재정적 지원이 어려워 1894년 문을 닫았다.

그러나 1899년에 대한제국 정부는 다시 국립 병원의 필요성을 느껴 내부 병원을 설립하게 되었다. 내부 병원은 주로 빈민구료, 감옥소구료, 전염병자구료 등을 담당하였다. 내부 병원은 후에 광제원으로 개칭되었으며 1907년 대한의원이 설립되면서 이에 통합되었다. 대한의원은 그 전까지의 국립 병원과는 다르게 국가의료, 의학교육, 위생행정을 하나로 통합하여 대민진료 활동은 물론 간호사, 조산사, 의사, 약사를 양성하는 교육기능과 공중보건활동도 담당하였다.

한편 조선이 서구 여러 나라와 수교를 맺은 이후 많은 선교 의료인이 전국 여러 곳에서 의료사업과 선교사업을 병행하였다. 1880년대 중반에 시작된 선교의료는 1890년대에 포교의 지역적 범위가 확대되고 선교의사의 수도 늘어났으며 1910년까지 우리나라 곳곳에 선교 병원이 설립되었다.

2. 개척기 서양간호사들의 업적

우리나라에서 근대적인 간호사업이 태동할 수 있었던 것은 역시 1891년 한국에 도착한 최초의 서양간호사인 히드코트(Emily Heathcote)양을 비롯한 웹스터(Elizabeth Webster), 제콥슨(Anna P. Jacobson), 쉴즈(Esther L. Shields) 등의 노력이라고 하지 않을 수 없다. 서양 선교의사들이 우리나라에 들어와 의료기관을 설립하면서부터 선교간호사들도 한국에서 활동하였다. 그중 첫 인물은 영국 성공회 선교부의 간호사업을 위해 1891년에 우리나라에 도착한 히드코트(Emily Heathcote)양이었다. 그는 이듬해에 여의사 쿠크(Kooke)와 함께 서울 정동에 부인들을 위한 진료소를 개설하여 봉사하고 1896년 귀국하였다. 이 병원은 나중에 성베드로 병원으로 개칭되어 1893년부터 성베드로 수녀회의 간호사들로 보강되었다. 같은 영국간호사인 웹스터(Elizabeth Webster)양은 1892년에 성베드로회의 수녀 5명과 함께 우리나라에 도착하여 서울에 있는 영국교회 선교부 산하에서 나병으로 생을 마감할 때까지 5년간 봉사하였다. 1895년 내한한 제콥슨(Anna P. Jacobson)양은 미국에서 간호교육을 받은 간호사로 서울 구리개에 있는 왕실의원(제중원)에서 2년간 봉사하다가 이 세상을 하직하였다. 개척기의 간호사 중 쉴즈(Esther L. Shields)는 나이팅게일식 간호교육을 철저히 받은 간호사로 우리나라에서 35년간 헌신적인 간호활동을 하였으며 도범적인 간호교육기관을 설립하고 최초의 간호사단체를 조직하는데 큰 영향을 미쳤다.

선교간호사가 초기 한국간호에 미친 영향은 다음과 같다.

① 헌신적인 봉사로 간호사업의 내용과 체계를 확립하였으며, ② 처음부터 과학적이고 체계적인 간호를 통하여 한국 간호사업의 현대적 간호교육의 기초를 마련하였으며, ③ 비약과 혁신으로 간호사업 육성과 더불어 초기 여성의 사회참여활동을 높이는 계기가 되었다.

표 2-1 개화기 서양간호사 업적

년도	성명	나라	공헌
1891	에밀리 히드코트	영국	• 최초의 선교간호사 • 서울 정동에 부녀자를 위한 진료소 개설
1892	웹스터	영국	• 성베드로회 수녀 5명과 함께 도착 • 성 마태병원 근무
1895	제콥슨	노르웨이	• 장로교 해외 선교부에서 파송된 첫 간호사
1897	쉴즈	미국	• 세브란스 간호사 양성소 설립 • 최초의 간호사 협회 조직, 한국의 나이팅게일로 불림
1903	에드먼드	미국	• 최초의 간호교육기관인 보구여관 설립
1920	로렌스	미국	• 쉴즈에 이어 세브란스 간호사 양성소 소장

3. 한국 간호교육의 시작

1) 정동 보구여관에서의 간호교육

한국의 첫 간호교육은 현재 이화여대 간호대학의 전신인 정동의 부인 병원인 보구여관(保救女館)에서 시작되었다. 1902년 미국인 에드먼드(Margaret J.Edmunds)는 정식 간호교육을 받은 여성으로서 한국에서의 간호교육을 위해 파견된 간호사였다. 1903년의 최초 입학생은 병원에서 보조역할을 하던 6명의 기독교인 여성들이었다. 도중에 탈락자도 많아 1908년에 김마르다와 이그레이스 2명이 졸업하였다.

교과과정은 1학년에 간호사의 자격, 인체골격, 순환, 혈액검사, 병원규칙, 찜질, 침상만들기, 환기, 수술준비, 저명인사의 일생회고의 교과목을 이수하야 하고 2학년에는 응급, 치과, 식이요법, 산과, 해부, 나이팅게일 생애, 3학년에는 위생, 이비인후과, 열, 수술, 외과드레싱 준비 등을 학습하도록 구성되어 있다. 실습은 초기에는 12시간 근무제로 하여 강의와 실습을 병행하였으며 내용은 붕대법, 침상만들기, 목욕법, 투약, 간단한 식이 준비, 활력증상측정, 증상기록, 특수약물투여, 세척, 찜질, 드레싱, 약 도포, 마사지원리, 사후처치 등이었다. 그 후 의학과목이 더욱 세분되어 첨가되고 간호학 과목도 늘어났으며 이러한 전공과목 이외에도 성경, 음악, 산수, 국어, 한문, 영어 등을 배웠다. 이는 간호학 공부를 위한 기초교육이 준비되어 있지 않은 학생들을 대상으로 교육해야 하였기 때문이다.

교수의 수가 적고 교과서가 부족하며 언어장애로 인하여 주로 임상지도(bedside instruction), 칠판 사용, 동료 선교사의 도움을 받아 실시하였다. 교과서는 거의 없는 상태로 이화학당에서 한글번역한 생리학이 유일한 교과서였다. 그 후 고열 환자간호와 환자식이 조리법을 번역하여 팜플릿 형태로 인쇄하여 사용하였고, 의학과목의 교육내용과 미국의 간호학서적을 번역하여 사용하였다.

1906년 1월 25일에는 한국최초의 가관식이 보구여관 대기실에서 보구여관 간호사 양성소 학생들을 대상으로 거행되었다. 예배순서로 진행되었으며 에드먼드가 캡을 수여하고 의사와 간호사들의 합창과 축도로 간호학생들의 전문직 교육을 격려해 주었다. 1907년에 있었던 2회 가관식은 정동교회에서 보구여관 간호사 양성소와 세브란스 간호사 양성소 두 학교가 함께 실시하였다.

한편 환자를 돌보는 직업을 가진 여성을 의미하는 너스(Nurse)에 해당하는 한국 명칭이 없어 한문을 사용하여 '간호원'이라고 칭하였다. 간(看)은 'To take charge of ; watch over', 호(護)는 'To aid ; Protect and guard', 그리고 원(員)은 'A member'의 의미를 가진다.

보구여관의 에드먼드와 2명의 간호학생은 외국의 의료기관을 방문하는 기회도 가져 1906년에 일본의 나가사끼, 오메라와 고꾸라의 육군 병원과 민간 병원 및 여성해외선교부 여학교와 맹아학교 등을 방문하였다.

2) 세브란스 병원에서의 간호교육

1893년 제중원 담당 의사로 부임한 선교의사 에비슨은 이듬해에 갑오개혁과 관련하여 종교의 자유가 선포되자 제중원을 조선정부 공립 병원에서 미국 북장로교회 소속으로 옮겼다. 1904년 9월 3일에 제중원을 여섯 선교단체의 연합인 세브란스 병원(Severance Hospital)으로 개명 · 개원하였다. 한편 에비슨이 한국여성을 간호사로 양성하려는 계획을 가지고 선교본부에 간호사를 요청하여 1897년 한국에 온 간호사 쉴즈는 세브란스 병원에서 1906년부터 간호교육을 시작하였다. 학생의 입학자격은 기독교인이며 한글 및 기초 산수를 해득한 자로 학교의 규칙을 지키기로 서약한 자에게만 주어졌다. 입학자격에 일정한 수준의 학력을 요구하지 못한 것은 당시 기초교육을 제대로 받은 여성이 드물었기 때문이다.

세브란스 간호학교는 개교 이듬해인 1907년에야 비로소 두 명의 학생을 입학시켜서 그해 6월 12일에 가관식을 거행하였고, 1908년에는 일곱 명의 학생을 입학시킬 수가 있었다. 임상실습은 남녀 내외과 병실, 수술실, 부인과 진료실, 외래진찰실 및 산부인과와 공중보건 간호실 등에서 하였다. 1910년 50명의 학생 중 김배세(Bessie Kim)만이 졸업하게 되었다.

3) 대한의원에서의 간호교육

우리나라는 1907년에 이르러서야 정부산하에 대한의원을 설치하고 산파와 간호부를 양성하게 되었다. 이와 같이 정부가 여성에게 간호교육을 시작하였다는 것은 간호교육사뿐 아니라 여성직업교육사에서도 커다란 의의가 있다고 하겠다.

대한의원의 설립목적은 위생(衛生), 의육(醫育), 치병(治病) 세가지를 담당하는 것이었다. 이 목적을 수행하기 위해 치료부, 교육부, 위생부의 3부서를 두고 교육부에서는 의사, 약제사, 산파, 간호부를 양성하고 이에 필요한 교과서 편찬을 담당하도록 하였다.

대한의원이 우리나라 정부에서 공식적으로 실시한 간호교육의 효시가 되었으나 초기 교육기능은 의도에 비하여 빈약하여 1910년까지 정식으로 졸업시킨 의료인력은 의사 18명뿐이었다. 1908년 대한의원은 간호의 중요성을 인식하여 간호부를 양성하고자 한국 여성 중에 견습생을 모집하였으나 졸업생은 배출하지 못하였다. 이러한 상황 하에서 대한의원은 1909년에 의사, 약제사, 산파 및 간호부의 양성을 위해 부속의학교를 따로 두도록 법규화함으로써 의료인력 교육 기능을 강화하였다. 먼저 산파과 및 간호과의 수업연한은 2년으로 입학정원은 간호과 20명, 산파과 10명으로 하였다. 입학자격은 18세 이상 25세 미만의 품행이 단정하고 신체검사 및 입학시험에 합격한 자로 제한하였으며 입학시험과목은 산파과와 간호과 모두 독서(國文王倫, 行實)와 작문(간단한 국문의 작문)이었다. 한편 학기시험, 학년시험 및 졸업시험제도를 두어 한과목에 100점 만점으로 하여 각 과목에 40점 이상이고 총 평균 60점 이상이어야 합격하도록 하였다. 학생들의 수업료, 식비, 피복비, 잡비 등을 관비로 지급해주고 졸업 후 일정기간 동안 의무적으로 일하도록 하였다. 이러한 규칙은 의사, 약사, 산파, 간호부를 양성하여 소중한 인력으로 활용하고자 하는 국가의 의지가 확고하였음을 나타내고 있다.

교육과정은 전학기에 걸쳐 수신과 일어를 배우고 1학년 때는 수학, 해부학, 생리학, 소독법 및 실습, 간호학 및 실습을, 2학년 때는 수술개보(介輔) 및 소독법, 병실장치법, 붕대학실습, 기계취급법을 배웠다.

이상의 간호교육기관들은 한국 간호교육 역사의 기반이 되었으며, 간호교육의 체계적인 정규과정의 필요성을 인식시키는 계기가 되었다.

표 2-2 간호과 학과 일정표

학기		학과
1학년	전학기	• 수신, 해부학대의, 생리학대의, 소독법 및 실습, 수학, 일어
	후학기	• 수신, 해부학대의, 생리학대의, 간호학 및 실습, 붕대학실습, 기계취급법, 수학, 일어
2학년	전학기	• 수신, 수술개보(介補) 및 소독법, 병실장치법, 간호학 및 실습, 붕대학실습, 기계취급법, 일어
	후학기	• 수신, 수술개보(介補) 및 소독법, 구급법, 간호학 및 실습, 붕대학실습, 기계취급법, 일어

표 2-3 산파과 학과 일정표

학기		학과
1학년	전학기	• 수신, 해부학대의, 생리학대의, 수학, 일어
	후학기	• 수신, 해부학대의, 생리학대의, 산파학, 수학, 일어
2학년	전학기	• 수신, 태생학, 소독법 및 실습, 산파학 및 실습, 일어
	후학기	• 수신, 육아법, 산파학 및 실습, 일어

제3장

일제강점기의 간호 (1910-1945)

일제 시대의 보건의료정책은 한국에 거주하는 일본인의 건강보호를 최우선으로 하였고, 의사 이외의 보건의료인은 평가절하되거나 억압을 받아 병원의 조직구조도 의사위주로 형성되었다.

따라서 간호사의 입학수준이 낮고 교육기간도 짧아 교육내용도 간호술과 치료를 위한 준비 등에 치우쳤다. 결국 일제시대의 의료인에 대한 차별화 인식은 최근에까지 이어져 간호가 독립영역으로 발전하는데 장애요소가 되었다

우리나라에서의 간호사업이 태동하는 데 많은 공헌을 하였던 선교간호사들의 활동은 일본제국주의 의료정책에 의해 많은 제한을 받게 되어 세브란스 양성소와 평양기독 병원 양성소를 제외하고는 총독부 지정을 받지 못하였다. 이러한 상황에서도 여러 기독교단체 병원 간호부 양성소에서는 간호사의 교육사업을 꾸준히 발전시켜서 많은 인재를 길러냈다.

1. 제도적 측면

우리나라에서 간호에 관한 법률이 최초로 만들어진 것은 1914년으로써 7월에 산파규칙이, 10월에는 간호부 규칙이 제정 공포되었다.

이 규칙에 의하면 조선총독부가 지정하는 간호사 학교 또는 간호사 양성소를 졸업한 사람은 별도의 자격시험을 보지 않고도 간호사 면허를 받았으며, 정규간호교육을 받지 못한 사람에게도 조선총독이 정하는 시험에 합격한 사람에 한하여 면허를 받을 수 있게 하였다. 따라서 이 시험은 정규교육을 받지 않고 훈련받은 조산사나 간호사를 위한 시험이 되어 간호사나 조산사의 질을 저하시키기도 하였다. 이에 파라 면허취득을 할 수

있는 조건으로 교육경력은 등한시되면서 연령으로 정하여 18세 이상의 여성이 도 별로 시행하는 시험에 합격한 자로 변경되었다.

1922년 개정된 간호부 규칙을 보면 간호사 교육기관의 입학자격이 소학교 졸업 후 2년 이상의 중등교육을 이수한 자로 상향 조정되었으며, 응급상황에서는 주치의의 지시가 없어도 치료기계 및 의약품을 제공하거나 지시할 수 있는 등 업무범위의 융통성이 부여되기도 하였다. 또한 무면허자의 취업이나 유사 영업을 불허하였으며, 간호사의 개업 및 폐업의 등록을 엄격히 규정하였다. 자격시험과목도 신체구조 및 주요기관의 기능, 간호방법, 위생 및 전염병, 소독방법, 붕대술 및 치료기계 취급법, 구급처치 등으로 세분화하였다.

그러나 일본이 전쟁에 대비하기 위하여 간호사와 조산사의 수요예측이 증가됨에 따라 간호인력을 공급하기 위하여 제도적으로 법을 개정하였다. 즉 1942년에는 조선간호부 규칙을 개정하여 간호사가 될 수 있는 최저연령을 18세에서 17세로 낮추고, 1944년에는 다시 간호사 자격 연령을 17세에서 16세로, 조산사의 자격연령을 20세에서 19세로 하향 조정하였다.

2. 간호교육

일제강점기의 간호교육제도는 시대적 상황에서 타 직업에 비해 높은 수준의 교육을 받은 여성이 지원할 수 있어서 많은 일본여성들이나 한국여성들이 간호교육을 원하였다.

1910년대의 간호교육기관은 중앙은 조선총독부의원에서, 지방은 각도 자혜의원의 간호부에서 맡았다.

1911년에는 간호교육제도가 더욱 구체화되어 입학조건을 나이 17세 이상 25세 이하의 신체 건전하고 품행 단정한 조선인 여자로서 보통학교 4년 수료자는 조산부과에, 보통학교 3년 수료자는 간호부과에 무시험 입학이 가능하도록 하였다. 학생정원은 조산부과 각 학년 20명, 간호부과 각 학기 20명이었다. 수업료는 무료였으며, 학생 정원의 반 수는 식비, 피복비, 잡비를 지원받기도 하였다.

1920년대 간호사 교육은 기본간호에 대해 지식 습득과 이론을 바탕으로 한 실무실습에 치중하였다. 이론부분에서는 당시 간호사의 이직률이 높아 가급적 빠른 시일 내에 실제적인 기술과 지식을 익히도록 하여, 진료보조와 환자 식이지도 등 직접 간호업무를 강조하였다. 세브란스 연합 의학전문학교의 경우에는 입학 후 6개월이 되면 가관식을 하고 병원실습을 하였으며, 1920년 말부터는 태화여자관에서 보건간호 실습을 하였다.

조선총독부가 1922년 2월 교육제도를 전면 개편하여 칙령 119호로 신교육령을 공표하게 됨에 따라 간호사와 조산사 교육규정도 변경되었다. 즉 입학자격은 16세 이상 30세 이하로 고등학교 또는 고등보통학교 2년 이상 수료자와 고등소학교 또는 보통학교 고등과 졸업이상자로 하였으며, 수업연한은 2년이었다.

1930년대 이후 조선총독부의 간호교육에 관한 정책은 전시상황에 따라 늘어나는 간호인력수요를 충당할 수 있도록 결정되었다. 즉, 간호교육기관의 교과과정도 변경하여 강의를 대폭 줄이고 실습을 늘렸다. 종전 독립된 간호부 양성소와 간호부 학교에서만 간호사를 배출할 수 있도록 하였던 법적인 규정 이외에 "이에 준하는 학교"에서도 간호부를 배출할 수 있다는 조항을 첨가시켜 고등여학교에 소정의 간호과정을 설치하고 이수한 자에게 간호부 자격을 주도록 한 것이다. 따라서 간호사의 배출은 간호부 양성소와 간호부 학교 졸업자, 그리고 고등여학교와 여자고등학교의 간호과정 이수자였다. 이러한 간호사 배출의 다원화는 그간 관계 법률의 제정과 개정을 통하여 간호사의 수준을 통일하고 향상시켰던 정책에서 후퇴한 것으로써 지금까지도 간호교육의 이슈가 되고 있으며 간호의 질을 향상시키고 간호에 대한 이미지를 구현하는 데 방해요소로 작용하기도 한다.

표 3-1 일제 시대의 서구식 간호와 일본식 간호의 특징

서구식 간호	일본식 간호
• 기독교적인 사랑을 간호이념으로 삼음 • 간호교육은 3~4년제 교육기관, 입학수준이 높음 • 임상간호에 치중하며 의사와 더불어 양질의 간호 수행	• 환자간호보다는 외래환자 간호와 진료보조가 주를 이룸 • 개별적 간호법 중심의 수기와 치료에 중점 • 간호의 현대화 과정에서 서양간호의 영향보다는 독일 계통의 방법을 받아 들임 • 간호교육은 1년 반~3년의 짧은 양성기간, 입학수준이 낮음

3. 보건간호사업

우리나라에서 보건사업을 전국적으로 실시한 시기는 정부수립 이후 보건소법이 제정된 1952년부터라고 할 수 있으나 실제적으로는 1923년부터 이미 부분적이나마 선교 병원이나 선교단체를 중심으로 이미 시작되었다. 예를 들면 1923년 기독교 공중보건 회관인 경성 태화여자관에서 홀(Hall)과 로젠버거(Rosenberger)에 의해 보건간호가 이루어졌고 1929년에는 경성연합아동보건회를 조직하여 세브란스 병원, 동대문 병원 등의 협조를 받아 아동건강관리, 산전간호, 전염병예방, 학교간호, 방문간호, 계몽강연, 가난한 어린이들을 위한 무료 목욕탕 건립운영, 우유공급소 설치, 간호사 위생강습 등 광범위한 공중보건간호 활동이 행해졌다.

지방의 경우 공주에서 1924년 영아보건사업이 시작되어 유아원(Day Nursery), 우유공급소, 임부진료, 조산사업, 지역간호(District Nursing) 등을 실시하였다. 1924년 인천을 비롯하여 대구, 개성, 원산, 평양. 회령, 진주, 통영, 광주, 강계, 평양 등에 보건사업기관 약 13개소에서도 공중보건 간호사업을 시행하였다.

전 조선기독교 병원 연합 간호원회에서는 1926년 5월에 태화여자관에서 첫 공중위생 강습회를 개최하였고, 1927년 5월 4일에 공주 공제의원 중앙 영아부에서 의사 5명, 서양인 간호부장 4명, 한국인 간호사 12명이 모여 일주일간 보건간호 연구 강의와 실습을 하였다.

한편 양호교사는 학교교육의 기조를 건강 교육에 두어야 한다는 일반교사와 사회의 여론에 따라 학생과 교사의 건강의 유지 및 증진에 초점을 둔 학교위생교육사업에 전념하였다. 학교위생의 범위는 교사와 학생의 신체검사, 질병예방 및 치료, 신체허약자와 정신박약자 관리, 학교시설 설비의 위생관리 등이었다. 또한 학교의 위생교육의 효과를 높이기 위해 학생의 가정을 방문하여 가정환경을 사정하고 질병이 있는 가족의 치료에 대해 건강상담을 하였다.

4. 조선간호부회

한국에서의 최초의 간호사회는 1908년 재한 서양졸업간호사에 의해 창립된 재조선 졸업간호부회(Graduate Nurses' Association in Korea)였다. 초대 회장인 쉴즈는 한국의 간호사업과 간호교육사업을 효율적으로 할 수 있는 방안을 연구하기 위해 1911년 '재조선 서양인 졸업간호부회'로 명칭을 변경하였다. 1922년 총회에서는 이 단체와는 별도로 조선인과 서양졸업간호사의 혼합조직 결성이 결정됨에 따라 1923년에는 '재조선 서양인 졸업간호부회'를 보류하고 서양인과 조선간호부가 조선간호부회(The Korean Nurses' Association)를 결성하여 회원수가 50여명에 달하였고 초대회장은 평양연합기

독원의 버츠(Ethel Butts)가 맡게 되었다. 조선간호부회는 1925년부터 1934년까지 〈조선간호부회보〉를 32호까지 발간하였다. 이 회보를 통하여 전염병(나병, 폐결핵 등) 퇴치, 하수도 문제, 인분사용과 관련된 문제, 질병예방에 관한 내용을 기사화하여 간호활동을 피력하였으며, 이는 간호사업이 곧 여성운동사업의 기초를 이루었음을 볼 수 있었다. 당시 간호사업 향상을 위해 노력한 조선간호부회원으로는 전문학교 교육을 받은 이정애와 이금전을 들 수 있다. 이정애는 1925년 이화학당 대학부를 졸업한 후 미국 호놀룰루 퀸스 병원(Queen's Hospital) 간호양성소를 졸업하고 세브란스 간호사 양성소에서 근무하였다. 이금전은 1927년 이화전문학교를 졸업하고 세브란스 간호양성소를 수료한 후 캐나다 토론토에서 공중보건간호를 공부한 후 귀국하여 경성 태화여자관에서 근무하였다.

1929년 캐나다 몬트리올에서 열린 ICN 총회에 셰핑, 이효경, 이금전을 파견하여 가입을 신청하였으나 ICN에서는 한 나라에 한 조직만 가입할 수 있다는 이유로 조선간호부회와 일본제국 간호부회의 통합 가입을 권고하였다. 따라서 결국 1933년에 파리회의에서 조선간호부회와 일본제국 간호부회는 통합하여 가입하게 되었다. 1937년에 이정애는 샌달(Ada Sandall), 로우랜드(M. Rowland)와 같이 런던에서 개최되는 국제간호사회에 참석하였다.

제4장

현대간호 I : 미군정기와 대한민국 정부수립기의 간호(1945-1961)

1. 미군정기의 간호(1945~1948년)

1945년 8월 15일 일본이 연합군에게 무조건 항복함으로써 38선을 경계로 남한에는 미군정이, 북한에는 소련군정이 실시되면서 남북민족분단의 비극이 초래되었다. 해방당시 정부가 새로운 출범을 해야 하는 상황속에서 간호교육과 간호사업도 재정비할 수 있는 계기를 갖게 되었다. 미군정기기간 중 한국의 간호역사상 가장 중요한 사건은 중앙정부 행정조직에 보건후생부 내 의무국, 예방의약국, 약무국, 후생국, 위생국과 동등하게 간호사업국이 마련되었다. 이는 간호교육과 간호행정 등 간호사업의 중요성을 인식시킬 수 있는 계기로 작용하였다.

한편 간호사업국은 간호사업 자문위원회를 구성하여 간호교육과정 제정, 간호학교 입학자격과 수업년한 규정, 간호사 면허의 중앙화, 간호사 검정고시 폐지 등 각종 간호사업을 심의 결의하기도 하였다. 위원회는 해방당시 간호교육기관의 입학수준과 수업년한을 통일하기 위해 전국 간호교육의 실태를 조사하였다. 그 결과 1946년 7월 보건후생부는 미군정 하에 도립 병원 및 기타 병원에 설치되었던 기존 양성소를 폐지하고 이를 '고등간호학교'로 개칭하였다. 입학자격도 최저 중학 4년을 졸업한 자로 하고 간호교육년한을 3년으로 통일하였다. 교육과정도 개정하여 해방전에는 별도로 양성하였던 조산교육과정을 간호교육과정에 포함하여 교육함으로써 졸업후엔 간호사와 조산사의 자격을 동시에 취득하게 하였다. 또한 1947년에는 간호교육기관의 행정소관이 보건후생부에서 문교부소관하에 있어야 한다는 미 간호고문인 쇄럭스(Ella J. Sharrocks)의 주장으로 1947년초 문교부 의학교육과에 간호교육을 위한 임시직제가 마련되었다. 이는 미 간호고문인 쇄럭스(Ella. Sharrocks)의 주장을 받아들여 이루어진 것이다.

한편 간호사업국의 주선으로 1946년 11월 한국인 간호사만으로 구성된 '조선간호협회'를 발족하고 규약에 따라 지부를 조직하였다. 조선간호협회는 간호의 질적 향상과 사회봉사를 목적으로 명실공히 독립한국의 공공단체임을 천명하였다. 초대 회장으로 손옥순이 선출되었다.

해방직후 보건간호교육 상황을 보면 당시 보건간호교육을 받은 간호사가 극소수이므로 각 도에서 보건사업을 실시하기 위한 준비과정으로 보건간호사를 양성하기 위한 강습이 필요하였다. 보건간호사였던 이금전, 손경춘, 김정선의 주도하에 보건간호사 강습을 실시하였는데 그 교육과정을 보면 6주 동안에 총 288시간(이론 166시간, 실습 122시간)과 영어 18시간이 포함되었다. 강의는 서울대학교에서, 실습은 시립보건소에서 실시하였고 숙식은 정부로부터 지원받아 서울대학교 기숙사에서 하였다. 수료생 총 35명은 서울지역의 보건소에 7명, 각 시도(제주도 제외) 보건기관에 28명이 배치되어 보건간호의 개척자로서 선구자적 역할을 하였다.

이들은 전염병 예방관리를 최우선 중점사업으로하여 장티푸스, 파상풍, 천연두 예방사업은 물론 아동복지사업과 가정방문간호도 실시하였다.

2. 정부수립기의 간호(1948~1950년)

미 · 소 양국에 의한 남북분단의 군정실시는 신탁통치 반대파와 찬성파의 시위 등으로 남북대립과 국가사회의 불안정을 초래하였다. 그러나 1948년 남한 총선거를 통해 대한민국 정부가 수립되고, 안정을 되찾기 위한 새로운 체제를 구축하였다.

이에 따라 1948년 예산절감을 위한 구조조정으로 간호사업국이 의정국내 간호사업과로 축소개편되면서 인력도 대폭 감소되어 그동안 전개되어 왔던 간호사업에 많은 지장을 초래하였고, 지방 간호사의 처우가 부실해짐에 따라 시 · 도 간호사업계가 유지되지 못하였다.

한편 군 간호인력을 충당하기 위해 1948년 8월 26일 국군간호장교단이 창설되면서 민간 종합 병원 간호사 중 모집한 31명의 간호사가 소위로 임관하였다. 한국의 새로운 간호사업이 미군 또는 민간인들에 의해 해외에 널리 알려지자 간호장교 중 일부는 재한미 제34육군 병원에서 보건사업에 관한 훈련을 받고 또 다른 일부는 해외유학을 가기도 하였다. 이들은 여수, 순천반란사건 발생시 처음으로 일선 부상병을 간호하였고, 6 · 25 동란이 일어나자 국군간호장교단은 민간인 간호사와 함께 전쟁터에서 부상자를 간호하였다.

1947년 의무국 간호사업과장이면서 간호협회장이었던 손옥순이 미국의 간호행정시찰 중 아틀란타에서 개최되던 국제간호협의회 대표자 회의에 참석하여 정식 회원가입 신청서를 제출하였다. 한편 1948년에 정부수립이 되면서 조선간호협회는 대한간호협회로 명칭을 변경하였다. 이에 1949년 스웨덴의 스톡홀름에서 개최된 제9차 국제간호협의회 총회에서 대한민국의 유일한 간호사 단체로써 대한간호협회가 정회원으로 등록되었다. 국제간호협의회(ICN)는 우리나라를 정회원으로 가입시키면서 향후 4년 동안 협회 회원들의 전문적 기준(Professional Standard)을 전국단위로 조사해 줄 것을 요청하여 1950년대 초반에 간호교육과 면허에 관한 전반적인 조사를 하였고, 이를 위해 국제간호협의회에서 브리지스 총무가 한국을 방문하기도 하였다.

대한간호협회의 국제간호협의회(ICN) 가입의 의미는 간호, 보건의료, 여성사적인 측면에서 찾을 수 있다. 먼저 해방 이후 계속된 국내 간호사업이 국제적으로 공인받았음을 뜻한다. 또한 간호사업이 국제적인 교류를 통하여 한층 더 발전할 수 있는 조건을 마련하였음을 의미하기도 한다. 보건의료사적 측면에서 보면 간호협회가 국제간호협의회에 가입한 것은 대한민국정부의 세계보건기구(WHO)가입(1949년 6월 30일), 대한의학협회의 세계의학협회의 가입(1949년 7월) 등에 자극요인이 되기도 하였다. 또한 한국간호협회가 해방 후 최초로 국제무대로 진출한 것은 국내적으로 열악한 상태에 있던 한국여성활동부문에 새로운 활력소가 되었다.

3. 전후 복구기의 간호(1950~1961년)

정부수립 후 재정비되었던 간호교육 및 간호사업은 1950년 시작된 한국전쟁으로 인하여 많은 피해와 역경을 겪게 되었다. 그러나 의료기관과 간호학교는 피난하여 부상병 간호와 난민구호에 전념하므로 간호사업의 필요성과 중요함을 정부나 국민이 더 깊이 인정하게 되었다.

전쟁 와중에 대부분의 간호교육기관들은 문을 닫았으나 피난지에서도 계속 학업을 진행한 학교들도 있었다. 서울의대 간호학교는 부산 송도에서, 세브란스 간호학교는 거제도 장승포에서, 적십자 간호학교는 제주도 서귀포에서, 위생간호학교(현 삼육대학교 간호학과)는 제주도 성산포에서 간호교육을 하면서 피난민 간호사업을 겸하였다. 정부의 간호사업과도 전국 간호사 및 조산사의 등록사무, 간호학교의 보조금 지급과 감독 간호사의 보수교육 등 행정사무를 부산에서 보았으며 대한간호협회도 부산에서 업무를 계속하였다.

오늘날 간호교육과 간호사업의 지속적인 발전은 이러한 선배들의 열성과 끈질긴 노력이 기조가 되었음을 알 수 있다.

1951년 피난지인 부산 국회에서 '국민의료령'이 통과되었다. 국민의료령의 주요내용은 의료인을 의사, 치과의사 및 한의사, 보건원, 조산원, 간호원 등으로 정의(제4조), 병원과 의원, 진찰소, 종합병원 등 의료가 행해지는 장소를 정의(제6, 7, 10조), 의료인이 될 수 있는 자격, 즉 면허와 자격시험 등을 규정하였다(제14, 15, 59조). 이 중 간호관련 내용은 다음 여섯 가지로 정리할 수 있다.

(1) 명칭변경으로 간호부, 산파, 보건부가 간호원, 조산원, 보건원으로 개칭되었다. 이는 전문직인으로서의 간사의 역할을 명백히 하려는 간호사의 노력의 결과라고 할 수 있다.

(2) 의사, 치과의사, 한의사와는 달리 간호원, 조산원, 보건원은 보건부장관이 지정한 학교를 졸업하거나 자격시험에 합격한 자에게 국가 시험없이 면허를 부여하였다.

(3) 간호원, 조산원, 보건원의 자격시험은 보건부장관이 정한 바에 의하여 지방행정의 장이 시행한다. 이는 일제시대의 보건부 행정에서 발전하지 못한 내용이다.

(4) 간호원은 상병자 혹은 산욕부에 대한 요양상의 간호 또는 진료보조에 종사함을 임무로 하고 조산원은 조산 또는 임산부, 신욕부 및 신생아의 보건 및 요양지도에 종사함을, 보건원은 보건지도와 요양지도에 종사함을 임무로 규정하였다.

(5) 간호원, 조산원, 보건원은 의사의 지시없이는 위생상 위해를 발생할 우려가 있는 행위 혹은 진료기기를 사용하거나 의약품을 투여 또는 의약품에 대한 지시를 하지 못하도록 하였다. 간호사의 임무를 의사나 치과의사의 보조임무로 국한시킨 점은 '간호부' 시대인 일제 시대의 "응급처치를 요하는 사태일 때에는 주치의사의 지시가 없어도 치료기계 및 의약품을 제공하거나 지시할 수 있었던" 것보다도 후퇴한 것이었다.

(6) 의료기관의 간호원 정원은 입원환자 5인에 1인씩 또는 진료과별로 외래환자 30인에 1인씩 두고 30인마다 1인을 증가하도록 하였다.

또한 간호직이 전문직으로 성장하기 위해서는 간호교육수준을 대학체제로 개편해야 한다는 취지 하에 1955년 이화여대에 간호학과가 처음으로 신설되면서 정규대학과정에서 간호학 교육이 시작되었다.

한편 해방 직후 고등간호학교가 1952년 공포된 교육법 시행령에 의하여 간호고등기술학교로 개칭되어 존재할 수 있었던 것은 학문으로써의 간호학이 인정받기 위해서는 더 많은 노력이 필요함을 의미한다고 본다.

제5장

현대간호 II: 대한민국 발전기 (1962-1999)

한국은 1960년대 이후 경제상태가 호전되면서 국민의 건강문제에 대한 관심이 높아져 의료보험제도나 질병예방차원의 보건의료 정책이 현실화되었다. 한편 간호사가 해외로 진출하면서 국가의 경제 발전에 기여한 바가 클 뿐 아니라 간호사에 대한 국민의 인식도 크게 향상되었다. 특히 우리사회가 산업화, 도시화, 그리고 정보화, 기술화의 시대로 도입되면서 보건의료분야도 첨단과학기술의 영향을 받아 첨단기기들이 간호실무에 사용되고 있다.

간호의 학문적 발전과 사회적 요구는 임상영역뿐만 아니라 보건영역에서 간호사의 기능을 강화하였고 새로운 영역을 창출하게 하였다. 우선 병원에서 간호실무의 변화는 병원조직이 산업화, 분업화, 세분화됨에 따라 과거 진료보조자로서의 단순역할에서 환자에 대하여 더 책임 있는 역할로 다양화, 세분화, 전문화되었다.

1980년대 들어서면서부터 간호사는 보건 및 간호관리부문, 간호교육, 연구, 사회봉사부문, 임상간호부문과 지역사회부문 등 다양한 분야에 종사하고 있으며, 점차 전문화되고 세분화되어 그 교육수준이 계속 향상되고 있으며, 전문직 여성으로서의 사회적, 경제적, 학문적 위치를 확고히 다져가고 있다. 간호계에서는 간호교육제도의 개선과 계속교육기회의 확대, 국제교류증진, 국제간호협의회 유치 등의 노력을 통해 간호영역의 확장을 도모하여 전문직으로서의 간호입지를 구축하였다.

우리나라 간호사의 활동은 세계적으로 전개되고 있으며 지역사회의 복지와 보건개발사업에도 적극 참여하여 중요한 위치에서 활약하고 있다.

1. 제도적 변화의 측면

1) 보건의료관계법령 개정에 따른 간호의 변화

인간은 누구나 생활을 영위해 나가는 과정에서 여러 법규에 의해 직접 또는 간접적으로 영향을 받고 있다. 간호사는 국민건강의 증진, 질병예방, 건강회복 및 고통경감을 기본책임으로 하는 전문직 의료인으로서 일반 국민에게 적용되는 통상적인 법규외에도 보건의료관계법령의 적용을 받게 된다.

1962년에 개정된 '의료법'은 대체로 1952년에 통과된 '국민의료법' 체계를 따르면서 어구표현 등 모순되는 점들을 정리하였으며 간호업무에는 다음과 같은 변화를 가져왔다.

(1) 문교부장관이 인가하고 보건사회부장관이 지정한 간호학교 졸업자에 한하여 간호사국가고시에 응시할 수 있게 되었다.

(2) 간호사와 조산사 교육과정이 분리되어 간호사 면허소지자 중 보건사회부장관이 인정하는 기관에서 조산수습과정을 1년간 이수한 자에게만 조산사면허를 부여하게 되었다.

(3) 일제 시대에 있었던 간호사자격 검정고시제는 완전폐지하였다.

(4) 정규간호교육과정을 마친 졸업자들을 대상으로 매년 보건사회부는 간호사국가고시를 실시하도록 하였다.

(5) 의료인 신고제가 생겨 간호사는 매년 5월 중에 취업동태를 보건사회부에 보고하게 되었다. 이로 인해 간호사의 취업에 대한 각종 통계와 현황을 쉽게 파악할 수 있게 되었다.

1973년 2월 다시 전문개정된 의료법은 현행 의료법에까지 그 골격을 유지하고 있으며 그 주요내용을 살펴보면 다음과 같다. 의사, 치과의사, 한의사 및 간호사 국가시험령을 폐지하고, 의료인 국가시험을 국립보건원장이 시행하도록 하고, 간호사의 면허자격 중 간호고등기술학교 졸업을 인정하지 않았다. 한편 간호사 면허외에 업무분야별 간호사 자격을 인정할 수 있도록 하고 업무분야별 간호사의 종류를 보건간호분야, 마취간호분야, 정신간호분야 간호사로 하고, 1년 이상의 과정을 이수한 자에 한하여 별도자격증을 교부하도록 하였다. 이는 그동안 논란이 되어 왔던 분야별 간호사의 자격을 인정하는 것이므로 간호사의 역할확대에 큰 의미를 부여하였다. 또한 진료기록부 안에 포함되어 있던 간호기록을 별도의 간호기록부로 작성 · 보관하도록 하고, 보존기간도 5년에서 10년으로 연장하였다. 그리고 의료인이 3회 이상 그 실태와 취업상황 등을 신고하지 않을 경우 일정기간 면허자격을 정지시킬 수 있도록 하였다. 마지막으로 1965년 부분개정에서 의료인은 당연히 해당 중앙회의 회원이 되어야 한다고 규정하였던 의무조항을 해당 중앙회의 회원이 된다로 완화하고, 의료인 중앙회는 회원의 자질향상을 위하여 매년 1회 이상 회원에 대한 보수교육을 실시하도록 하고, 브수교육 대상은 의료기관에 종사하는 자로 하며, 보수교육 기간, 교육과정 등은 중앙회에서 정하도록 하였다.

1980년 12월 정부는 농어촌 등 보건의료 취약지역 주민에게 보건의료서비스를 효율적으로 제공하기 위해 농어촌보건의료를 위한 특별조치법을 제정 · 공포하여 24주의 교육을 받은 간호사 및 조산사가 보건진료원으로서 지역주민에게 법이 정하는 범위내의 의료행위를 할 수 있게 하였다. 보건진료원은 1998년 현재 전국에 약 2,049명의 간호사가 보건진료원으로 활동하고 있다.

1987년 11월 28일(법률 제3948호)에는 간호원이라는 명칭이 간호사로, 간호보조원은 간호조무사로 변경됨으로써 간호사의 사기가 향상되었다. 조산사 국가시험제도가 신설되면서 간호사, 조산사에 대한 사회적 인식이 제고되었으며, 이는 간호전문직의 직업적 성장과 사회적 가치의 신장 및 간호사업의 발전을 의미하였다. 한편 장애인도 정상인과 동등하게 대하자는 사회분위기의 확산으로 의료인의 결격사유 중 농자, 아자, 맹자가 삭제되면서 장애인도 간호사가 될 수 있도록 되었다.

질병 및 인구구조의 변화 등에 의해 만성퇴행성질환, 정신질환, 재활관리 등이 필요하게 됨에 따라 정부는 그동안 전염병관리와 가족계획사업위주로 운영되어 온 보건소를 지역주민의 중추적 건강관리기관으로 육성하기 위하여 1995년 보건소법을 지역보건법으로 전문개정하였다. 이로 인해 정신보건, 노인보건, 장애인 재활업무, 만성질환자의 재가방문간호, 지역보건 기획기능, 보건정보 관리능력 등이 보건소업무에 추가되었다. 또한 보건교육을 강화하여 보건소별로 보건교육 전담간호사를 배치하고 주민교육에 힘쓰게 하였다.

의료보험의 확대실시로 종합병원 병상 대부분을 차지하는 만성퇴행성 환자의 재가간호가 필요하게 되면서 1990년 1월 9일(보건복지부령 제840호)에는 업무분야별 간호사에 가정간호사가 신설되면서 간호전문분야가 확대되었다. 또한 한방의 과학화와 역할 확대를 위한 시책으로 한방의료기관 간호사 정원기준이 책정되어 한방분야에 간호사가 근무할 수 있게 되었다.

20세기를 보내면서 특히 간호사가 기억해야 할 것은 간호관리료 차등화에 관한 것이다. 1999년 11월 15일 의료보험진료수가 및 약제비 산정기준 중 간호관리료 차등지급에 관한 사항이 개정 고시됨으로써 그동안 간호사의 숙원사업 중 하나인 간호관리료를 현실화할 수 있게 되었다. 그 내용은 병상수 대비 일반 병동에 근무하는 간호사의 수에 따라 간호관리료를 차등화하는 것이다. 의료기관에서 입원환자 간호관리료는 병동에 근무하는 간호인력 확보수준에 따라 1~6등급까지 차등화하여 지급한다. 이 간호관리료의 차등지급은 그동안 병원에서 간호인력에 대한 인식을 소비에서 수입으로 전환하는 계기가 되었다.

표 5-1 간호관리료 차등지급(예시)

등급	지급률	병상수 대 간호사비 (종합전문요양기관)	종별 간호관리료			
			종합전문요양기관	종합병원	병원	의원
6등급	100%	4.5:1 이상 (4.0 이상)	5,400	4,800	4,100	3,600
5등급	140%	4.5:1~4.0:1 (4.0:1~3.5:1)	7,560	6,720	5,740	5,040
4등급	180%	4.0:1~3.5:1 (3.5:1~3.0:1)	9,720	8,640	7,380	6,480
3등급	220%	3.5:1~3.0:1 (3.0:1~2.5:1)	11,880	10,560	9,020	7,920
2등급	260%	3.0:1~2.5:1 (2.5:1~2.0:1)	14,040	12,480	10,660	9,360
1등급	300%	2.5 미만 (2.0 미만)	16,200	14,400	12,300	10,800

학교보건법은 1995년 개정되어 양호교사가 직접 학교보건사업계획을 수립하고 환경관리와 보건관리는 물론 의료행위도 직접 행하도록 하여 양호교사가 학교보건의 전반을 담당하여 온 것을 법제화하였다.

산업안전보건법을 보면 산업보건담당간호사는 건강관리 보건담당자로서 보건관리자인 의사의 지도감독을 받도록 규정하였으나, 1990년 개정에서는 의사, 산업위생관리기사와 동등하게 보건관리자가 될 수 있도록 승격, 조정되어 간호사의 독자적인 보건관리 업무를 법적으로 인정받게 되었다.

1994년 1월 7일 의료법 개정(법률 제4732호)으로 의료기관의 종류에 요양병원 신설 및 조산소의 명칭은 조산원으로 변경되었다.

1998년 9월 14일 의료법 시행령 개정(대통령령 제15883호)으로 보건복지부장관은 국가시험의 관리를 국가시험관리기관으로 하여금 행하게 하였다.

이와 같이 1951년 국민의료법이 제정되고 난 후 19차에 걸쳐 의료법이 개정되면서 간호학의 비약적인 발전과 더불어 간호사도 전문 의료인력으로서 충분히 독자적인 업무를 수행할 수 있도록 준비되어 있는 상태이나 현행 의료법령은 시대상황에 능동적으로 대처하지 못하고 있는 실정이다.

대한간호협회는 1977년부터 현행 의료법으로서는 효율적인 간호사업의 추진이 어렵기 때문에 양질의 간호제공을 위해서는 간호단독법 제정이 필요하다고 생각되어 검토를 시작하였으며, 1980년대에 간호단독법(안)을 작성하여 계속 추진하였으나 현재까지 보류된 상태이다.

2) 행정변천에 따른 간호의 변화

간호사업을 위한 정부의 행정체계는 보건사회부 의정국 간호사업과가 맡게 되어 각종 등록사무, 보수교육, 간호학교의 임상교육보조, 해외추천 등의 업무를 담당하였다. 1967년에는 간호사업과의 기구가 확장되어 보건간호계와 조산간호계가 설치되었다. 서울특별시와 충남을 제외하고는 도 단위에 간호사 행정직이 없었으나, 1967년 보건사회부에서는 임시직제를 마련하고 간호사업감독관 2명을 각도 산하에 배치하였다.

1960년부터는 국립보건원을 보건요원 특히 보건간호사의 훈련을 전담하는 기관으로 개편하여 종전의 보건과를 폐지하고 훈련부를 설치하여 공중보건행정, 역학, 모자보건간호, 환경위생, 산업보건간호, 공중보건교육 등의 보건간호에 관한 실습훈련 및 연구를 하게 하였다.

한편 1979년부터 대한간호협회의 적극적인 활동에 힘입어 임시직 간호사가 정규직으로 승격되기 시작하였다. 간호직 공무원의 직급개선도 일부 이루어져 1985년에는 내무부 지방간호직(보건소, 보건지소 간호사) 9급은 8급으로, 8급은 7급으로, 7급은 6급으로 상향조정되었다. 또한 간호직 공무원의 특별채용 시 7급 이상으로 임용되도록 하고 간호직을 다른 직렬과 같이 2급까지 승급할 수 있도록 노력한 결과 1989년 간호직 공무원의 직제가 직급제로 되면서 간호사 직급이 2~8급으로 조정되고, 간호직렬이 보건직

군에서 의무직군으로 조정되었다. 1992년에는 공무원 임용령이 개정되면서 간호직 공무원 명칭이 일반행정직과 동일하게 조정되었다.

3) 간호교육제도의 변화

(1) 간호교육제도의 일원화

대한간호협회를 비롯한 간호계에서는 우리나라 간호교육 수준 향상을 위하여 1970년대 말부터 3년제 간호교육제도를 4년제 간호교육제도로 일원화하는 내용으로 정부에 건의하기 시작하였다. 대학 및 전문대학 교육수준 향상 및 강화를 위한 대학 교육과정 표준 설정 및 대학원 교육과정 검토사업을 단계적으로 추진하고 있으며, 매년 간호교육 실태를 조사하여 그 자료를 분석하고 보다 나은 간호교육 발전을 도모하고 있다.

① 간호교육기관의 승격

1980년대부터 3년제 교육과정이 4년제로 전환되는 추세가 시작되어 1983년에는 국립 전남의대 부속 간호전문대학이 전남의대 간호학과로 흡수 · 승격되었고 이후 많은 간호전문대학이 4년제 대학교에 흡수 · 승격되었다. 2000년대에 들어서도 간호교육제도 4년제 일원화를 위해 3년제 전문대학 간호과의 신설 및 증설을 억제하고 4년제 대학에 한해서만 입학정원을 증원하는 한편, 준비된 전문대학의 4년제 승격을 지원하는 데 주력하고 있다.

② 간호교육제도의 일원화를 위한 고등교육법 개정안 통과

2010년 11월 15일, '전문대학 간호과의 수업 연한 및 학위에 관한 특례'를 신설하여 대통령령이 정하는 일정한 기준을 충족하는 전문대 간호과에 한해 수업 연한을 4년으로 하고 학사학위를 수여할 수 있도록 하는 고등교육법 개정안이 국회에 상정되었고, 간호계의 숙원사업인 간호교육 4년제 일원화에 한발 다가섰다. 마침내 2011년 4월 19일 국회 본회의에서 간호교육 4년제 일원화를 위한 고등교육법 개정안이 통과되었다.

이에 한국간호교육평가원은 전문대학 수업 연한 4년제 간호과 지정심사사업을 시작하여 학사학위를 인증하고 있으며, 따라서 전문대학 내에 설립된 간호과의 교육과정은 대부분 4년제 교육과정으로 바뀌어 현재에 이르고 있다.

(2) 간호학사 학위취득과정의 다양화

3년제 교육과정을 통해 배출된 간호전문학사 학위자들을 위해 여러 가지 방식의 학위취득과정이 1990년대 이후에 개설되었다. 이들은 다양한 방식의 학위취득과정을 통해 간호학사학위를 취득하여 왔으며, 이는 곧 석사학위 취득을 위한 대학원 입학자격을 얻게 되었음을 의미하였다. 실제로 많은 3년제 간호전문대학 졸업자들은 학사학위를 취득한 뒤 대학원에 입학하여 석사, 박사학위를 취득하고 있고 간호학의 질적, 양적 성장을 갖고 왔다. 아래에 제시된 방법 외에도, 미국, 호주 등의 간호대학에 유학하여 간호학사학위를 취득하는 예도 증가하고 있다.

① 한국방송통신대학교

1987년 이후 대한간호협회의 한국방송통신대학 간호학과 설치를 위한 대외활동과 1989년 이후 한국방송통신대학 활성화를 요구하는 사회여론과 함께 1991년 한국방송통신대학 내에 보건위생과가 신설되었다. 이후 한국방송통신대학 보건위생과에 간호전문대 출신이 3학년에 편입하는 안이 채택 · 가결되어 1991년 11월 한국방송통신대학 내에 정식으로 간호학과 편입과정이 설치되어 간호학사학위를 받을 수 있도록 하였다.

② 독학사제도

1991년 3월에는 '독학에 의한 학위취득에 관한 법률' 시행령, 시행규칙에 따른 '교양과정, 전공 기초과정 인정시험 시행계획' 공고에 1992년 증설 전공분야로 간호학과가 포함되어 1992년부터 전문대 졸업자가 학사학위를 취득할 수 있는 독학사제도가 새로이 마련되었다. 독학 간호학사 과정은 교육과정 4단계 중 마지막 단계인 학위취득종합시험만 치르도록 되어 있다. 시험과목은 간호연구방법론, 간호과정론, 간호행정학, 임상간호학 등 4과목이다.

③ RN-BSN 과정

그러나 독학사 시험의 합격률이 저조하고 또한 1996년에 간호전문대학 졸업간호사들이 학사학위를 받을 수 있는 간호사 학사학위 특별(RN-BSN) 과정이 여러 대학에 신설됨에 따라 독학사제도를 통한 간호사 학사과정 이수자는 감소하는 추세를 보이고 있다.

④ 학점은행제 과정

2006년부터 간호학 학점인정제를 통해 학사학위를 취득할 수 있는 길이 열렸다. 간호전문대학을 졸업한 간호사가 학점인정제에 의한 교육기관에서 필요한 학점을 이수할 경우 간호학 학사학위를 받을 수 있게 되었다. 각 대학교의 평생교육원에 설치된 간호학사 학점은행제에서 전공교과목학점과 교양학점을 이수하면 교육부장관이 수여하는 학사학위를 취득할 수 있다.

⑤ 전공심화과정

또한 2008년 1월 1일부터 고등교육법에 의거한 전공심화과정 도입으로 학사학위 수여가 법적으로 제정 · 시행되었다. 이에 전문대학 내에 전공심화과정이 개설되어 전문학사 간호사들의 학사학위 취득이 이루어지고 있다.

(3) 석사, 박사 학위프로그램의 증가

1980년대 이후의 대학원 교육의 발전을 보면 대학원을 진학하는 수가 대폭 증가하여 간호교육계의 지도자나 간호교육자를 희망하는 사람뿐만 아니라 임상실무 분야의 지도자와 일반간호사들의 대학원 진학이 증가하였다. 이와 같은 추세는 간호사들이 간호현장에서 좀 더 과학적이고 합리적인 간호수행에 자극을 받은 결과라고 본다. 또한 진학생들의 질을 높이고 확실한 동기를 가진 자를 입학시키기 위해 대학졸업 직후 바로 석사과정에 진학하는 것을 규제하고, 1~2년의 임상경험을 한 후에 석사과정 시험에 응시할 수 있게 지도함으로써 응용과학으로서의 학문의 방향을 확고히 하고 있다.

1980년 이후에 박사학위 과정이 개설된 대학으로는 서울대학교(1984), 경북대학교(1985), 가톨릭대학교(1987), 부산대학교(1990), 중앙대학교(1991), 경희대학교(1991), 충남대학교(1994), 한양대학교(1994), 고려대학교(1996), 계명대학교(1997) 등이 있다. 이들 대학에서는 대부분 연구중심 프로그램 모델에 기초하여 간호학 박사학위 프로그램으로 운영하고 있다. 석사, 박사학위 프로그램은 대부분 일반대학원과 특수대학원인 보건대학원, 행정대학원, 교육대학원, 간호대학원, 임상정보대학원 등에 설치되어 있다.

현재 우리나라에서는 대부분 현직 교수들과 교수 후보생들이 박사학위 프로그램에 관여하고 있고, 점차 임상실무 간호사들의 참여가 많아지고 있다. 아직까지는 임상실무 전문박사학위 프로그램이 없는 상태이므로 임상실무 전문가 및 임상실무 종사자를 배출시킬 수 있는 프로그램 개발이 시급하다. 21세기를 향한 교육개혁정책이 대학원 중심대학을 추구함에 따라 그동안 분리, 운영되었던 석사 · 박사 교육프로그램을 통합 운영하는 대학이 증가하고 있다. 따라서 간호교육도 박사학위를 최종목표로 하는 대학이나 대학원 지망생이 증가하고 있다.

(4) 전문간호사 제도

① 배경 및 관련법

건강보험의 확대실시로 종합병원 병상 대부분을 차지하는 만성 퇴행성환자의 재가간호가 필요해지면서 1990년 1월 9일(보건복지부령 제840호)에는 업무분야별 간호사에 가정간호사 제도가 추가, 신설되면서 간호전문분야가 확대되었다. 또한 한방의 과학화와 역할 확대를 위한 시책으로 한방 의료기관 간호사 정원기준이 책정되어 한방분야에 간호사가 근무할 수 있게 하였다.

또한 2000년 1월 12일 '업무분야별 간호사'가 '전문간호사'로 개정되어 '전문간호사'라는 용어가 정식 법적 용어로 등장하였다. 2003년 10월 1일 의료법 시행규칙 개정으로 전문간호사 자격구분 및 기준의 변화로 전문간호사의 자격을 보건, 마취, 정신, 가정, 감염관리, 산업, 응급, 노인, 중환자, 호스피스 전문간호사 등 10가지로 늘어났다. 2006년 시행규칙 개정으로 종양, 임상, 아동 3개 분야가 신설되어 전문간호사 자격이 13개 분야로 늘어났다. 2005년 간호교육평가원은 보건복지부의 위임을 받아 제1회 전문간호사 자격시험에서 가정 전문간호사 364명과 마취전문간호사 7명을 배출하였고, 2006년 10월 감염관리 등 9개 분야에서 전문간호사 725명을 배출함으로써 본격적인 전문간호사 시대의 개막을 알렸다.

② 자격

전문간호사의 자격은 해당 교육과정의 입학 전 10년 이내에 3년 이상의 해당분야 실무 경력이 필요하며, 보건복지부장관이 지정하는 기관에서 해당 교육과정을 이수하거나 보건복지부장관이 인정하는 외국의 해당 전문간호사 자격을 가진 사람으로 국가에서 시행하는 자격시험에 합격한 자이다. 13개의 전문간호사 자격마다 실무경력인증기관이 다르며, 전문간호사 교육은 2년 이상으로 석사학위에 해당한다. 자격시험은 한국간호교육평가원에 의해 시행되며, 1차 필기시험과 2차 실기시험으로 이루어져 있다.

③ 교육기관

보건복지부는 한국간호교육평가원과 공동으로 2004년 시작 당시 전국 간호교육기관 20개 기관, 36개 과정을 대상으로 서면 및 방문평가를 실시했으며, 2017년 38개 기관, 85개 교육과정, 정원 680명에 이르고 있다.

2. 대한간호협회 활동

1960년 이후부터 간호협회는 군진지부, 각지역별 해외간호사회, 보건간호사회가 협회 산하조직이 되고 특히 간호학회가 산하조직으로 결성됨에 따라 조직과 운영이 확대되면서 회원의 권익을 위한 조직활동을 활발히 행할 수 있게 되었다.

1960년 이후의 변화를 보면 1960년에 간호봉사대가 조직되어서 4. 19혁명에 참가하였고, 1962년부터는 간호사들의 미국진출이 시작되었으며 1966년에는 간호사들의 대규모 독일 파견이 이루어지기도 하였다. 1973년에는 간호사 보수교육이 시작되었고 1977년부터는 사우디아라비아로의 간호사 파견이 시작되었다.

1981년에는 병원표준화 사업에 참여하기 시작하였고, 1985년에는 재독 한인간호협회가 창립되었다. 1992년에는 대국민 모유수유운동을 전개하였고, 1993년에는 창립 70주년 기념 행사를 거행하였다. 1995년에는 KNA 연수원을 개원하였으며, 1995년에는 제1회 건강한 모유수유아 선발대회를 개최하였으며, 1999년에는 대한간호협회 홈페이지(www.koreanurse.or.kr)를 구축하는 등의 다양한 변화를 이루었다.

1) 대한간호학회의 창설

간호교육제도의 발전에 따라 간호학이라는 학문분야를 심화할 수 있는 제도적 장치가 요구되었다. 즉, 간호교육의 개선을 위한 연구, 간호업무 분석, 조직적인 간호기술의 훈련, 이에 따른 통계적 조사, 교육 평가 등 각종 연구가 필요하게 되었다. 따라서 간호협회는 연구진행을 위해서 1970년 4월 18일 대한간호학회를 산하단체로 정식 발족시켰다. 대한간호학회는 성장하여 독자적인 능력을 갖추게 된 1974년에 협회로부터 독립하여 각 학과별 분야학회를 조직하여 간호교육과 실무에 관한 많은 연구결과를 축적하고 있다.

분류	간호사명
의료법에 의한 전문분야	• 보건간호사 • 마취간호사 • 정신간호사 • 가정간호사
간호사면허외 별도면허취득 간호사	• 조산사
지역사회간호분야 간호사	• 보건진료원 • 양호교사 • 산업간호사
병원중심 전문간호사	• 신경계 전문간호사 • 심혈관계 전문간호사 • 감염관리 전문간호사 • 당뇨 전문간호사 • 장루 전문간호사 • 정맥주사 전문간호사 • 장기이식 전문간호사 • 질향상 전문간호사 • 종양 전문간호사 • 정신 전문간호사 • 간호현장교육 전문간호사
임상간호사회 간호분야회	• 중환자 간호분야회 • 수술실 간호분야회 • 신장 간호분야회 • 응급 간호분야회 • 신경외과 간호분야회 • 중앙공급실 간호분야회 • 정신 간호분야회
간호협회 산하단체	• 마취 간호사회 • 보험심사 간호사회

대한간호학회는 회칙에 명시된 대로 간호학 학문발전과 타 학회와의 교류 및 친목도모의 목적을 달성하기 위해 기획법제위원회, 재정위원회, 학술위원회, 출판위원회, 교육위원회 등 5개의 상임위원회를 두고 있다.

학회 창립과 함께 간호학문의 성장과 발전을 위해 춘계, 추계 매년 2회의 간호학술대회를 개최하는 동시에 2년마다 국제학술대회를 개최하고 있으며, 격월로 간호학회지를 발간하는 것을 주요 사업으로 하여 국내에서 학술단체로서 그 위치를 확고히 하고 있다.

1971년에 5개의 분과학회가 발족한 것을 계기로 2004년 기준으로 간호행정학회, 기본간호학회, 성인간호학회, 아동간호학회, 여성건강간호학회, 정신간호학회, 지역사회간호학회 등 7개의 분야별 학회를 두고 있으며, 정기이사회를 통해 학회 및 분야별 학회 간에 밀접한 연계를 갖고 간호학의 학문발전과 회원의 자질향상을 위해 노력하고 있다.

또한 간호연구의 질적 향상을 위해 연구기금을 확보, 대한간호학회 학술상 및 우수논문을 시상함으로써 연구의 활성화를 꾀하고 있으며, 연 1회 영문학회지를 발간하고 있다. 이러한 노력을 통해 1999년 학술진흥재단으로부터 학술지 인증학회지로 인증 받았다.

또한 질 높은 간호사의 배출과 간호교육의 내실화를 위해 간호사 국가고시 문제의 방향 개선에 합의하고, 국시문제를 분석하여 보완, 개발하고자 노력하는 동시에 내용이 충실한 간호학 자습서 제작을 위해 분야별 학회의 특별위원회 구성을 추진하고 있다. 2000년도에 창립 30주년을 맞아 그 기념으로 학술대회를 개최, 간호학 현황을 확인하는 한편 미래 간호를 전망하는 기회를 가졌으며, '대한간호학회 30년사'를 발간한 바 있다.

2) 간호정우회 창설

1981년 당시 대한간호협회 김모임 회장이 우리나라 간호계 역사상 최초로 국회의원에 당선되었다. 이를 계기로 1986년 제54회 정기대의원 총회에서는 간호계를 대변할 수 있는 인물을 지속적으로 정계에 진출시켜 간호사업의 효율성을 높이자는 의견에 따라 1991년 '간호정우회'가 창립되었다. 창립 이후 1991년 광주광역시 의회 의원선거에서 안성례 회원이 당선되었으며, 그 이후 많은 간호사가 광역의회 또는 시의회 의원으로 당선되었다. 한편 1998년 5월에는 간호계인사로서는 최초로 김모임 연세대 보건대학원장이 보건복지부장관에 임명되었으며 이는 우리나라뿐 아니라 세계 간호계의 기쁨과 자랑이었다.

3) 대한간호협회 연수원 건립

1973년 첫 논의 후 거의 20여 년이 지난 1989년에 이르러서 협회 연수원 건립을 위한 활동이 활발해졌다. 그동안의 '간호사의 집 건립위원회'를 '대한간호협회 용인지역 간호사업 추진위원회'로 개칭하여 사업이 추진되었으며, 1993년이 되자 연수원 건립을 위한 설계회사를 선정하는 한편, '모금 및 건축분과 위원회'를 구성하여 추진한 결과 1995년에 KNA연수원이 완공되었다. 현재 연수원은 간호협회에서 주관하는 여러 교육훈련 프로그램을 실시하는 데 효과적으로 이용되고 있다.

4) 한국간호사의 윤리강령 개정

대한간호협회는 1972년 5월 12일 국제간호사의 날에 한국간호사 윤리강령을 제정하고 1983년 창립 60주년 기념총회에서 1차개정을 거쳐 1995년 5월 25일 제4회 전국대회에서 다시 개정된 한국간호사의 윤리강령을 채택하였다. 그 이후 2006년 5월 대한간호협회는 '한국간호사윤리선언'을 제정 · 공포하였다. 윤리선언은 간호사들이 변화하는 보건의료환경에 능동적으로 대처하면서 확대된 간호 영역 및 역할에 걸맞은 윤리적 책무를 다하기 위해 제정되었다. 이와 함께 '한국간호사윤리강령'을 개정하고 '한국간호사윤리지침(안)'도 마련하였다. 개정된 윤리강령에서는 간호전문직의 윤리적 책임을 강화했다. 실무현장에서의 윤리를 규정한 '한국간호사윤리지침(안)'은 2007년 2월 대한간호협회 대의원 총회를 거쳐 공포되었다. 한국간호사윤리선언과 윤리지침은 2014년 2월에 개정되었고, 한국간호사윤리강령은 2013년 7월에 4차 개정되어 현재에 이르고 있다.

개정된 부분을 보면, 구성형식은 변함 없이 서문에서 간호의 근본이념에 인간 생명의 존엄성과 기본권 존중에 '옹호'의 개념을 추가하였고, 간호사의 임무를 '책무'로 변경하였으며, '간호대상자의 자기결정권 존중'을 추가하였고, '간호사의 위상과 긍지를 높이고, 윤리의식의 제고와 사회적 책무'를 추가하였다.

서문의 변화에 따라 각론 〈간호사와 대상자〉에서 '사생활보호'가 추가(3)되었고, 자율성 존중이 '자기결정권 존중'으로 변경(4)되었으며 대상자 참여존중(5)은 삭제되었다. 〈전문가로서의 간호사 의무〉에서 '윤리적 간호제공'을 삭제하는 대신 '정의와 신뢰의 증진'(10) 및 '안전한 간호제공'(11)이 추가되었다. 〈간호사와 협력자〉에서 협력이 '관계 윤리준수'(13)로 변경되었다.

전반적으로 한국간호사 윤리강령 4차 개정 내용은 인간의 기본권 존중과 더불어 기본권 옹호를 강조하고 있고 간호사의 윤리의식 제고와 사회적 책무를 강조하는 방향으로 변경되었다.

5) 신문·출판사업

1976년 창간된 간협신보는 1980년대를 통하여 꾸준히 성장하였다.

1980년대에는 몇 가지 뚜렷한 변화가 있었는데 ① 순한글 가로쓰기 체제의 채택이 1983년 10월 6일자 326호부터 이루어졌고, ② 수작업으로 진행되던 발송 작업을 1985년부터 전산작업으로 바꾸었다. ③ 보건의료, 간호현안에 대한 논설위원제를 1984년부터 실시하였다.

1992년 7월 이후 간협신보는 월 4회 발간 중 월 1회는 8면으로 증면되고, 간협신보 로고체가 새 디자인으로 바뀌면서, 이전보다 폭넓고 다양한 소식과 정보를 제공할 수 있게 되었다.

1980년대 이후 간호문학상, 간호사진전 등의 사업과 함께 간협신보는 세 권의 책을 발간하였다. 1984년 〈보건진료원-사랑과 고뇌의 24시〉라는 24명의 보건진료원의 수기, 1986년 〈아픈 마음을 감싸며〉라는 제목의 간호문학상 수상집, 1993년 간호문학상 10~14회 수상작품집이 '어둠 속에서 빛을 건질 때'라는 제목으로 발간되었다.

1980년대 출판 사업 중 하나로 부각된 것이 보수교육 교재의 출판이다.

또 하나는 간호수첩의 발간으로 1983년부터는 전 회원에게 무료로 배부하고 있다. 또한 1990년대 후반부터는 간호사 국가시험 대비 문제집과 참고서 발간과 더불어 간호학 교과서 신간 및 개정판을 준비하고 있음으로써 간호협회 출판부로서의 사명을 다하고 있다. 또한 국내 유일의 간호학 전문도서관인 대한간호협회 출판부로서의 사명을 다하고 있다. 자료실에는 간호학 관련 석 · 박사 학위 논문 2,000여 권을 포함해 단행본 10,000여 권, 국내의 각종 간행물 140여 종과 연구보고서 등이 소장되어 있다. 이와 함께 비디오, CD-ROM 등의 교육 자료를 비치하고 있으며, 인터넷을 통해 언제 어디서나 손쉽게 원하는 정보를 검색할 수 있는 길도 마련되어 있다.

6) 국제교류의 신장

1977년에는 국제간호협의회(ICN) 전문간호사업위원회(PSC)에 하영우 전 이사를 위원으로 파견하였으며, 1981년에는 김모임 전 회장이 국제간호협의회(ICN) 이사로 피선되었다.

1983년도 ICN 총회에서 89개국의 정대표 163명이 참가한 가운데 진행된 각국 대표자회의(CNR)에서 한국의 김모임이 서태평양 지역이사로 선출되었고, 이어서 1988년 12월에는 제21대 국제 간호협의회 단독 회장후보로 확정되었다. 이에 따라 1989년도에 제19차 국제간호협의회 서울총회 개최와 함께 동양인으로는 사상 처음으로 국제간호협의회 회장이 되어 한국간호를 세계에 떨치는 쾌거를 이루었다.

1993년에는 ICN 이사에 김순자 전 부회장이 피선되었다. 또한 대한간호협회는 재외 한인 간호협회와의 학술교류를 위해 1978년에는 제1차 국제한인 간호학술대회가 개최되었다. 그 이후 매 2년마다 국제한인 간호학술대회가 계속 되어오다가 1996년에는 중국간호협회 주관으로 한 · 중 간호지도자 학술포럼을 개최하여 국제적 학술교류의 폭을 넓히기 시작하여 1997년에는 한국, 중국, 일본, 마카오, 몽골, 대만의 간호협회 대표가 모여 동아시아 간호포럼 발기대회를 서울에서 개최하고 동아시아 간호규정을 채택하고 1999년에는 중국에서 제2차 동아시아 간호포럼을 개최하였다.

간호협회는 간호사를 대변하여 세계 나라와의 교류를 위해 관계의 폭을 점진적으로 넓혀 1999년에 이르러서는 아시아 태평양 지역과는 물론 공산권, 사회주의 국가와의 교류도 이루어지고 있다. 앞으로의 사업은 북한 간호학계와의 교류를 위한 노력이 요구된다.

제6장

현대간호 Ⅲ: 간호의 동향 (2000년-현재)

2000년 이후 간호는 삶의 질을 추구하는 사회적 요구에 발맞추어 빠르게 그 기능과 역할이 확장되어 가고 있다. 이에 간호계는 더욱 확대된 간호사의 역할에 부응하기 위해 전문성 신장과 간호교육 및 서비스의 질적 향상을 위해 노력하고 있다.

그에 따라 전문간호사제도의 확립, 한국간호평가원의 설립과 노인인구 증가에 따른 건강·복지 사업을 적극적으로 펼치고 있다. 또한 간호전문직으로서의 위상 정립을 위해 지속적인 간호교육제도의 발전을 도모하고 있으며, 시대 변화에 대처하기 위하여 한국간호사 윤리선언을 채택하고 윤리강령을 개정한 것을 볼 수 있다. 최근에는 간호사 창업 분야가 확대되고 있으며 간호사의 창업은 인구구조의 변화와 보건의료환경의 변화에 따라 꾸준히 증가할 것으로 전망하고 있다.

즉 간호전문직의 역할 확대와 다양화·세분화에 대한 사회적 요구가 커지고 있음에 부응하여 대한간호협회는 시대적 요구에 부응하는 간호전문직의 위상을 확립하고 질적 수준을 높이기 위한 다양한 활동을 전개하고 있다

또한 간호사의 정치참여를 확대하였는데 2010년 지방선거에서 간호사 의원 18명이 진출하였고 그동안 간호사 출신의 보건복지부장관, 국회의원, 여성장군 등을 배출한 바 있다.

의료기관에서는 간호부서가 책임과 권한, 자율성을 갖춘 독립부서로 개편 확대되는 추세이다. 이러한 과정에서 간호사들이 병원의 경영과 최고 의사결정과정에 참여하는 경우가 늘고 있다.

최근 간호계는 국제적 기준에 부합하는 간호인력 양성과 간호교육기관의 역량 강화를 위해 '간호교육 4년제 일원화'에 더욱 힘쓰고 있다. 4년제 일원화는 이미 세계적인 추세이며, 국민들에게 질 좋은 간호서비스를 제공하기 위한 필수요소이다. 이를 위한 고등

교육법 개정안이 의원입법 형태로 최근 발의된 바 있다.

1. 전문간호사제도의 확립

그동안 의료법에 '분야별 간호사'로 명시되었던 전문간호 영역에 대한 규정이 2000년 1월 12일자로 '간호사 면허 이외에 전문간호사의 자격을 인정할 수 있다'고 개정됨으로써 전문간호사제도가 법적으로 확립되었다.

2003년 전문간호사의 종류는 보건, 마취, 정신, 가정, 감염관리, 산업, 응급, 노인, 중환자 및 호스피스 분야 등 총 10개로 확대되었으며, 2006년에는 제도의 효과적 운영을 위하여 우수한 전문간호사를 양성하고 서비스의 질을 향상시키기 위하여 '전문간호사 인정 등에 관한 규칙'이 제정되었고, 동시에 종양, 아동, 임상 분야가 추가되어 총 13개의 전문간호 분야로 확대되었다. 전문간호 분야는 앞으로도 보건환경의 변화에 따라 그 영역이 더욱 다양하게 세분화될 것으로 전망된다.

전문간호사의 자격기준을 보면 2010년 현재 3년 이상의 해당분야 실무경력이 필요하며 대학원(석사) 과정으로 전문간호과정이 개설된 기관에서 교육과정을 이수하고 국가에서 시행하는 자격시험에 합격해야 한다. 자격시험은 1차 필기시험과 2차 구술 또는 실기시험으로 이루어지고 있으며 2005년부터 한국 간호평가원에서 시행하고 있다. 2006년 전문간호사제도 시행 후 감염 등 9개분야의 전문간호사를 첫 배출하였고 전문간호사제도가 도입되어 2010년까지 13개 분야에서 11,998명의 전문간호사가 배출되었다. 대한간호협회는 분야별 전문간호사 역할과 배치기준 법제화, 수가 개발 및 인센티브제 도입 등을 위해 대정부활동을 펼치고 있다. 가정전문간호사의 경우 2010년 6월부터 가정간호를 받을 수 있는 환자의 범위가 확대됨으로써 가정간호에 대한 접근성과 선택권이 강화되었다.

2. 간호교육제도의 발전

간호직이 전문직으로서 그 역할과 위상을 공고히 하기 위해 그동안 간호계는 3~4년제로 이원화되어 있는 간호교육제도를 일원화하기 위해 다각적으로 노력해 왔다.

1980년대부터 간호계는 3년제 간호교육기관의 신설과 학생 증원을 억제하는 한편 3년제 대학 중 준비가 된 대학은 4년제로 승격시키고, 4년제 대학의 신설과 학생 정원은 늘려가도록 꾸준히 간호계 내부의 인식을 확산시키고 대 정부활동을 벌여 왔다.

이와 같은 결과 2006년부터 4년제 대학의 수가 3년제 대학을 앞지르게 되었으며 2008년 기준으로 3년제 대학은 59개(44.7%), 4년제 대학은 73개(55.3%)로 증가하였다. 이와 같은 추세는 간호의 전문성 신장과 보다 질적인 간호서비스를 추구하는 사회적 요구에 의해 더욱 가속화될 전망이다.

한편 3년제 졸업생의 학사학위 취득을 위한 과정으로는 1990년대에 독학사 제도, 방송통신대학 내 간호학 전공과정, RN-BSN 과정이 개설되었으며 최근에는 학점인정제(2006년)와 전공심화과정(2008년)이 신설되어 보다 다양한 방법으로 편리하게 학사학위를 취득할 수 있다.

3. 재단법인 한국간호평가원 창립

간호계는 대한간호협회를 중심으로 2000년부터 준비기간을 거쳐 2002년 대한간호협회 제69회 정기 대의원 총회에서 독립된 기구로 승인, 2003년 10월 1일 창립총회를 열고 2004년 2월 19일 보건복지부로부터 인가를 받아 간호전문직의 자율조정기구인 한국간호평가원을 설립하였다.

한국간호평가원 주요사업으로는 간호교육 인증평가, 전문간호사 교육기관 지정 및 평가, 전문간호사 자격시험, 민간 자격시험, 간호사 면허, 자격관리, 저작권 관리, 간호사 국가시험의 수준 향상 등 간호의 질향상 및 적정수준 보장에 대한 내 · 외의 요구에 부응하기 위한 역할을 수행하고 있다.

4. 대한간호복지재단 설립

핵가족화와 여성의 활발한 사회 진출, 노인인구 증가 등에 따라 나타난 오늘날 사회의 건강 · 복지요구에 부응하기 위하여 2003년부터 간호계는 사회복지법인을 설립하기 위한 노력을 기울여 왔다. 그 결과 2004년 국민의 복지향상을 위해 보건 · 의료 · 사회복지 등 다양한 사업을 추진할 사회복지법인 대한간호복지재단이 출범되었다. 이를 계기로 간호사가 복지영역에 더욱 활발히 참여할 수 있게 됨으로써 간호의 기본정신인 '옹호자'로서의 역할을 더욱 충실히 수행할 수 있게 되었다.

대한간호복지재단은 설립 이후 노인 주간보호센터 운영, 노인인권 포럼 및 영화제 개최, 국내외 재해 재난지역 구호사업 전개 등 활발한 건강 · 복지 영역의 사업을 벌여왔으며, 2005년에는 용인시와 인천시로부터 노인복지관과 치매전문센터를 위탁받아 운영하고 있다.

2007년에는 용인시 KNA 연수원 옆에 중증 치매와 중풍 노인을 위한 대한간호노인요양원을 설립하여, 체계적 · 전문적인 노인건강복지 서비스를 제공하고 있다.

대한간호노인요양원은 요양실 25개(100병상)와 주간보호센터를 갖추었으며, 중풍 · 치매 등 중증 노인성 질환을 앓고 있는 65세 이상 노인을 대상으로 개개인의 건강상태를 고려한 맞춤형 보건 복지통합서비스를 제공하기 위해 간호사, 사회복지사, 물리치료사, 영양사, 사무원 등이 팀을 이루어 일하며, 전문적 간호서비스, 재활, 여가 생활돕기 프로그램 등을 운영하고 있다.

5. 한국간호사 윤리선언 및 윤리지침 제정

2006년 대한간호협회는 전문직의 특성을 구체화하기 위해 '한국간호사 윤리선언'을 제정하고 '한국간호사 윤리강령'을 3차 개정하였다. 2007년에는 '윤리선언'과 '윤리강령'을 바탕으로 바람직한 윤리적 자세와 실천가능한 윤리적 행동들을 구체적으로 제시하기 위한 '한국간호사 윤리지침'을 제정하였다.

'윤리선언'은 해당 전문직의 높은 윤리성을 대 사회적으로 선언하는 것이라고 볼 수 있으며, '윤리강령'은 전문직 종사자들의 행동이 갖추어야 하는 윤리적 책임을 명시한 것이다.

'윤리강령'은 환경의 변화에 대처하기 위해 끊임없는 개정이 요구되는 바 오늘날 강조되고 있는 대상자의 사생활 보호, 보건의료정보의 보호, 자기결정권의 존중 등과 관련한 의무가 3차 개정에 반영되었으며, 차별없는 동등한 간호, 사회 취약계층에 대한 옹호 의무가 구체적으로 명시되었다. '윤리지침'은 '윤리선언'과 윤리강령'의 기본정신을 실천할 수 있도록 구체적인 행동지침을 마련하였다는 점에서 의의가 있다. '윤리선언'과 '윤리강령', '윤리지침'의 선포는 전문직 구성원의 대사회적 책무를 명시함으로써 사회적 신뢰를 확보하고 동시에 단체 내부의 자율규제를 강화하려는 목적을 가지고 있다고 볼 수 있다.

6. 한국간호과학회의 활동

한국간호과학회는 1970년에 창설되어 현재 3,400여명의 간호학자들이 활동하고 있으며, 회원의 구성은 133개 간호교육기관 및 간호학 관련 연구소에 재직중인 교수를 위시한 간호계의 지도자로 되어 있다. 본 학회 설립의 기본목표는 간호학 연구와 국내외적 학술 활동을 통하여 간호학문의 발전을 기하고, 이를 통해 국민건강 증진을 위한 간호의 신기술 개발과 주요 정책수립에 기여하며 타 학회와의 교류를 활성화하는 데 있다. 이러한 기본목표를 달성하기 위하여 간호학의 연구활동, 국내 및 국제 학술 유관기관과의 교류, 8개의 회원학회의 활동지원, 간호실무 발전을 위한 이론 및 기술 개발, 간호학자의 연구활동 지원, 간호교육 발전을 위한 활동, 학회지 발간 및 출판사업 등을 하고 있다.

본 학회는 성인간호학회, 아동간호학회, 정신간호학회, 여성건강간호학회, 지역사회간호학회, 기본간호학회, 간호행정학회, 기초간호학회 등 8개의 학회로 구성되어 있으며, 각각 학회지 발간 등을 하고 있다.

2000년 이후의 연혁을 보면 2001년 9월 대한간호학회 홈페이지를 개설하였으며, 2003년 1월에 사단법인 대한간호학회 창립 총회를 하였으며, 2005년 1월 '한국간호과학회'로 학회 명칭을 변경하였다. 2006년 10월에는 한국간호과학회 윤리헌장, 학술연구윤리규정을 정하였으며, 2007년 6월 영문학회지인 'Asian Nursing Research'를 창간하였고, 2008년 7월 대한 간호학회지가 SCI-expanded, SSCI에 등재를 하였으며, 2009년 5월에 World Academy of Nursing Science에 가입하여 그 해 9월에 제1회 총회에 참석하였다.

향후 발전계획의 목적은 조직을 강화하여 학회의 위상을 제고하고, 국내외 학술단체와의 교류폭을 확대하며, 회원의 간호연구의 수준향상을 기하며, 간호교육의 방향 제시 및 간호학회지의 국제화에 두고 있다.

이를 위한 핵심 사업으로 회원학회의 확대 및 활성화, 학회지 게재 연구의 질 향상, 간호교육의 현대화 방향 설정, 출판사업 확대, Human Resource Bank(간호학 관련 인물정보은행)구축, 학회회관구입 등이 있다.

7. 대한간호정우회

대한간호정우회의 설립목적은 간호사업 발전 및 간호정책 구현을 위하여 정치활동을 지원함을 목적으로 1991년 2월 28일 창립총회를 개최한 바 있다.

이러한 목적에 따라 대정부 및 대정당 활동을 통해, 국민건강과 관련된 정책수립과 결정에 적극 참여할 뿐 아니라 간호사 정치인 육성과 이들의 정치 활동을 적극 후원하기 위하여 조직되었다.

여성의 정치참여는 세계적인 추세로 이제 간호사도 여성의 지도자 역할을 감당하면서 국민의 건강권 보장에 앞장서지 않으면 21세기의 선도주체가 될 수 없다. 25만 간호사의 힘을 기반으로 역량 있는 간호계의 지도자가 보건의료 정책결정에 참여해 간호와 관련된 올바른 정책수립은 물론 국민의 건강권 보장에 기여하여야만 한다. 본 회는 간호계 각계 각층의 자발적이고 적극적인 참여 속에서 간호의 더 나은 미래를 창출하기 위해 간호인의 정치적 역량을 무한히 펼쳐 나가야 한다. 간호정우회를 통해 간호계의 대표가 보다 적극적으로 보건의료 정책결정 과정에 참여할 수 있도록 간호인의 열려진 힘을 보여줄 때이다.

2000년에는 최영희 대의원과 김화중 증경회장이 국회에 등원하였고, 2003년에는 김화중이 보건복지부장관이 되었으며, 2004년에는 지역구 의원으로 양승숙, 윤언자, 안성례, 이금라, 김순례 의원이 탄생하였다. 2008년에는 이애주가 비례대표로 국회의원에 등극하였다.

8. 간호사와 창업

2000년대에 들어서 다양한 사회적 요구에 따라 간호사가 시설을 개설하여 시설장의 자격으로 독자적인 간호업무를 수행할 수 있는 간호사 창업이 늘어나고 있다. 이에 대한간호협회는 간호사 창업에 대한 구체적인 정보를 인터넷 홈페이지에 자세히 제공하며, 간호사들의 창업을 지원하고 있음을 볼 수 있다. 보건의료 관련법에 근거하여 간호사가 창업할 수 있는 분야로는 노인복지법에 따른 노인요양시설, 정신보건법에 의한 정신질환자 사회복귀시설, 알코올 상담센터 등이 있다. 그 밖에도 영유아보육법, 아동복지법에 따라 보육시설, 아동복지시설의 개설과 각종 건강교육 및 상담센터, 산후조리원, 간호조무사 학원, 요양보호사 교육원 등의 개설에 간호사가 우월한 입장이다. 최근에는 노인장기요양보험법(2008. 7. 1.)에 따른 재가 장기요양기관 개설을 지원하기 위해 대한간호협회에 '창업 특별위원회'가 구성되어 간호사의 창업을 지원하고 있다.

교정시설 간호사의 경우 야간 또는 공휴일 등에 발생하는 응급상황에 대처하기 위해 경미한 의료행위를 할 수 있는 법적 근거가 마련됐다.

또한 노인장기요양보험제도 도입, 보육시설 간호사 의무배치 등 간호사의 업무영역이 확대되고 있으며 연구, 제약회사, 법의간호사 등 간호사 관련 신종 직업이 계속 생겨나는 추세이다. 이에 따른 전문적 지위를 법 · 제도적으로 보장받기 위해 계속 노력하고 있다.

9. 국제교류의 신장

1) 국제 한인간호 학술대회

2001년에는 대한간호협회 주관으로 중화호리학회 왕춘생 이사장과 대표자 3명이 방한하여 대한간호협회, KNA연수원, 간호대학, 병원, 보건소, 요양원, 어린이집 등 기관방문을 하였고, 차기 포럼 및 한중 교환학생 프로그램 개설에 관해 논의하였다.

2002년도에는 중화호리학회 주관으로 '21세기 건강과 간호'를 주제로 대한간호협회 김의숙 회장 외 21명이 참석하였다.

2006년 10월 제7차 한 · 중 간호포럼이 '간호이론과 중재개발을 위한 동양전략'을 주제로 중국 서안 서안빈과에서 열렸다.

한국과 중국은 1996년부터, 일본과 중국은 1991년부터 정기적으로 만나서 교류를 해왔으나, 2009년 제1회 한 · 중 · 일 간호학술대회가 중화호리학회 주최로 베이징에서 열렸는데, 3개국이 공식적으로 만난 것은 이 때가 처음이다.

2010년 제2회 한 · 중 · 일 간호학술대회가 일본 도쿄에서 개최되었으며, 2011년 제3회 한 · 중 · 일 간호학술대회는 대한민국에서 개최되었다.

2) 아시아 간호포럼

1997년 한국, 중국, 일본, 마카오, 몽골, 대만 간호협회가 모여 동아시아 간호포럼 발기대회를 서울에서 개최하여 동아시아 간호규정을 채택한 바 있고, 1999년 중국에서 제

2차, 2001년 대만에서 제3차 동아시아 간호포럼을 '21세기 문화, 가치, 도전'의 주제로 개최하였다.

아시아 간호포럼이란 아시아 지역의 간호인들이 공동의 간호문제를 논의하고 발전방안을 모색하기 위한 포럼으로 1997년 대한간호협회의 주도로 동아시아 간호포럼이 창설되었으며, 제4차 아시아 간호포럼에 참석한 각국 대표들은 정관 개정을 통해 포럼 명칭을 동아시아 간호포럼에서 아시아 간호포럼으로 바꾸고 참가 대상국을 기존 7개국에서 중국, 홍콩, 인도네시아, 일본, 한국, 마카오, 말레이시아, 몽골, 필리핀, 싱가포르, 대만, 태국 등 12개국으로 늘렸다.

2003년도에는 한국에서 'A New Vision for Nursing Policy, Development and Partnership'을 주제로 제4차 아시아 간호포럼을 개최하여 동아시아 포럼의 규모를 확대하고, 관련규정을 수정하여 통과시켰다.

3) ICN Asia Workforce Forum

아시아 지역의 근무환경 및 임금 등 SEW 관련 이슈 논의를 위해 2000년 9월 일본에서 처음 발족되었다. 2001년 대만에서 개최 당시 대한간호협회 김문실 제1부회장이 참석하여 근무환경, 인력수요 및 공급, 산업간호 등에 대해 논의하였다.

2002년 홍콩에서 개최 시 대한간호협회 김조자 이사가 참석하여 간호인력 및 수요 등에 대해 중점적으로 논의하였다.

2003년에는 한국에서 개최하였고, 대한간호협회 김의숙 회장과 김수지 복지위원장이 참석하여 세계보건의료환경의 변화에 능동적으로 대처하고 아시아 간호협회의 활발한 network를 목적으로 AANA(Alliance of Asia Nurse Association) 결성을 합의하고 서울선언을 통해 공식화하였으며, 각국 대표(한국, 일본, 홍콩, 태국, 마카오, 필리핀, 싱가포르, 말레이시아, 인도네시아)들로부터 한국의 간호법 제정 및 간호교육 일원화에 대한 지지서명을 받았다.

참고문헌

간호협회 사업보고.

강익화 외 8인(2005). 간호학개론. 수문사.

고명숙 외(2019). 간호학개론. 수문사.

권이혁(1978). 공중보건학. 동명사.

김두종(1981). 동서의학사대강. 탐구당.

김문실 외 4인(2008). 간호학개론. 고문사.

김문실 외 7인(1998). 간호의 역사. 대한간호협회.

김조자, 최영희역. 나이팅게일. 고려의학.

김태길, 윤명로, 최명관 역(1995). 서양철학사. 을유문화사.

김혜숙(2000). 간호학개론 : 전문직론. 현문사.

박선미, [중종실록 권 3], 중종 2년 7월 11일.

박정호, 김매자, 이선옥(1989). 간호학개론. 서울대학교 출판부.

신미자 외 8인(2009). 간호역사와 철학. 현문사.

양재모(1986). 공중보건학강의. 수문사.

옥도훈(1994). 한방간호개론. 의성사.

이병숙(2019). 간호학개론. 학지사메디칼.

이영복(1995). 간호사. 수문사.

이영복(2002). 간호사. 수문사.

이현순외 2인(2021). 간호학개론. 은학사.

전종휘, 차인준(1996). 의학개론. 신광출판사.

[조선총독부관보] 소화 17년 11월 16일.

[조선총독부관보] 소화 19년 12월 1일.

하나선 외 7인(2003). 간호철학과 간호역사. 현문사.

하영수(1994). 간호과학개론. 신광출판사.

학원세계백과사전(20)(1983). 학원출판공사.

허정(1991). 서양보건사. 신광출판사.

Avison(1885). 구한말비록 하.

Elizabeth Marion Jamieson and Mary Sewall(1944). Trends in Nursing History. W.B.

Saunders Co.
Gladus Sellew and C. J. Nuesse(1951). A History of Nursing. Mosby.
http://www.redcross.or.kr/redcross_krc/redcross_krc_introduce.do
http://www.redcross.or.kr/redcross_publicrelation/redcross_publicrelation_publication_report.do?action=₩-detail&brdctsno=194297&pagenum=1&search_jisacode=00&search_businessdeptcode=&search_option=&₩-search_keyword
http://www.redcross.or.kr/redcross_rcmovement/redcross_rcmovement_composition.do
http://www.redcross.or.kr/redcross_rcmovement/redcross_rcmovement_ideology.do
http://www.redcross.or.kr/redcross_rcmovement/redcross_rcmovement_ideology.do
http://www.redcross.or.kr/redcross_rcmovement/redcross_rcmovement_movement.do
https://www.redcross.or.kr/icrc/activity.do
https://www.redcross.or.kr/icrc/introduce.do?action=mandate
Josephine A Dolan et al(1985). Nursing in Society, A historical Perspectives. W. B. Saunders Co.
Josephine A. Dolan(1968). History of Nursing. W. B Saunders Co.
Patrica M, Donahue(1985). Nursing: The Finest Art. 2nd ed., Mosby.
Shields(1909). Nurses training School, The Korea Mission Field.

찾아보기

ㄱ

ㄴ

ㄷ

이 현 순

현) 강원관광대학교 교수

이현순(2010). 보건프로그램 개발 및 평가 핵심요약 및 문제집. 계축문화사.

이현순(2011). 1,2,3급 보건교육사를 위한 실전 핵심 문제집(보건프로그램 개발 및 평가). 파란마음출판사.

이현순(2012). 보건프로그램 개발 및 평가. 이담북스.

이현순외 2인(2021). 간호학개론. 은학사.

간호역사와 철학 값 23,000원

2022년 3월 25일 제1판 인쇄
2022년 3월 30일 제1판 발행

저 자 : 이 현 순
발행인 : 주 영 일
발행처 : **계 축 문 화 사**

서울특별시 종로구 통일로12길 16-17
우편번호 : 03029
TEL : 735-2257 · 738-9746
FAX : 723-9025
E-mail : gyechuk@hanmail.net
홈페이지 : http://gyechuk.co.kr
1973. 10. 31 등록번호 제300-1973-8호
ISBN 978-89-5629-676-0 93510